临床普通外科诊疗

主　编　高曰文　王　镇　王昭顺　林庆国

副主编　代继源　刘　刚　杨国荣　邹卫华　王琴伊

编　委（按姓氏笔画排序）

王　镇（淄博市第一医院）

王昭顺（潍坊市人民医院）

王晓琳（潍坊市中医院）

王琴伊（日照市人民医院）

代继源（昌邑市人民医院）

刘　刚（昆山市第一人民医院）

杨国荣（苏州市立医院）

邹卫华（丰城市人民医院）

汪　铭（常熟市第一人民医院）

张晓进（常熟市第一人民医院）

林庆国（浙江省舟山医院）

法欣欣（日照市人民医院）

高曰文（日照市人民医院）

潘胜学（日照市人民医院）

科学出版社

北京

内 容 简 介

本书共 17 章，包括水、电解质代谢及酸碱平衡失调，外科休克，临床营养治疗，外科感染性疾病，甲状腺和甲状旁腺疾病，乳房疾病，腹外疝，腹膜、网膜、腹膜后间隙疾病，胃十二指肠疾病，肠疾病，阑尾疾病，肝脏疾病，门静脉高压症，胆道疾病，胰腺疾病，脾脏疾病，周围血管和淋巴疾病。本书理论联系实际，重点突出，新颖实用，许多诊疗方法是作者们从事多年临床实践的经验总结。

本书可供广大基层医院的医生，各大医院的住院、进修、实习医生及医学院校的师生参考使用。

图书在版编目（CIP）数据

临床普通外科诊疗 / 高曰文等主编. —北京：科学出版社，2021.1
ISBN 978-7-03-066070-1

Ⅰ. ①临… Ⅱ. ①高… Ⅲ. ①外科-疾病-诊疗 Ⅳ. ①R6

中国版本图书馆 CIP 数据核字（2020）第 172069 号

责任编辑：朱 华 郭雨熙 /责任校对：杨 赛
责任印制：李 彤 /封面设计：范 唯

科 学 出 版 社 出版

北京东黄城根北街 16 号
邮政编码：100717
http://www.sciencep.com

北京凌奇印刷有限责任公司 印刷

科学出版社发行 各地新华书店经销

*

2021 年 1 月第 一 版 开本：787×1092 1/16
2021 年 1 月第一次印刷 印张：12 1/2
字数：340 000
POD定价： 149.00元
（如有印装质量问题，我社负责调换）

前　言

为了进一步落实住院医师规范化培训的工作，促进各医院规范化培训内容的进一步发展，在充分总结各临床医院规范化培训教学的实际情况后，我们对规范化培训学员关注的一些基本热点问题进行了探讨，对近年来普外科教学经验进行总结并积累资料成书。

住院医师规范化培训是医学生毕业后教育的重要组成部分，对于培训临床高层次医师、提高医疗质量极为重要。

本书由多所医院外科疾病的专家共同编写完成，他们从事外科疾病的临床、教学和科研工作，有丰富的临床经验。本书不单局限于疾病机制的探讨，更是注重住院医师临床思维的培养，迅速把握外科常见疾病诊治的关键点，高效解决临床实践中遇到的具体问题。

本书共17章，包括水、电解质代谢及酸碱平衡失调，外科休克，临床营养治疗，外科感染性疾病，甲状腺和甲状旁腺疾病，乳房疾病，腹外疝，腹膜、网膜、腹膜后间隙疾病，胃十二指肠疾病，肠疾病，阑尾疾病，肝脏疾病，门静脉高压症，胆道疾病，胰腺疾病，脾脏疾病，周围血管和淋巴疾病。本书理论联系实际，重点突出，新颖实用，许多诊疗方法是作者们多年从事临床实践的经验总结。适用于广大基层医院的医生，各大医院的住院、进修、实习医生及医学院校的师生参考使用。

本书在编写的过程中，得到相关医院领导和专家教授们的大力支持和帮助，在出版的过程中，得到科学出版社领导和编辑们的鼎力相助，借此谨表示谢意并致敬。

由于编写人员水平和经验有限，书中难免有疏漏之处，恳请使用本书的广大师生和同道们批评指正，以便再版时进一步完善。

编　者
2020年1月

目　　录

第一章　水、电解质代谢及酸碱平衡失调 …………………………………………………………… 1
　　一、高渗性缺水 …………………………………………………………………………………… 1
　　二、低渗性缺水 …………………………………………………………………………………… 2
　　三、等渗性缺水 …………………………………………………………………………………… 3
　　四、水过多 ………………………………………………………………………………………… 4
　　五、低钾血症 ……………………………………………………………………………………… 4
　　六、高钾血症 ……………………………………………………………………………………… 5
　　七、镁代谢异常 …………………………………………………………………………………… 6
　　八、钙代谢异常 …………………………………………………………………………………… 7
　　九、代谢性酸中毒 ………………………………………………………………………………… 8
　　十、代谢性碱中毒 ………………………………………………………………………………… 9
　　十一、呼吸性酸中毒 ……………………………………………………………………………… 10
　　十二、呼吸性碱中毒 ……………………………………………………………………………… 11
第二章　外科休克 ……………………………………………………………………………………… 13
　　一、概论 …………………………………………………………………………………………… 13
　　二、低血容量性休克 ……………………………………………………………………………… 15
　　三、感染性休克 …………………………………………………………………………………… 16
第三章　临床营养治疗 ………………………………………………………………………………… 18
　　一、营养治疗基础 ………………………………………………………………………………… 18
　　二、肠外营养 ……………………………………………………………………………………… 20
　　三、肠内营养 ……………………………………………………………………………………… 22
第四章　外科感染性疾病 ……………………………………………………………………………… 24
　　一、皮肤、软组织感染 …………………………………………………………………………… 24
　　二、手部急性化脓性感染 ………………………………………………………………………… 26
　　三、败血症与脓血症 ……………………………………………………………………………… 28
　　四、特异性感染 …………………………………………………………………………………… 29
第五章　甲状腺和甲状旁腺疾病 ……………………………………………………………………… 32
　　一、单纯性甲状腺肿 ……………………………………………………………………………… 32
　　二、甲状腺功能亢进 ……………………………………………………………………………… 32
　　三、甲状腺炎症 …………………………………………………………………………………… 34
　　四、甲状腺肿瘤 …………………………………………………………………………………… 35
　　五、甲状旁腺功能亢进 …………………………………………………………………………… 36
第六章　乳房疾病 ……………………………………………………………………………………… 38
　　一、乳腺癌 ………………………………………………………………………………………… 38
　　二、乳腺肉瘤 ……………………………………………………………………………………… 43
　　三、乳腺叶状囊肉瘤 ……………………………………………………………………………… 43
　　四、乳腺恶性肌上皮瘤 …………………………………………………………………………… 44
　　五、乳腺转移性肿瘤 ……………………………………………………………………………… 44
　　六、乳房恶性淋巴瘤 ……………………………………………………………………………… 44
　　七、乳腺白血病 …………………………………………………………………………………… 44

八、乳腺纤维瘤 ··· 45

九、导管内乳头状瘤 ··· 45

十、急性乳腺炎 ··· 45

十一、乳腺结核 ··· 46

十二、乳腺增生症 ··· 47

十三、男性乳腺增生症 ·· 48

十四、乳腺导管扩张症 ·· 49

十五、乳汁淤滞症 ··· 49

十六、乳房泌乳 ··· 50

十七、副乳房 ·· 50

十八、巨乳症 ·· 50

第七章 腹外疝 ··· 51

一、腹股沟斜疝 ··· 51

二、腹股沟直疝 ··· 53

三、股疝 ··· 53

四、嵌顿和绞窄性疝 ··· 54

五、腹股沟滑动性疝 ··· 55

六、复发性腹股沟疝 ··· 55

七、腹部切口疝 ··· 56

八、脐疝 ··· 57

九、其他疝 ··· 57

第八章 腹膜、网膜、腹膜后间隙疾病 ·· 59

一、急性化脓性腹膜炎 ·· 59

二、原发性腹膜炎 ··· 60

三、结核性腹膜炎 ··· 61

四、腹腔脓肿 ·· 63

五、大网膜疾病 ··· 64

六、肠系膜囊肿 ··· 65

七、原发性腹膜后肿瘤 ·· 65

第九章 胃十二指肠疾病 ·· 68

一、胃十二指肠溃疡 ··· 68

二、胃十二指肠溃疡急性穿孔 ··· 69

三、胃十二指肠溃疡瘢痕性幽门梗阻 ·· 70

四、胃十二指肠溃疡大出血 ··· 71

五、急性胃黏膜病变 ··· 72

六、复发性溃疡 ··· 73

七、倾倒综合征 ··· 74

八、反流性胃炎 ··· 76

九、胃嗜酸性肉芽肿 ··· 77

十、胃的良性肿瘤 ··· 77

十一、胃癌 ··· 78

十二、胃肉瘤 ·· 81

十三、十二指肠憩室 ··· 82

十四、良性十二指肠淤滞症 ··· 84

十五、胃扭转 ·· 85

　　十六、急性胃扩张 ……………………………………………………………… 85

第十章　肠疾病 …………………………………………………………………… 87

　　一、肠梗阻 ………………………………………………………………………… 87

　　二、肠结核 ………………………………………………………………………… 90

　　三、伤寒肠穿孔 …………………………………………………………………… 91

　　四、阿米巴病肠穿孔 ……………………………………………………………… 91

　　五、急性出血坏死性小肠炎 ……………………………………………………… 92

　　六、克罗恩病 ……………………………………………………………………… 93

　　七、溃疡性结肠炎 ………………………………………………………………… 95

　　八、肠系膜血管缺血性疾病 ……………………………………………………… 98

　　九、短肠综合征 …………………………………………………………………… 98

　　十、肠息肉 ……………………………………………………………………… 100

　　十一、肠息肉病 ………………………………………………………………… 101

　　十二、小肠肿瘤 ………………………………………………………………… 103

　　十三、结肠癌 …………………………………………………………………… 104

　　十四、肠道类癌 ………………………………………………………………… 106

　　十五、缺血性结肠炎 …………………………………………………………… 107

　　十六、肠道憩室 ………………………………………………………………… 108

　　十七、肠外瘘 …………………………………………………………………… 108

第十一章　阑尾疾病 …………………………………………………………… 113

　　一、急性阑尾炎 ………………………………………………………………… 113

　　二、几种特殊的急性阑尾炎 …………………………………………………… 115

　　三、慢性阑尾炎 ………………………………………………………………… 116

　　四、阑尾黏液囊腺瘤 …………………………………………………………… 117

　　五、阑尾类癌 …………………………………………………………………… 118

　　六、阑尾腺癌 …………………………………………………………………… 118

第十二章　肝脏疾病 …………………………………………………………… 119

　　一、原发性肝癌 ………………………………………………………………… 119

　　二、继发性肝癌 ………………………………………………………………… 123

　　三、肝损伤 ……………………………………………………………………… 124

　　四、细菌性肝脓肿 ……………………………………………………………… 128

　　五、阿米巴性肝脓肿 …………………………………………………………… 130

　　六、肝结核 ……………………………………………………………………… 131

　　七、肝血管瘤 …………………………………………………………………… 132

　　八、肝囊肿 ……………………………………………………………………… 133

　　九、肝细胞腺瘤 ………………………………………………………………… 134

　　十、肝错构瘤 …………………………………………………………………… 135

　　十一、肝畸胎瘤 ………………………………………………………………… 136

　　十二、肝结节性再生性增生 …………………………………………………… 136

　　十三、肝局灶性结节性增生 …………………………………………………… 136

第十三章　门静脉高压症 ……………………………………………………… 137

第十四章　胆道疾病 …………………………………………………………… 141

　　一、胆囊结石 …………………………………………………………………… 141

　　二、急性胆囊炎 ………………………………………………………………… 142

　　三、急性梗阻性化脓性胆管炎 ………………………………………………… 143

四、肝外胆管结石 ·· 145

五、肝胆管结石 ··· 146

六、术后胆道残余结石 ·· 146

七、胆道出血 ·· 147

八、胆管囊状扩张症 ·· 149

九、胆囊息肉样病变 ·· 150

十、胆囊癌 ·· 151

十一、胆管癌 ··· 151

十二、胆管损伤 ·· 154

十三、胆管损伤的并发症 ·· 155

第十五章　胰腺疾病 158

一、急性胰腺炎 ·· 158

二、慢性胰腺炎 ·· 160

三、假性胰腺囊肿 ··· 161

四、胰腺癌 ·· 162

五、胰岛素瘤 ··· 164

六、胃泌素瘤 ··· 165

七、胰高血糖素瘤 ··· 166

八、血管活性肠肽瘤 ·· 167

第十六章　脾脏疾病 168

一、脾囊肿 ·· 168

二、脾良性肿瘤 ·· 168

三、脾原发性恶性肿瘤 ·· 168

四、脾脓肿 ·· 169

五、脾结核 ·· 169

六、外伤性脾破裂 ··· 170

第十七章　周围血管和淋巴疾病 172

一、下肢动脉硬化闭塞症 ·· 172

二、急性动脉栓塞 ··· 173

三、多发性大动脉炎 ·· 174

四、动脉瘤 ·· 175

五、血栓闭塞性脉管炎 ·· 179

六、雷诺综合征 ·· 181

七、胸廓出口综合征 ·· 182

八、手足发绀症 ·· 183

九、下肢静脉系统疾病 ·· 183

十、巴德-基亚里综合征 ·· 186

十一、先天性静脉畸形肢体肥大综合征 ·· 188

十二、海绵状血管瘤 ·· 188

十三、蔓状血管瘤 ··· 189

十四、血管损伤 ·· 189

第一章　水、电解质代谢及酸碱平衡失调

体液代谢和酸碱平衡失调常常是某一原发疾病的伴发现象或结果。总的治疗原则：①去除病因。②每日生理需要量约相当于 5%～10%葡萄糖溶液 1500ml、5%葡萄糖盐水 500ml、10%氯化钾溶液 30～40ml。③日补液量为当日生理需要量、前一日的额外丧失量和以往累积丧失量，其中累积丧失量应分在 2～3d 内补给。④各种补液计算公式不能视为绝对法则，而只能作为补液种类和量的参考。在治疗过程中，应密切观察病情变化，及时调整补液的种类、总量及速度。

一、高渗性缺水

高渗性缺水（hypertonic dehydration）又称原发性缺水，水钠同时损失，但失水多于失钠。临床以口渴为特征性表现。

【病因】

1. 水摄入不足　主要见于口腔、咽、食管疾患伴吞咽困难、昏迷及其他危重病人给水不足者。

2. 水分丢失过多　高热或高温环境大量出汗或烧伤暴露疗法均可使机体丢失大量水分。

【病理生理】

高渗性缺水的基本病理生理改变是细胞外液呈高渗状态，导致：①下丘脑口渴中枢受刺激，患者出现口渴感；②刺激下丘脑及垂体后叶分泌和释放抗利尿激素，使肾小管对水的重吸收增加，尿量减少，尿比重增加；③细胞内液中的水分转移至细胞外，造成细胞内脱水，脑细胞脱水可引起脑功能障碍。

【诊断】

（一）临床表现

根据失水程度，将高渗性缺水分为三度。

1. 轻度缺水　失水量占体重的 2%～4%。除口渴外，无其他症状。

2. 中度缺水　失水量占体重的 4%～6%。极度口渴，乏力，眼窝明显凹陷，唇舌干燥，皮肤弹性差，心率加快。尿少，尿比重增高（>1.025）。

3. 重度缺水　失水量占体重的 6%以上。除有上述症状外，可出现烦躁、谵妄、昏迷等脑功能障碍症状，血压下降乃至休克，少尿乃至无尿，氮质血症等。

（二）实验室检查

1. 血常规　红细胞计数、血红蛋白、血细胞比容轻度升高。

2. 尿常规　尿比重升高。

3. 血钠>145mmol/L，血浆渗透压>310mOsm/L。

【治疗】

1. 积极治疗原发病，尽早解除缺水或失液病因。

2. 补液

（1）失液量的估计

1）根据失水程度，按体重百分比的丧失来估计。每丧失体重的 1%，补液 400～500ml。

2）根据血钠浓度计算：

补液量（ml）=[血钠测定值（mmol/L）–142]×体重（kg）×4*　　（*女性为 3）

（2）轻度失水者，口服补液；若病人不能口服或中、重度缺水者，则需静脉补液。

（3）初期补充 5% 葡萄糖溶液或 0.45% 氯化钠溶液，待血钠、尿比重降低后，可补充 5% 葡萄糖生理盐水。补液速度原则上先快后慢，第一日补给计算量的 1/2 或 2/3，其余第二日补完。同时应加上每日生理需要量及额外丢失液体量。

（4）若同时有缺钾需纠正时，在尿量超过 40ml/h 后方可补钾。

二、低渗性缺水

低渗性缺水（hypotonic dehydration）又称慢性缺水或继发性缺水。水钠同时丧失，但失钠多于失水。

【病因】

1. 胃肠道消化液持续丢失，如反复呕吐、腹泻、胆胰瘘及长期胃肠引流，补液不足或仅补充水分。

2. 大创面慢性渗液。

3. 大量应用排钠性利尿剂（如噻嗪类、依他尼酸等）而未注意补钠。

4. 急性肾衰竭多尿期、失盐性肾炎、肾小管性酸中毒、Addison 病等肾脏排钠增多，只补充水分。

【病理生理】

低渗性缺水的基本病理生理改变是细胞外液呈低渗状态，导致：①抗利尿激素分泌和释放减少，尿量增加，一方面使细胞外液低渗状态得到一定程度的缓解；另一方面使细胞外液容量减少。②若细胞外液低渗状态得不到纠正，则细胞外液向细胞内转移，使细胞外液容量进一步减少。当细胞外液容量减少至一定程度时，循环血量减少，因此，患者易出现休克（低钠性休克）。③血容量减少刺激容量感受器，抗利尿激素分泌增加，使肾小管对水的重吸收增多，此时，由多尿转为少尿；同时肾素-醛固酮系统被激活，使肾小管对钠重吸收增加，并伴有氯和水重吸收增加，故尿钠、氯减少乃至缺如。

【诊断】

（一）临床表现

根据缺钠程度，临床上可将低渗性缺水分为三度。

1. 轻度缺钠 血钠<135mmol/L，患者感乏力、头昏、手足麻木，但无口渴感。尿量正常或稍多，尿钠、氯减少，尿比重低。

2. 中度缺钠 血钠<130mmol/L，除上述症状外，还有厌食、恶心、呕吐、视物模糊、站立性晕倒、脉搏细弱、血压下降、尿少。尿中几乎不含钠和氯。

3. 重度缺钠 血钠<120mmol/L，除有上述中度缺钠症状外，还有肌肉痉挛性抽搐，表情淡漠、木僵乃至昏迷。常伴有严重休克，少尿或无尿。血尿素氮升高。

（二）实验室检查

1. 血常规 红细胞计数、血红蛋白、血细胞比容明显增高。

2. 尿液检查 尿钠、氯明显减少乃至缺如，尿比重<1.010。

3. 血钠<135mmol/L，血浆渗透压<280mOsm/L。

【治疗】

1. 积极治疗原发病。

2. 补液补钠

（1）补钠量估算方法

1）按临床缺钠程度计算：如体重为 50kg，中度缺钠（按每千克体重缺氯化钠 0.6g 计算），则补钠量为 30g NaCl。

2）按血钠浓度计算：

补钠量［NaCl（g）］=[142–血钠测定值（mmol/L）]÷17×体重（kg）×0.60*（*女性为0.50）

（2）补液补钠方法：①一般临床上先补给计算量的一半，再加上每日 NaCl 需要量 4.5g，其余一半的钠可在第二日补给。②轻度和中度缺钠者可选用等渗盐水或 5%葡萄糖生理盐水。例如，缺钠 30g，先补一半 15g，再加生理需要量 4.5g，当日共需补给氯化钠 19.5g，则可用 5%葡萄糖生理盐水 2000ml 补充。③重度缺钠者已出现休克时，应快速补充晶体溶液和胶体溶液以补充血容量，改善微循环，提高血压。接着静脉给予 5%氯化钠溶液 200～300ml，尽快纠正血钠过低，以提高血浆渗透压；然后根据计算所得的补钠量再予以调整，结合病情决定是否需要继续补充高渗盐水或改用等渗盐水。④补液时还需补充每日生理需要量 2000ml。⑤细胞外液丢失量还可参考血细胞比容计算：补液量（ml）=（血细胞比容测定值–血细胞比容正常值）÷血细胞比容正常值×体重（kg）×200。

（3）缺钠伴有酸中毒时，宜在补充血容量和钠盐的基础上，予以纠正。缺钠往往伴有缺钾，在尿量达 40ml/h 后，应及时补充钾盐。

三、等渗性缺水

等渗性缺水（isotonic dehydration）又称急性缺水或混合性缺水。该型缺水多见于外科病人。水和钠按其在血浆中的正常比例丢失，以细胞外液量（包括循环血量）迅速减少为突出表现。

【病因】

1. 消化液的急性丢失 如大量呕吐、腹泻、肠瘘等。

2. 体液丧失在感染区或软组织区 如肠梗阻、急性弥漫性腹膜炎、腹膜后感染、烧伤等。

【病理生理】

由于水、钠的急性丢失，细胞外液（包括血浆容量）迅速减少，肾脏血流量减少，醛固酮分泌增加，从而导致肾远曲小管对钠的重吸收增加，伴随水的重吸收增加，细胞外液量代偿性增加。因血浆渗透压变化不大，初期细胞内液容量变化不大。但当细胞外液大量丢失时，细胞内液逐渐转移到细胞外，以维持血容量，以致引起细胞内缺水；同时，细胞外液容量明显减少可引起血压下降、休克乃至急性肾衰竭。

【诊断】

（一）临床表现

患者有尿少、厌食、恶心、乏力等症状，伴舌干燥、眼球下陷、皮肤弹性差等体征。当体液在短期内迅速丢失达体重的 5%，即丧失细胞外液总量的 20%时，患者可出现脉搏细速、肢端湿冷、血压不稳或下降等血容量不足的表现；体液继续丢失达体重的 6%～7%时，即可发生休克。常伴有代谢性酸中毒，若患者大量丢失胃液，则可伴发低氯低钾性碱中毒。

（二）实验室检查

1. 血常规 红细胞计数、血红蛋白及血细胞比容增高。

2. 尿液检查 尿钠减少或正常，尿比重升高。

3. 血钠、血浆渗透压 在正常范围。

4. 血气分析 可有代谢性酸中毒或碱中毒。

【治疗】

1. 积极治疗原发病。

2. 补液补钠

（1）补液量估算方法

1）按临床表现估计：如体重为 50kg，细胞外液丧失量占体重的 5%，则补液量为 3000ml 等渗盐水或平衡盐溶液。

2）按血细胞比容计算：

$$补等渗盐水量(ml) = \frac{（血细胞比容测定值-血细胞比容正常值）}{血细胞比容正常值} \times 体重(kg) \times 250$$

（2）补液补钠方法：①一般临床上先补给计算量的 1/2～2/3，再加上每日 NaCl 需要量 4.5g 及水 2000ml。②注意生理盐水中含 Cl^-量为 154mmol/L，明显高于血氯含量（103mmol/L），大量输注时有导致高氯性酸中毒的危险。因此，补液量较大时，应选用平衡盐溶液。③尿量达 40ml/h 后，应及时补充钾盐。④对已有周围循环衰竭者，除快速补充等渗盐水和平衡盐溶液外，还需补充胶体溶液。

四、水 过 多

水过多又称水中毒（water intoxication）或稀释性低血钠，系指在病理和（或）人为治疗因素的作用下，摄入水总量超过排水总量，使血浆渗透压降低，循环血容量增多及细胞内水过多。

【病因】

只有在抗利尿激素（ADH）过多、肾功能不全或肾上腺皮质功能减退的情况下，摄水过多或补液过量时，才会发生水过多。

【诊断】

（一）临床表现

1. 急性水中毒 起病急。由于脑水肿和颅内压增高，故神经精神症状出现最早且突出，如头痛、呕吐、失语、精神失常、定向障碍、嗜睡、躁动、抽搐、惊厥、谵妄，昏迷等；严重时可因脑疝形成而致呼吸、心跳停止。

2. 慢性水中毒 可有软弱无力、恶心、呕吐、嗜睡等，但往往被原发疾病的症状所掩盖；另外，因细胞外液量增加，可出现多尿、水肿、气急、心悸、血压升高、体重增加，严重时可发生急性左心衰竭、肺水肿。

（二）实验室检查

1. 血常规 红细胞计数、血红蛋白和血细胞比容、红细胞平均血红蛋白浓度（MCHC）降低，红细胞平均容积（MCV）增加。

2. 尿液检查 尿比重低，尿钠增多。

3. 血浆渗透压、血钠明显降低。血钾、血氯亦降低。

【治疗】

1. 预防重于治疗。对有导致水过多病理因素者应严格控制入水量，并积极治疗原发病。

2. 立即停止水的摄入。

3. 应用速效利尿剂 宜选用袢利尿剂如呋塞米（furosemide），有肾功能不全者，可加大剂量。渗透性利尿剂 20%甘露醇或 25%山梨醇 250ml 快速静脉滴注。

4. 纠正细胞内、外液的低渗状态 常用 5%氯化钠溶液，一般剂量为 5～10ml/kg 体重，先给予 100ml 于 1h 内缓慢静脉滴注，以后根据病情再决定继续用量。

5. 处理并发症 合并脑水肿，可选用 20%甘露醇 250ml 快速静脉滴注；惊厥者，可给予 10%葡萄糖酸钙 10～20ml 静脉缓慢注射；低钾者酌情补钾。

6. 透析治疗 适用于病情急而严重的患者。

五、低 钾 血 症

血清钾低于 3.5mmol/L 称为低钾血症（hypokalemia）。

【病因】

1. 钾摄入不足　见于长期禁食而补钾不足或未补钾者。

2. 钾丢失或排出过多

（1）长期大量呕吐、腹泻、胃肠引流、肠瘘等消化道失钾。

（2）使用排钾性利尿剂、急性肾衰竭多尿期、肾小管酸中毒等经肾脏失钾。

（3）原发性或继发性醛固酮增多症和皮质醇增多症等尿钾排出过多。

3. 钾在体内分布异常　系血清钾向细胞内转移，见于家族性低钾性周期性麻痹、应用大剂量胰岛素及葡萄糖静脉滴注、急性碱中毒、棉酚中毒等。

【诊断】

（一）临床表现

轻度低钾可无任何症状。当血清钾 < 3mmol/L 时，即可出现症状。

1. 神经肌肉系统症状　最早表现为肌肉软弱无力；当血清钾 < 2.5mmol/L 时，可出现肢体软瘫、腱反射迟钝或消失，严重时因膈肌、呼吸肌麻痹而出现呼吸困难。

2. 消化系统症状　食欲缺乏、纳差、恶心、呕吐、腹胀，严重时肠麻痹。

3. 循环系统症状　因低血钾引起心肌兴奋性、自律性增高，传导性降低，可出现心律失常、传导阻滞，严重时出现心室颤动、心搏骤停。

4. 泌尿系统症状　慢性失钾，可影响肾小管功能，对抗利尿激素不敏感，导致肾脏浓缩功能障碍，出现多饮、多尿、夜尿增多。严重时出现蛋白尿和颗粒管型。

5. 中枢神经系统症状　轻者神志淡漠、精神萎靡；重者出现嗜睡、昏迷。

6. 对酸碱平衡的影响　低钾时，细胞内 K^+ 移至细胞外，细胞外 H^+ 移入细胞内，细胞内液 H^+ 浓度增加，而细胞外 H^+ 浓度降低，出现细胞内酸中毒和细胞外碱中毒并存。此外，因肾小管上皮细胞内缺钾，故排 K^+ 减少而排 H^+ 增多，出现代谢性碱中毒，同时排出反常性酸性尿。

（二）实验室检查

1. 血清钾 < 3.5mmol/L。

2. 尿钾检查　尿钾 < 20mmol/L，多提示胃肠道失钾；尿钾 > 20mmol/L，多提示肾脏失钾。

3. 心电图　典型改变为 T 波低平、倒置，U 波出现或 TU 融合，ST 段下降。

【治疗】

1. 积极矫正低血钾的病因，给予含钾丰富的食物。

2. 补钾　轻度低钾，口服氯化钾 1～2g/次，每日 3 次；也可服用氯化钾肠溶片以减少胃部不适。重度缺钾或不能口服补钾者，需静脉补钾。注意补钾液的钾离子浓度应限制在 20～40mmol/L，即每 1000 ml 液体中只能加入 10% 氯化钾溶液 15～30ml。补钾速度不得超过 20mmol/h。切忌 10% 氯化钾溶液直接静脉注射。一般每日补钾 3～6g。重度缺钾者，可每日补钾 9～12g。

3. 补钾时要注意尿量，24h 排尿量超过 700ml 或每小时尿量超过 30ml，才能补钾；一般持续补 4～6d，细胞内外钾才能达到平衡，重者 10～20d 才能纠正；对难治性低钾血症要同时纠正碱中毒、低镁血症、低钙血症。

六、高钾血症

血清钾浓度超过 5.5mmol/L 称高钾血症（hyperkalemia）。

【病因】

（一）钾摄入过多

钾摄入过多见于补钾过量、输大量库血、应用大量含钾药物等。

（二）肾脏排钾减少

1. 急慢性肾衰竭伴少尿或无尿，为临床最常见和最重要的原因。

2. 长期应用保钾利尿剂及血管紧张素转换酶抑制剂。

3. 致盐皮质激素减少的疾病，如肾上腺皮质功能减退症、双侧肾上腺切除等影响肾远曲小管排钾。

（三）细胞内钾释出或外移

细胞内钾释出或外移见于重症溶血、大面积烧伤、创伤、中毒性感染、缺氧、休克、急性酸中毒、高钾性周期性麻痹、输注精氨酸等。

【诊断】

（一）临床表现

1. 神经肌肉症状 血清钾轻度增高，仅有四肢乏力、手足感觉异常、肌肉酸痛。当血清钾 >7.0mmol/L 时，可出现软瘫，先累及躯干，后波及四肢，最后累及呼吸肌，出现呼吸困难。

2. 心血管症状 血清钾增高，主要使心肌的应激性下降，当血钾 >7.0mmol/L 时，可出现心率缓慢、传导阻滞等心律失常。严重时出现心室颤动、心搏骤停。其症状常与肾衰竭症状同时存在。

（二）实验室检查

1. 血清钾 >5.5mmol/L。

2. 心电图 早期改变为 T 波高尖，基底变窄；当血清钾 >8.0mmol/L 时，P 波消失，QRS 波增宽，Q—T 间期延长，严重时出现房室传导阻滞、心室颤动。但碱中毒常掩盖高钾血症和心电图改变，高镁血症可产生类似高钾血症的心电图改变，判断时要予以注意。

【治疗】

1. 立即停止钾盐（包括药物及食物）摄入。

2. 降低血钾浓度

（1）使 K$^+$ 暂时转入细胞内：①静脉注射 5%碳酸氢钠溶液 60~100ml，再继续静脉滴注 100~200ml。②25%~50%葡萄糖溶液 100~200ml 或 10%葡萄糖溶液 500ml，按每 3~4g 葡萄糖加 1U 胰岛素，静脉滴注。必要时可每 3~4h 重复给药。

（2）促进排钾：①可用降钾树脂 15g 口服，每日 2~3 次，无法口服病人可灌肠，可从消化道排出 K$^+$。②给予高钠饮食及排钾利尿剂，促进肾脏排钾。③病情严重且血钾呈进行性升高者，可行腹膜透析或血液透析。

3. 对抗心律失常 常用钙剂拮抗钾的作用，可将 10%葡萄糖酸钙 20ml 用 50%葡萄糖溶液等量稀释后，静脉注射，必要时可重复使用。

七、镁代谢异常

镁代谢有其特点：①正常成人体内镁总量约为 1000mmol，但仅有 1%存在于细胞外液中。②血清镁浓度正常值为 0.70~1.20mmol/L。③机体镁缺乏并不一定出现血清镁过低，而血清镁降低也不一定表示有镁缺乏。④镁负荷试验：正常人静脉输注氯化镁或硫酸镁 0.25mmol/kg 后，其 90%很快从尿中排出；而镁缺乏病人注入相同量后，其 40%~80%可保留在体内，甚至每日仅从尿中排出 1mmol。

镁　缺　乏

【病因】

1. 摄入不足 长期禁食、厌食及长期静脉营养未注意镁的补充。

2. 镁丢失过多 ①大部分小肠切除、肠瘘、胆瘘、慢性腹泻、长期胃肠引流等引起胃肠道丢失镁；②某些肾脏疾患如慢性肾盂肾炎、慢性肾小球肾炎影响肾小管对镁的再吸收，使肾脏失镁；

③长期应用呋塞米、噻嗪类、洋地黄及胰岛素等药物引起镁从肾脏排出。

3. 其他 如急性坏死性胰腺炎、甲状旁腺切除术后,采用低镁透析液透析等。

【诊断】

低镁血症引起神经肌肉系统及心血管系统应激性增强。常出现精神紧张、记忆力下降、肌肉震颤、手足抽搐,严重时出现谵妄、神志不清、惊厥、癫痫样发作乃至昏迷。

对病史中有诱因因素以及临床有缺镁症状者应怀疑有镁缺乏。值得注意的是,低镁血症、低钙血症、低钾血症三者关系密切,某些低钾血症、低钙血症患者,在补充钾盐、钙剂后若症状不缓解,应怀疑有低镁血症。必要时作镁负荷试验。

【治疗】

采用25%硫酸镁溶液5～10ml［0.25mmol/(kg·d)］加入5%～10%葡萄糖溶液500ml中缓慢静脉滴注;出现抽搐时,可加大硫酸镁剂量为10～20ml,加入500ml葡萄糖溶液中缓慢静脉滴注,速度不宜过快,以免发生急性镁中毒和心搏骤停。一般经上述治疗,症状可迅速好转,但需要补镁2～3d才能使症状完全消失。完全纠正低镁血症需要的时间较长,在症状解除后,仍应继续补镁1～3周(25%硫酸镁溶液5～10ml/d)。

有肾功能受损时,补镁时要谨慎,并定期测定血清镁浓度。

镁 过 多

【病因】

1. 急性或慢性肾衰竭伴少尿或无尿时,补镁不当;注射硫酸镁过快或剂量过大。

2. 大面积烧伤、外科应激状态、严重脱水、糖尿病酮症酸中毒等。

3. 肾上腺皮质功能减退、甲状腺功能减退时,肾小管对镁重吸收增加。

【诊断】

临床表现有疲倦、乏力、腱反射消失和血压下降等症状。血清镁>3mmol/L时,心脏传导功能发生障碍,出现房室传导阻滞;心电图类似于高钾血症的心电图改变;血镁>5mmol/L时出现昏迷、呼吸抑制乃至心搏骤停。

根据有肾功能不全及补镁过多病史,结合临床症状及血镁升高可确立诊断。

【治疗】

1. 缓慢静脉注射10%葡萄糖酸钙10～20ml,以拮抗镁对心脏和肌肉的抑制作用。

2. 停止补镁,同时积极纠正缺水和酸中毒。

3. 血镁升高明显伴严重肾衰竭时,宜尽早行透析治疗。

八、钙代谢异常

血清钙浓度的正常值为2.5mmol/L。其中45%为离子化钙,约一半为与血清蛋白相结合的非离子化钙,5%为与血浆及组织间液中其他物质相结合的非离子化钙。离子化与非离子化钙的比率与pH有关,pH降低可使离子化钙增加,pH升高则离子化钙减少。

低 钙 血 症

【病因】

1. 多见于甲状旁腺功能减退症、低镁血症、肾衰竭、急性碱中毒、急性坏死性胰腺炎等。

2. 慢性腹泻、肠瘘、胰瘘、维生素D缺乏及危重病患者长期胃肠外营养而补钙不足。

【诊断】

临床主要表现为神经肌肉系统兴奋性增强所致的症状和体征。可出现易激动、指(趾)端及口唇周围麻木或针刺感、手足、面部肌肉痉挛、腱反射亢进；当血钙低于 2mmol/L 时，出现手足抽搐、肌肉和腹部绞痛。体检时低钙束臂征（Trousseau 征）和耳前叩击试验（Chvostek 征）阳性。血清钙低于 2.2mmol/L，心电图可出现 Q—T 间期延长。

【治疗】

应积极纠治原发病。出现手足抽搐时，可用 10%葡萄糖酸钙 10～20ml 缓慢静脉注射，必要时可于 4～6h 后重复使用。抽搐严重者可给予苯巴比妥或地西泮等镇静剂。若存在碱中毒，应同时纠治。对甲状旁腺功能减退症等需长期补钙者应同时补充维生素 D。

高 钙 血 症

【病因】

1. 常见于甲状旁腺功能亢进症。

2. 某些恶性肿瘤，如乳腺癌、肾癌、肺癌、骨转移癌、多发性骨髓瘤等可分泌甲状旁腺素相关多肽，促进血钙升高。

【诊断】

早期症状可有倦怠、四肢无力、食欲下降、腹胀、恶心、呕吐；随着血钙浓度进一步升高，可出现严重头痛、幻觉、狂躁、昏迷；血钙浓度达 4～5mmol/L 时即有生命危险。长期高钙血症可引起血管钙化、肾实质钙化、肾结石，同时影响肾小管浓缩功能，出现多尿、夜尿、口渴。

【治疗】

1. 积极治疗原发病，甲状旁腺功能亢进症应手术治疗。

2. 重度高钙血症常伴有缺水，宜静脉给予大量生理盐水，扩充细胞外液，增加尿量，同时给予呋塞米 20～40mg 静脉注射，增加尿钙排出。

3. 对于维生素 D 中毒、肾上腺皮质功能减退症、结节病、多发性骨髓瘤并发高钙血症，可用大剂量肾上腺皮质激素治疗，减少钙自骨细胞外液转移。可给予乙二胺四乙酸（EDTA）和硫酸钠等以暂时降低血钙浓度。

4. 伴有严重肾衰竭者，应做透析治疗。

九、代谢性酸中毒

代谢性酸中毒（metabolic acidosis）是由于非挥发性酸生成过多和排出障碍，或由于体内失碱过多，使血浆[HCO_3^-]原发性减少所致。根据阴离子间隙（AG）是否增大分为两类：AG 正常的代谢性酸中毒和 AG 增大的代谢性酸中毒。

【病因】

（一）AG 正常的代谢性酸中毒

1. HCO_3^-丢失过多　　主要见于腹泻、肠瘘、胆瘘、胰瘘及输尿管乙状结肠吻合术后；长期应用碳酸酐酶抑制剂（如乙酰唑胺）亦可引起 HCO_3^- 丢失。

2. 肾小管性酸中毒　　包括远曲小管性酸中毒、近曲小管性酸中毒，前者泌 H^+功能障碍，后者对 HCO_3^-的重吸收障碍。

3. 输入含 Cl^-液体过多　　如某些疾病因治疗需要给予氯化铵、盐酸精氨酸、盐酸赖氨酸、盐酸或大量生理盐水。

（二）AG 增大的代谢性酸中毒

1. 机体内酸性物质产生过多

（1）酮症酸中毒：因糖尿病、酒精中毒、饥饿时大量酮体堆积，产生酮症酸中毒。

（2）乳酸性酸中毒：因休克、肺水肿、心搏骤停、抽搐、严重贫血、氰化物中毒、剧烈运动时引起组织缺氧、糖酵解增强，导致乳酸产生过多，产生乳酸性酸中毒。另外还可见于严重肝病（乳酸利用障碍）和糖尿病。

2. 肾功能不全 急慢性肾衰竭时，因肾脏排酸保碱功能障碍，引起代谢性酸中毒，常持久而严重。

【代偿机制】

代谢性酸中毒时因血浆[H⁺]升高，立即引起细胞外液缓冲，HCO_3^- 与 H^+ 结合产生 H_2CO_3，后者离解释放出 CO_2，使二氧化碳分压（PCO_2）增高。机体很快出现呼吸代偿，增高的 PCO_2 刺激呼吸中枢，引起呼吸加深加快，CO_2 呼出增多，使 PCO_2 降低。同时肾脏亦发挥代偿作用，肾小管上皮细胞碳酸酐酶及谷氨酰胺酶活性增强，增加 H^+ 和 NH_3 的分泌，H^+ 与 Na^+ 交换和 H^+ 与 NH_3 结合形成 NH_4^+，使 H^+ 排出增加，$NaHCO_3$ 再吸收增加。

【诊断】

（一）临床表现

轻者因机体代偿，可无症状。重者早期有疲乏、头晕、嗜睡，最突出表现为呼吸深而快，呼吸频率有时可达 50 次/分。体征可见面色潮红、口唇呈樱桃红色、心率加快、心律失常、对称性肌张力减退，腱反射减弱或消失等。病人常伴有重度缺水的症状和体征。病情严重者出现恶心、呕吐、昏迷、血压下降乃至休克。

（二）实验室检查

1. 血气分析 pH、[HCO_3^-]明显下降，PCO_2 在正常范围，实际碳酸氢盐（AB）、标准碳酸氢盐（SB）、缓冲碱（BB）均降低，碱剩余（BE）负值增大。

2. 电解质 血液中[K^+]、[Na^+]、[Cl^-]浓度测定有助于判断病情，且可据此大致计算阴离子间隙（AG）：AG=[Na^+]−[Cl^-]−[HCO_3^-]，正常值为 8～12mmol/L；酸中毒时通常伴血钾升高。

3. 血糖、血酮、尿糖、尿酮 有助于排除糖尿病酮症酸中毒。

4. 血乳酸 乳酸性酸中毒时，血乳酸＞3mmol/L。

5. 血尿素氮、肌酐 因肾功能不全引起酸中毒时，血尿素氮、肌酐升高。

【治疗】

1. 积极消除酸中毒病因，纠正缺水。

2. 碱性药物的使用。当[HCO_3^-]＜10mmol/L 时，应立即静脉给予碱性溶液。可选用 5%碳酸氢钠（每 20ml 含 12mmol HCO_3^-），用量按下式计算：

所需 HCO_3^-量（mmol）=（[HCO_3^-]正常值−[HCO_3^-]测定值）（mmol/L）×体重（kg）×0.4

一般先给予计算量的 1/3～1/2，然后根据临床症状改善情况及实验室检查结果，决定是否输给剩余量的全部或部分。纠正酸中毒的速度不宜过快，不宜过快使血浆[HCO_3^-]超过 14～16mmol/L，以免诱发低钙、低钾症状（手足抽搐、神志改变、惊厥等）；同时，用量不宜过大，以免导致血浆渗透压过高及心脏负荷加重。

3. 纠正代谢性酸中毒后应注意补钾、补钙。

十、代谢性碱中毒

代谢性碱中毒（metabolic alkalosis）是由于酸丢失过多或碱摄入过多，使血浆[HCO_3^-]原发性增加所致。

【病因】

1. 酸性胃液丢失过多：常见于严重呕吐，幽门梗阻，长期胃肠减压。

2. 缺钾。

3. 碱性药物摄入过多：见于代谢性酸中毒时补充碱性药物过量和消化性溃疡长期服用可吸收

碱性药物。

4. 某些利尿剂的作用： 如呋塞米和依他尼酸可抑制近曲肾小管对 Na^+ 和 Cl^- 的重吸收，而不影响 Na^+-H^+ 交换，使排 Cl^- 多于排 Na^+，同时 K^+ 排出增多引起低氯性碱中毒。

【代偿机制】

呼吸中枢受抑制，呼吸变慢变浅，肺泡通气减少，CO_2 潴留使 PCO_2 升高，从而引起一定的代偿作用。同时肾小管上皮细胞中碳酸酐酶和谷氨酰转移酶活性降低，H^+ 和 NH_3 分泌减少，$NaHCO_3$ 再吸收减少，HCO_3^- 从尿液排出增加，尿液呈碱性，从而亦引起一定的代偿作用。碱中毒时，氧合血红蛋白解离曲线左移，氧合血红蛋白不易释出，导致组织缺氧。

【诊断】

（一）临床表现

临床表现为呼吸浅慢，口周、手足麻木，面部及四肢肌肉略抽动，嗜睡，谵妄等神经精神症状。伴低血钾时，可有四肢软瘫、腹胀。严重时，因脑组织缺氧，可发生昏迷。

（二）血气分析

pH 及[HCO_3^-]明显增高；PCO_2 正常；SB、BB 增大；BE 正值增大。

【治疗】

1. 着重于治疗原发病。对丧失胃液所致的代谢性碱中毒，可输注等渗盐水或葡萄糖盐水，以恢复细胞外液量及纠正缺氯性碱中毒。

2. 代谢性碱中毒几乎都伴有低钾血症，需同时补充氯化钾，才能加速碱中毒的纠正。但应注意在尿量达 40ml/h 以上时，才能补钾。

3. 重症（pH＞7.65，血浆[HCO_3^-] 45～50mmol/L）者，除上述措施外，能口服氯化铵者，可给予 1～2g，分 3～4 次口服。不能口服者，可采用 0.1mol/L 的盐酸溶液静脉滴注。以细胞外液为纠正对象，所需盐酸的量按血清 Cl^- 的测定值计算：所需 0.1mol/L 盐酸量（ml）=[血氯正常值−血氯测定值]（mmol/L）×体重（kg）×2。一般在第 1 日给予计算值的一半，以后根据血[Cl^-]、[Na^+]及二氧化碳结合力（CO_2CP）等，确定余量需要与否。亦可采用氯化铵，按每千克体重用 2%氯化铵 1ml 能降低 CO_2CP 约 0.45mmol/L 计算，得出应给予的氯化铵量，以 5%葡萄糖溶液稀释成 0.9%等渗溶液，分 2～3 次静脉滴注，肝功能不良者禁用。

4. 因碱中毒合并低钙血症，出现手足抽搐时，可用 10%葡萄糖酸钙 20ml 缓慢静脉注射。

5. 纠正碱中毒不宜过速，一般也不要求完全纠正。

十一、呼吸性酸中毒

呼吸性酸中毒（respiratory acidosis）是由于肺通气、弥散及肺循环功能障碍，不能充分排出体内生成的 CO_2，使血液 PCO_2 增高而形成的高碳酸血症。

【病因】

1. 呼吸中枢抑制 见于全身麻醉过深、镇静剂过量、中枢神经系统感染、肿瘤、外伤、急性脑血管病等。

2. 呼吸肌功能缺陷 见于急性脊髓灰质炎、急性感染性多发性神经根炎、高位脊髓损伤、重症肌无力、低钾血症、家族性周期性麻痹等。

3. 肺部疾病 见于慢性阻塞性肺气肿、哮喘、肺间质疾病、肺水肿、成人呼吸窘迫综合征、广泛肺栓塞等。

4. 气道阻塞 见于喉头水肿、异物阻塞、溺水窒息。

5. 胸廓疾病 见于胸廓畸形、脊柱弯曲畸形、胸膜增厚、胸腔积液、气胸等。

6. 呼吸机使用不当。

【代偿机制】

主要通过血液中缓冲系统代偿。H_2CO_3 与 Na_2HPO_4 结合，形成 $NaHCO_3$ 与 NaH_2PO_4，后者从尿中排出，使 H_2CO_3 减少，HCO_3^- 增多。另外，进入细胞内的 H^+ 被细胞内蛋白质及 Na_2HPO_4 缓冲；血浆 CO_2 还可弥散进入红细胞，在碳酸酐酶作用下生成 H_2CO_3，后者再离解为 H^+、HCO_3^-，H^+ 与 Hb^- 结合，HCO_3^- 则自红细胞进入血浆，与血浆中的 Cl^- 交换。急性呼吸性酸中毒常为失代偿性的。慢性呼吸性酸中毒时，机体主要通过肾脏泌 NH_3、泌 H^+ 和对 $NaHCO_3$ 的重吸收增加发挥代偿作用。

【诊断】

（一）临床表现

临床表现为乏力、头痛、呼吸急促、呼吸困难、发绀及明显神经系统症状，如视物模糊、烦躁不安；严重时呼吸不规则、血压下降、脑水肿、脑疝甚至呼吸停止；或因酸中毒、高钾血症引起心搏骤停。

（二）血气分析

1. 急性呼吸性酸中毒　pH 明显降低，可低于 7.0。PCO_2 增高，常大于 45mmHg。血浆 $[HCO_3^-]$ 正常。

2. 慢性呼吸性酸中毒　pH 下降不明显。PCO_2 增高，常大于 45mmHg。血浆 $[HCO_3^-]$ 有所增加。AB＞SB。

【治疗】

（一）急性呼吸性酸中毒

应尽快去除病因，保持呼吸道通畅，改善通气功能。必要时可行气管插管或气管切开，使用呼吸机，以改善通气。适当给氧，但单纯给高浓度氧对改善呼吸性酸中毒帮助不大，反而使呼吸中枢对缺氧刺激不敏感，加重呼吸抑制。呼吸中枢受抑者，可给予呼吸兴奋剂。病情严重者，可酌情给予碱性药物。因呼吸机使用不当造成者，应重新调整呼吸机的频率、压力或容量。

（二）慢性呼吸性酸中毒

关键在于积极治疗原发病，包括控制感染、扩张小支气管、促进咳痰等措施，以改善肺泡的通气功能。此类病人对手术的耐受力较差，术前应充分准备，术中术后应加强呼吸的管理。

十二、呼吸性碱中毒

呼吸性碱中毒（respiratory alkalosis）是由于肺通气过度，排出过多的 CO_2，使血液 PCO_2 下降，致低碳酸血症。

【病因】

1. 中枢神经系统疾病　如脑肿瘤、脑膜炎、脑炎、脑血管意外、颅脑外伤时发生通气过度。

2. 精神性通气过度　见于癔症发作时。

3. 肺部疾病　如肺炎、支气管哮喘、肺栓塞、肺水肿等通过反射机制，引起过度通气。

4. 代谢旺盛　见于发热、甲状腺功能亢进症等。

5. 呼吸机使用不当，持续时间过长且呼吸过频过深。

【代偿机制】

PCO_2 降低，早期可抑制呼吸中枢，使呼吸变慢变浅，CO_2 排出减少，血液中 $[H_2CO_3]$ 代偿性增高，但这种代偿作用很难持续下去。肾脏逐渐发挥代偿作用，肾小管上皮细胞泌 H^+ 和 NH_3 减少，$NaHCO_3$ 的重吸收减少，血液中 $[HCO_3^-]$ 降低，使 $[HCO_3^-]/[H_2CO_3]$ 值接近于正常，pH 维持在正常范围。病情严重时可出现失代偿性呼吸性碱中毒。

【诊断】

（一）临床表现

一般无症状。偶尔可有头晕，口唇、四肢麻木，重者出现手足抽搐及 Trousseau 征阳性。重症病人发生急性呼吸性碱中毒，常是发生急性呼吸窘迫综合征的先兆。

（二）血气分析

1. pH 增高。

2. PCO_2 低于 35mmHg。

3. CO_2CP 降低，代谢性酸中毒除外。

4. SB＞AB。

【治疗】

1. 积极治疗原发病，轻者可随原发病的治疗而逐渐恢复。

2. 可用纸袋罩住口鼻呼吸，增加呼吸道无效腔，减少 CO_2 的呼出；亦可用含 5% CO_2 的氧气吸入。呼吸机使用不当造成者，应调整呼吸机参数。若病情危重，pH＞7.65，可采用药物阻断自主呼吸，然后行气管插管进行辅助呼吸，控制呼吸频率，减少潮气量，但治疗过程中须密切监测 PCO_2 及 pH。

3. 发生手足抽搐者，可给予 10%葡萄糖酸钙 10～20ml 缓慢静脉注射。

第二章 外科休克

休克（shock）是由于不同病因造成人体以有效循环血量锐减，组织器官血流灌注不足引起的代谢障碍、细胞受损和脏器功能障碍为特征的综合征。外科常见的休克类型为低血容量性休克、创伤性休克和感染性休克。

一、概论

【病理生理】

休克的病理生理改变主要表现在微循环的改变。就出血性、创伤性休克而论，其临床表现与微循环的变化相对应的关系较为明显。

1. 微循环痉挛期 即休克早期，又称微循环缺血缺氧期。因循环血容量减少，反射性引起交感神经兴奋，儿茶酚胺类物质分泌增多，使细小动脉和毛细血管前括约肌收缩，血液沿新开放的直接通路和动-静脉短路流经静脉回心，这时外周血压尚正常，但微循环缺血。

2. 微循环舒张期 为休克进展期，又称为微循环淤血缺氧期。微循环缺血缺氧时间久后，酸性代谢产物堆积，这时细小动脉和毛细血管前括约肌对儿茶酚胺类的反应性降低而松弛，致使大量血液流入毛细血管网（微循环）并使之扩张、麻痹，造成血液淤滞，此期循环血量显著减少，血压下降，微循环缺氧更趋严重。

3. 微循环衰竭期 为休克晚期。此期血管内皮细胞肿胀，白细胞和血小板黏附，红细胞变形、聚集，加重血液淤滞，均为弥散性血管内凝血（DIC）的促发因素。

4. 血栓溶解期 微循环血栓自溶，血流恢复。若器官损伤不重，可恢复；否则会因严重功能衰竭而死亡。

感染性休克的微循环改变有别于上述分期。感染性休克早期微循环呈舒张状态，表现为皮肤泛红、肢暖、心率快、心输出量增加，称为暖休克（高排低阻型）。此期持续一定时间（30min 至 16h）后则进入微循环血管收缩期，表现为四肢厥冷、末梢发绀、脉搏细弱、血压下降，称为冷休克（低排高阻型）。

持续休克状态下，因微循环障碍而发生细胞变性、坏死和出血而引起器官功能衰竭。易受累器官依次为肾、肺、脑、心、胃肠、肝、血液系统等。

【临床表现】

1. 休克代偿期 表现为精神紧张或烦躁不安，面色苍白，手足湿冷，过度换气，心率增快，血压正常或稍高，脉压缩小，尿量正常或减少。若处理不及时或不当，则进入抑制期。

2. 休克抑制期 表情淡漠，反应迟钝或昏迷，面色苍白、发绀、出冷汗，脉搏细速或不可触及，浅表静脉萎陷，毛细血管充盈时间延长，心率多在 100~120 次/分，收缩压多在 80mmHg（10.67kPa）以下或测不出，脉压小，少尿或无尿。当出现皮肤黏膜发绀加重、瘀斑或消化道出血、进行性呼吸困难、血气分析有明显代谢性酸中毒和动脉血氧分压低于 60mmHg（8kPa）则表示病情严重，可能存在 DIC。

【诊断】

根据病史或发病经过，结合休克各期的典型表现，休克的诊断并不困难。重要的是要善于识别休克的早期征象，及早作出判断，以免错失抢救良机。

【休克的监测】

（一）基本监测

1. 血压 视病情每 15min 至 2h 测量一次，严重休克时应使用监护设备连续监测。血压是血容量、心输出量、外周血管阻力等休克三要素的客观指标。收缩压低于 80mmHg（10.67kPa），脉压小于 20mmHg（2.67kPa）为休克诊断标准。

2. 脉率　监测的意义及方法同血压。但脉搏细速的改变常在血压下降之前，改变的程度常与休克相平行。结合中医脉象，经常体会休克各期的脉搏特点，有助于休克简便快捷的诊断和监测。休克指数系指脉率/收缩期血压（以 mmHg 计）值。如比值为 0.5，表示无休克；比值为 1.0～1.5，表示休克存在；比值在 2.0 以上，表示休克严重。注意应排除药物、发热等所致的心跳加快等因素。

3. 尿量　留置导尿管监测每小时尿量，必要时测定尿比重。尿量是反映肾脏灌注的指标，也可反映生命器官的灌注状态。正常值为 50ml/h 以上。一般有效血容量减少 20%时出现尿少（低于 30ml/h），减少 35%～40%以上时，多致无尿。尿少但比重增加，表示仍存在肾血管收缩或血容量不足；而尿少且尿比重降低则佐证肾功能不全。

4. 精神状态　主要是反映脑组织的血液灌流状况。意识淡漠或烦躁、头晕、眼花、体位性晕厥等示循环血量不足。神志模糊或昏迷，示休克严重。

5. 肢端温度、色泽　反映体表灌流状况。四肢皮肤苍白、湿冷、花斑状等示休克严重。观察甲床或口唇的末梢循环状况，有助于判断微循环状态。

（二）特殊监测

1. 中心静脉压（CVP）　正常值为 5～10cmH_2O（0.49～0.98kPa）。如低于 5cmH_2O，表示血容量不足，高于 15cmH_2O 则表示心功能不全，高于 20cmH_2O 时则提示心力衰竭。

2. 动脉血气分析　主要反映肺通气、换气功能和体液酸碱平衡的变化。动脉血氧分压（PaO_2）正常值为 75～100mmHg（10.0～13.3kPa），主要反映肺的氧合功能；$PaCO_2$ 主要反映通气状况，正常值为 35～39mmHg（4.67～5.33kPa）。pH 正常值为 7.35～7.45。如 pH 降低，多为代谢性酸中毒。

3. 肺动脉楔压（PAWP）　反映肺循环阻力。正常肺动脉楔压小于 1.60kPa（12mmHg），肺水肿时，肺动脉楔压可超过 4.0kPa（30mmHg）。补充血容量过多时，肺动脉楔压的升高较中心静脉压的升高更早且更敏感。用 PAWP 指导输液、使用血管活性药物或强心剂等时，PAWP 以维持在 1.87～2.40kPa（14～18mmHg）为宜。

4. 心输出量和心脏指数　通过肺动脉插管和热稀释法，可测出心输出量和心脏指数，心脏指数正常值为（3.2±0.20）L/（min·m²）。

5. 动脉血乳酸盐测定　为反映组织缺氧和灌流状况的参考指标。正常值为 1～2mmol/L，血乳酸盐持续升高，示休克严重，预后不良。

6. 弥散性血管内凝血（DIC）检查　血小板计数进行性下降，凝血酶原时间较正常延长 3s 以上，纤维蛋白原降至 2g/L 以下，血浆鱼精蛋白副凝固试验阳性，即可确诊为 DIC。

【治疗】

（一）一般紧急处置

1. 尽快控制活动性大出血。

2. 保持呼吸道通畅，必要时作气管插管或气管切开。给予氧吸入。

3. 体位：头、躯干抬高 20°～30°，以利呼吸，下肢抬高 15°～20°以利血液回心。避免过多搬动。

4. 适当保暖。

5. 创伤病人可适当镇痛。

（二）补充血容量

开放 2 条以上输液通道，可静脉留置套针或静脉切开输液。要尽快恢复有效循环血量，除必须补足已丧失的血容量（包括全血、血浆和水电解质的丢失）外，还要充分考虑到开放的微循环所扣留的液量。因此所需的总液量有时超过按临床表现所估计的液体损失量很多。故很有必要在中心静脉压等的监测下输注。在快速输入晶体液的同时，做好输血准备，或选用血浆或血浆代用品以提高胶体渗透压。大量失血者应输入部分全血。

（三）病因治疗

在有效血容量初步得以补充，休克有所纠正后，积极采用包括手术在内的措施治疗引起休克的病变；对非手术不能挽救的休克（如腹腔内大出血、急性梗阻性化脓性胆管炎），则应在抗休克的同时及早手术。

（四）纠正酸碱平衡紊乱

休克期较长病人大多伴有酸中毒，应动态进行动脉血气分析检查来指导药物纠酸治疗，常用的碱性药物为5%碳酸氢钠溶液。同时血钾、血钙亦应密切监测，适时纠正。

（五）血管活性药物和强心药物的应用

1. 多巴胺（dopamine） 能增加心肌收缩力和增加心输出量，又有扩张肾动脉和肠系膜动脉作用，有利于改善重要内脏和肾脏的血供。使用时应注意补充血容量，常将20～40mg多巴胺加入250～500ml等渗葡萄糖溶液中静脉滴注，血压回升后，减慢滴速至逐渐停用。

2. 间羟胺（aramine） 主要兴奋 α 受体，可收缩周围血管，增强心肌收缩力，增进脑、肾及冠状动脉血流，常用20～40mg间羟胺加入5%葡萄糖溶液250～500ml内静脉滴注。

3. 去甲肾上腺素（noradrenaline） 主要兴奋 α 受体，轻度兴奋 β 受体，使心肌收缩力加强，收缩血管以提高外周阻力，从而升高血压，一般5mg加入5%葡萄糖溶液500ml中静脉滴注，注意勿渗漏至血管外，以免造成组织坏死。

4. 苄胺唑啉（phentolamine） 为阻滞 α 受体药物，轻度增加心肌收缩力，舒张肾动脉及周围血管，增加冠状动脉流量，作用快，维持时间短。用5～10mg加入5%葡萄糖溶液中，按0.3mg/min速度静脉滴注。

5. 毛花苷丙（lanatoside C） 可增强心肌收缩力，减慢心率。在中心静脉压监测下，输液量已足够，但动脉压仍低，而中心静脉压已超过15cmH$_2$O，可用毛花苷丙快速洋地黄化，首次0.4mg，缓慢静脉注射，有效时再给维持量。

（六）防治多器官功能障碍综合征

休克的主要死亡原因为最终发展为多器官功能障碍综合征，因此应密切监测各生命器官功能改变，及早采取有效措施支持保护。

二、低血容量性休克

失血性休克

各种原因引起血液或体液大量丢失均可导致低血容量性休克（hypovolemic shock），全身血量急速减少20%～25%即可出现休克。常见的失血性休克如消化道大出血、肝脾破裂、大血管损伤出血等，严重体液丢失如肠梗阻、弥漫性腹膜炎、大面积烧伤、广泛软组织损伤等均可引起低血容量性休克。

【治疗】

失血性休克的治疗主要集中在补充血容量和止血两方面。

（一）补充血容量

1. 失血量的估计 轻度休克，脉搏在100次/分以下，收缩压在正常范围，脉压略缩小，尿量接近正常，估计失血量占全身血容量的20%（800ml）；中度休克，脉搏在100～120次/分，收缩压9.33～12kPa（70～90mmHg），脉压小，尿少，估计失血量占全身血容量的20%～40%（800～1600ml）；重度休克，脉搏在120次/分以上、细而弱或难以触及，收缩压低于9.33kPa（70mmHg）

或测不到，尿量更少或无尿，估计失血量占全身血容量的 40%（1600ml）以上。

2. 立即快速输注平衡盐溶液或等渗盐水，可在 45min 内输入 1000～2000ml。若血压恢复正常并能维持稳定，表明失血量较少且未再继续出血，只要血细胞比容维持在 30% 以上，则仍可继续输入上述溶液（补充量可达估计失血量的 3 倍），不必输血；若血压不能回升或短暂回升后又复下降，则表明失血量较多或还在继续出血，应输入新鲜全血。

3. 对烧伤、腹膜炎等以血浆丧失为主的休克，应以血浆来代替部分全血的输入。

4. 重症休克的快速补液应在中心静脉压监测下进行。

（二）止血

1. 迅即控制明显的外出血。

2. 对肝、脾破裂及大血管损伤等所致的内出血应尽快手术止血。

3. 对消化道大出血应针对病因采取紧急止血措施。

创伤性休克

创伤性休克（traumatic shock）多见于严重创伤，如多发伤、骨折、挤压伤、大手术等。

【特点】

1. 全血或血浆外丢失加损伤部位的内出血、渗出、水肿而致血容量减少。

2. 严重创伤容易感染，细菌及内毒素可加重休克。

3. 损伤组织坏死分解可产生具血管抑制作用的组胺、蛋白分解酶等炎性因子。

4. 多脏器功能障碍综合征发生率较单纯低血容量性休克高。

【诊断】

1. 主要依据创伤病史及休克的临床表现。

2. 要反复仔细体检，甚至采用某些特殊检查，以避免遗漏不易发现的复合性损伤。

3. 及时发现感染及多脏器功能损害等并发症。

【治疗】

1. 补充血容量的方法与步骤同失血性休克，但应注意损伤部位组织间隙外渗量的补充，故监测手段更为必要。

2. 根据创伤的性质及种类，适时手术，以控制出血及清创。

3. 应用大量抗生素预防与控制感染。坏死组织多及感染严重时，应注意纠正代谢性酸中毒。

4. 注意不应使用血管收缩剂，以免加重组织缺氧性损伤。

三、感染性休克

感染性休克（infective shock）最常见于胆道感染、绞窄性肠梗阻、急性弥漫性腹膜炎、败血症、大面积烧伤及多部位复合创伤感染等。

【诊断】

病程中体温急剧变化（骤升或骤降），全身毒血症表现加重，如烦躁不安、脉搏细速，血白细胞（WBC）计数异常升高，可出现核左移，毒性颗粒、毒性空泡和（或）异形淋巴细胞等均预示休克将要发生或已经发生。感染性休克依感染菌种的不同及所引起的血流动力学变化的不同而有两类不同的典型临床表现（表 2-1）。

表 2-1　感染性休克两类不同的临床表现

项目	革兰氏阴性细菌	革兰氏阳性细菌
感染途径	胆道、肠道、泌尿道、产道等	皮肤疖痈等
神经精神症状	躁动、淡漠、嗜睡、昏迷	神志不清

续表

项目	革兰氏阴性细菌	革兰氏阳性细菌
休克发生时间	早	晚
休克类型	高阻力型（冷休克）	低阻力型（暖休克）
血压	极低→0	轻中度降低
毛细血管充盈试验	时间延长	时间<2s
脉压	<4kPa（30mmHg）	>4kPa（30mmHg）
皮肤	苍白、湿冷、花斑发绀	潮红、较暖、干燥
尿量	少尿，<25ml/h	常不出现少尿
心输出量	降低	正常或略高
中心静脉压	降低	正常
代谢性酸中毒	严重	轻、中度
病死率	较高	较低

【治疗】

（一）控制感染

1. 处理原发感染病灶：有手术指征者，应紧急手术，如急性梗阻性化脓性胆管炎的胆道减压引流，腹腔内坏死组织（肠坏死、胰腺坏死）及积脓的清除及引流，深部脓肿的切开引流等。

2. 应用抗生素：一般可先按可能感染细菌种类选择抗生素，严重者可经验性选用大剂量广谱抗生素。一经获得细菌培养及药敏试验结果，立即换用有效抗生素。

3. 加强支持治疗及营养治疗。

（二）补充血容量

一般可先输入低分子右旋糖酐 500ml 及平衡盐溶液 1000ml，先快后慢注意血压是否回升，心率是否减慢，皮肤是否转暖。必要时输适量血浆或白蛋白。输液总量视病情而定，最好监测中心静脉压、肺动脉楔压以控制输液量。

（三）纠正代谢性酸中毒

感染性休克中，代谢性酸中毒发生早而重。可在补充血容量的同时，从另一途径输注 5%碳酸氢钠 200ml，以后再根据血气分析结果补充。

（四）血管活性药物

在补足血容量、纠正酸中毒的基础上可适当选用。山莨菪碱或东莨菪碱、阿托品等对感染性休克的微循环改善更为安全有效。山莨菪碱（654-2），0.01～0.03mg/kg，每 10～30min 静脉注射一次直至病情好转，一般 6～8 次。多巴胺或多巴酚丁胺 20～40mg 加入 250ml 生理盐水中静脉滴注，能增加心输出量及降低外周阻力。心功能有损害者可用毛花苷丙治疗。

（五）肾上腺皮质激素的应用

皮质类固醇有助于救治感染性休克。一般主张大剂量应用，如地塞米松 1～3mg/kg，加入 5%葡萄糖溶液中静脉滴注，一次滴完。为防止多用皮质类固醇的副作用，一般只用 1～2 次。

第三章　临床营养治疗

一、营养治疗基础

【基础代谢和基础代谢率】

在空腹、清醒、安静状态下，适宜的气温（18~25℃）环境中，人体维持基本的生命活动而进行新陈代谢所消耗的热量，称为基础代谢。单位时间内人体每平方米体表面积所消耗的维持基础代谢的热能称为基础代谢率。

基础代谢也称基础能量消耗（BEE），可按 Harris-Benedict 公式计算 BEE：

男性 BEE（kcal）$=66+13.7W+5.0H-6.8A$

女性 BEE（kcal）$=655+9.6W+1.85H-4.7A$

其中，W 为体重（kg），H 为身高（cm），A 为年龄（岁）。

【双重能源系统】

现代代谢支持概念认为，正处在应激状态的机体营养状态迅速恶化，由葡萄糖以无氧酵解方式供能，葡萄糖耐量明显下降，因此输注高浓度（>25%）的葡萄糖不仅达不到营养支持的目的，反而会由于血中促分解激素的增加、胰岛素阻抗的发生而致呼吸功能衰竭、淤胆和高血糖昏迷等严重并发症。为预防这些并发症，必须避免单纯依靠葡萄糖提供热量，应联合脂肪乳剂提供总热量的 30%~50%。由葡萄糖和脂肪乳剂两种主要能源底物提供热量的方法称为双重能源供应，也称为双重能源系统。

【能源底物的代谢】

1. 碳水化合物　碳水化合物是人体的主要供能物质，其主要成分淀粉在上段小肠受水解酶的作用水解为单糖（葡萄糖、果糖和半乳糖）而被吸收。葡萄糖的代谢要点包括：

（1）氧化供能：每克葡萄糖完全氧化会产能 4kcal（1kcal=4186J）。

（2）糖原的合成与分解：正常成人肝糖原约 100g，肌糖原 190~400g。肝糖原对饥饿时的血糖有调节作用，肌糖原只能在肌肉活动增加时被直接利用。禁食 24h 体内储存的糖原将被全部耗尽。

（3）糖异生作用：机体可利用乳酸、甘油、丙酮酸、氨基酸等非糖物质在肝肾等器官内转变为糖，以弥补糖的不足，并保证某些只能利用葡萄糖能量的重要器官的供能。

（4）糖代谢与胰岛素：糖代谢过程受胰岛素的控制，一般糖的利用率为 5mg/（kg·min）。

2. 脂肪　脂肪在小肠内受胆汁及脂肪酶的作用被水解成甘油及脂肪酸。长链脂肪酸被乳化成乳糜，经淋巴系统吸收；短链脂肪酸以非酯化的形式被直接吸收。脂肪的主要生理功能是氧化供能，每克脂肪氧化可供能 9kcal。空腹时体内脂肪氧化可提供 50% 以上的能量需要，禁食 1~3d，85% 的能量来自脂肪。脂肪还是构成生物膜的主要成分。亚油酸、亚麻酸及二十碳四烯酸为机体的必需脂肪酸。

3. 蛋白质　正常成人每日蛋白质的最低生理需要量为 35~40g。机体处于分解代谢状态时，蛋白质的生理性或内生性丧失每日可达 4g 氮左右。

蛋白质的含氮量为 16%，亦即每克氮相当于 6.25g 蛋白质。按肌肉组织计，则每克氮相当于30g 肌肉组织。人体每日所需热能的 10%~15% 来自蛋白质，每克蛋白质氧化仅能产生 4kcal 热量。

必需氨基酸：赖氨酸、色氨酸、苯丙氨酸、甲硫氨酸、苏氨酸、亮氨酸、异亮氨酸及缬氨酸，共 8 种。

支链氨基酸：亮氨酸、异亮氨酸及缬氨酸在结构上有相同的分支侧链，是唯一能在肝外代谢的必需氨基酸。

【营养状态判定指标】

1. 体重 体重是评价营养状态的一项重要而又简便易测的指标。应每日测定一次。注意排除因水钠潴留或脂肪存积而表现的体重增加，通常选用实测体重占理想体重百分比进行判定。

（1）实测体重占理想体重百分比（IBW%）

IBW%=（实测体重／理想体重）×100

女性理想体重（kg）=身高（cm）-100

男性理想体重（kg）=身高（cm）-105

（2）根据 IBW%判定营养状态：①80%～90%为轻度营养不良；②70%～79%为中度营养不良；③≤69%为重度营养不良；④110%～120%为超重；⑤>120%为肥胖。

2. 三头肌皮褶厚度（TSF）测定 TSF 可间接反映人体脂肪的储存。宜每周测定一次。临床上常用百分比（TSF%）来反映脂肪储存程度。

TSF%＝（实测 TSF 厚度／TSF 厚度理想值）×100

TSF 测定方法：病人平卧，双臂在胸前交叉。也可取坐位，臂自然下垂。用卡尺以一定的夹力捏住肩峰与尺骨鹰嘴连线中点处的上臂伸侧皮肤，测定此皮褶厚度。

不同年龄 TSF 理想值有所差别，我国尚无群体调查的数据。暂可借用日本报告的平均理想值（男性：8.3mm；女性：15.3mm）。

3. 上臂中点肌肉周径（AMC） AMC 主要是判断骨骼肌量的变化，宜每周测定一次。

AMC（cm）=MAC（cm）-[TSF（cm）×3.14]

MAC（上臂周径）测定方法：在测量三头肌皮褶厚度的姿势下，用卷尺测量上臂中点的周长。

临床上常用的是 AMC 理想值百分比（AMC%）：

AMC%＝（实测 AMC 值／AMC 理想值）×100

成人 AMC 的理想值：男性为 25.3cm，女性为 23.2cm。

4. 肌酐-身高指数（CHI%） 可较客观地反映人体肌肉总量。肾功能正常时，24h 尿肌酐排出量是恒定的。营养不良者尿肌酐排出的减少量与自身肌肉的丢失量呈正相关。可每 1～2 周测定一次。

CHI%=［病人实测 24h 尿肌酐量／（同等身长健康人理想体重×肌酐相关系数）］×100

（肌酐相关系数：男性 8.2mmol/kg，女性 6.4mmol/kg）

5. 血清白蛋白 血清白蛋白半衰期长达 20d，只有较严重的蛋白质不足或营养不良持续较长者才显著下降。可每 1～2 周测定一次。

6. 血清转铁蛋白 为肝脏合成的一种球蛋白，半衰期为 8d，其测定值能较早地反映内脏蛋白储备量，但会受缺铁的影响。可每周测定 1～2 次。<2.0g/L 提示已存在营养不良。

7. 总淋巴细胞计数（TLC） 可由血常规报告中的白细胞总数乘以淋巴细胞百分比获得。低于 1500/mm³ 为异常。注意心力衰竭尿毒症及使用免疫抑制剂均可使淋巴细胞减少。

8. 迟发型皮肤超敏反应 分别皮内注射 2 种抗原（结核菌素、白念珠菌抗原、植物血凝素等）各 0.1ml，观察 48h，硬结、红斑>5mm 者为阳性。两项均呈阳性反应者表示细胞免疫有反应性。

9. 氮平衡试验 氮及热量摄入不足均可造成负氮平衡，氮平衡测定可动态反映蛋白质和能量平衡情况。常用于营养治疗过程中观察病人的营养摄入是否足够和了解分解代谢的演变。

氮平衡（g）=24h 氮摄入量（g）-[24h 尿量（L）×尿尿素氮含量（g/L）+3g]

注：3g 代表每日经尿、肺、皮肤的非尿素氮丢失。每排粪便一次，此值加 1g，以代表从粪便中丧失的氮。

【饥饿及应激时的代谢改变】

（一）饥饿时的代谢改变

饥饿是指人体摄入的营养物质（主要为热量和蛋白质）不能满足机体维持各种代谢要求的最低需要量，其主要临床表现是体重下降。成人可耐受的最大体重丢失比例为 35%～40%，超过此值将引起死亡。

饥饿早期的主要能量来源是储存的脂肪和蛋白质，其中脂肪约占 85%以上。表现为脂肪动员增强，糖原异生增强，肌肉释放氨基酸加速，组织对葡萄糖的利用率降低。

创伤及手术后常遇到短期饥饿的病人，此时输入葡萄糖可防止体内蛋白质的糖原异生。每输入 100g 葡萄糖可节省 50g 蛋白质。

（二）应激时的代谢改变

1. 应激状态下，神经内分泌系统发生一系列反应，导致高代谢和高分解代谢、高血糖及胰岛素抵抗。

2. 处于各种应激状态的病人，如严重创伤、大型手术、高位肠瘘、负荷肿瘤、化疗和放疗等病理状态下，其能量消耗为 BEE 的 1.1～2.0 倍，即所谓的"应激系数"。

（三）代谢支持要点

Cerra 1987 年提出"代谢支持"（metabolic support）的概念，从而摒弃了"静脉高营养"，使应激状态（如严重创伤、感染、大手术后、某些重症外科疾病）病人的营养治疗更为合理、准确。

1. 根据应激的严重程度提供相对足够的热量。如果热量不足会加重机体"自身相食"，热量过多也会加重机体代谢紊乱。

2. 降低葡萄糖的输入和负荷，以免产生或加重高血糖。

3. 在非蛋白质热卡中，提高脂/糖值。

4. 提高氨基酸的输入量。

二、肠外营养

【适应证】

凡是营养不良或有营养不良的可能，并且无胃肠道功能的患者都是肠外营养治疗的适应证。普外临床常见的肠外营养治疗指征：

1. 不能进食或不允许进食的情况：术后至少有 4～5d 不能经口服或经鼻胃管进食、肠瘘（尤其是高位、高排肠瘘）、急性坏死性胰腺炎、麻痹性肠梗阻、长期昏迷者。

2. 胃肠吸收功能极差，以致生命难以维持的疾病：短肠综合征、广泛性肠道炎性疾病（克罗恩病、出血性肠炎、溃疡性结肠炎等）。

3. 高代谢所致的营养不足和免疫功能低下的疾病：大面积烧伤、严重创伤、多发性内脏损伤、败血症、弥漫性腹膜炎、全身复杂性大手术、器官移植（肝、脾、肾、心）。

【肠外营养制剂】

（一）葡萄糖溶液

临床常用葡萄糖溶液为 10%葡萄糖溶液、25%葡萄糖溶液、50%葡萄糖溶液。

（二）脂肪乳剂

长链脂肪乳剂（LCT）：含油酸、亚油酸、亚麻酸，以及由 16～20 个碳原子构成碳链的三酰甘油酯。在营养支持中提供能量和必需脂肪酸。在代谢过程中需肉毒碱作为辅助因子才能进入细胞内的线粒体中。临床常用制剂为 20%、30%脂肪乳剂，每毫升供能分别为 2kcal、3kcal。

中链脂肪乳剂（MCT）：以长链脂肪酸（含 12～24 个碳原子）为主要成分，以卵磷脂为乳化剂制备的水包油型脂肪乳剂。其优点是无须肉毒碱参与而能迅速从血中清除并在肝细胞内氧化而生成酮体，为脑组织和肌组织提供能量。

混合脂肪乳剂：由 LCT 与 MCT 混合而成。

（三）氨基酸

目前临床上常用的氨基酸制剂：7%乐凡命注射液、8.5%乐凡命注射液和 11.4%乐凡命注射液，每 1000ml 含氮量分别为 9.4g、14g、18g。

近年进入临床应用的力肽为临床营养领域多年重点研究的结晶。该制剂为丙氨酰-谷氨酰胺双肽溶液，100ml 20%浓度该溶液含 20g N（2）-L-丙氨酰-L-谷氨酰胺（8.2g 丙氨酸和 13.46g 谷氨酰胺）。

（四）电解质

临床常用电解质有 10%氯化钾溶液、10%氯化钠溶液、10%葡萄糖酸钙溶液、20%硫酸镁溶液、5%碳酸氢钠溶液等。

（五）维生素

常用制剂：水乐维他，含 9 种水溶性维生素；维他利匹特，含 4 种脂溶性维生素；各种维生素含量均为日需要量。

（六）微量元素

安达美含 9 种微量元素的日需要量。

【全营养混合液的配制】

全营养混合液由葡萄糖、脂肪乳剂、氨基酸、电解质、微量元素、维生素、甘油磷酸盐、谷氨酰胺和水等营养素组成。将所有营养素按先后配制顺序灌入用高分子材料制成的 3L "全合一"营养袋中，从而组成全营养混合液。

【肠外营养液的输注方法】

肠外营养的输注途径可经中心静脉输注或经周围静脉输注。输注方法有持续输注法与循环输注法两种。

1. 持续输注法 将一天的营养液在 24h 内均匀输入，由于各种营养物质同时等量输入，对机体氮源、能源及其他营养物质的供应处于持续均匀状态，胰岛素的分泌较为稳定，血糖值也不会因输入糖时多时少有较大波动，尤其对较长时间胃肠道不能利用，机体需要量增加，有较多额外丢失的病人，经中心静脉持续输注，可以保证机体对热量及代谢基质的需要，同时还能减少病人遭受反复穿刺的痛苦。

2. 循环输注法 将一天的营养液在 12～18h 内输注，其余时间可恢复活动，从而改善病人的生活质量，此种方法为临床广泛应用。

在进行循环输注前，要计算热量、蛋白质和液体需要量及输注时间，输注速度应逐渐增加或减少，以防高血糖发生。如高血糖持续存在，则应延长输注时间，小剂量胰岛素可加入营养液中以控制快速输注所致的高血糖，如以上处理无效，则仍应使用持续输注法。

【肠外营养的护理与监测】

1. 行中心静脉输注时应严格遵守无菌操作规程，输注时要严密观察病人的生命体征与局部情况，了解病人有无胸闷、呼吸困难等，及时发现并作出处理。

2. 注意有无气栓、静脉炎、败血症等并发症的发生，输注过程中应加强巡视，有条件者可使用输液泵。

3. 每日应换输液管道一次，更换管道时，静脉导管与输液管连接处用碘酊、酒精涂擦消毒，换输液管时，静脉导管一定要捏紧，防止空气进入血管。

4. 静脉导管入口处应每日用碘酊、酒精消毒，并更换消毒敷料一次，发现敷料潮湿及时更换，以防导管口污染，对导管入口处皮肤定期作细菌培养。

5. 使用周围静脉输注时应每 24h 更换输注部位，以减少对血管内皮的刺激，从而减少静脉炎的发生。

6. 观察输液反应，如有发生，应首先考虑为静脉导管感染，应即刻拔出导管并做残液培养。

7. 根据计划应用持续输注法或循环输注法，按时按量均匀完成每日输液量，切不能过快。

【肠外营养治疗的并发症与防治】

（一）与深静脉导管有关的并发症

与深静脉导管有关的并发症包括空气栓塞、导管栓子形成、导管头端异位、气胸、血胸、血气胸、胸腔积液、纵隔积液、静脉炎、血栓形成、栓塞及局部感染和导管败血症。

防治原则：①置管操作必须严格遵守操作规程和技术要求。②导管留置期间必须严密观察导管的位置是否保持在原始固定位置，输注通畅与否。严防导管滑脱等意外。严格执行导管穿入皮肤处的灭菌消毒护理常规。一旦发生并发症，应迅即处理。③从严掌握经深静脉输注的适应证，一旦临床病人情况允许，尽快改为周围静脉途径。

（二）感染性并发症

肠外营养治疗期间出现发热、败血症除与深静脉导管有关外，其原因还有：①营养制剂的热原与过敏性反应。②营养液配制过程中的污染。脂肪乳剂由于渗透压较糖及氨基酸低，pH 接近中性，微生物能在其中迅速生长。③肠道细菌易位。④肠外营养治疗以外的原因，如病人原有菌血症，或并存有切口感染、肺炎、尿路感染、静脉炎、腹腔内感染等。

防治原则：①营养液应在严格的无菌净化条件下配制。尽量采用"三合一"营养袋输注。②严格执行静脉输注的无菌操作常规。③积极治疗体内其他感染灶，应用有效的抗菌药物。④若考虑有肠道细菌易位所致感染的可能，应联合应用谷氨酰胺，以维持肠道屏障的结构与功能。

（三）代谢性并发症

可能出现的代谢性并发症包括高渗性非酮性昏迷，低血糖症，血清氨基酸不平衡，高氨血症，必需脂肪酸缺乏症，代谢性酸中毒，低钾血症，高钾血症，低磷血症，低钙血症，低镁血症，微量元素如锌、铜、铬、硒等缺乏，维生素 A、维生素 D 缺乏或过多症及肝胆功能异常、淤胆等。

防治原则：①选用合理的营养液配方。为防止高渗性非酮性昏迷，应避免单独快速输入高渗葡萄糖溶液，或按 8~12g 葡萄糖加 1U 胰岛素配制。输注速度必须保持恒定。②严格按常规要求监测血清电解质、酸碱平衡、血糖、尿糖、肝肾功能等。③出现肝功能异常及黄疸时应考虑终止肠外营养治疗。

三、肠 内 营 养

【适应证】

自然营养摄入不足，应首选肠内营养。实施肠内营养的必要条件是至少要有 100cm 空肠或 150cm 回肠具备完整的消化吸收功能。适应证主要包括胃肠道外疾病［围手术期营养补充、烧伤与创伤、中枢神经系统疾病、肿瘤化（放）疗的辅助、心肺疾病、肝肾衰竭等］及胃肠道疾病（上消化道瘘、低位肠瘘、短肠综合征、炎性肠道疾病、胰腺疾病、结肠手术准备等）。

新近的一些研究指出，胃肠手术后早期即可开始肠内营养。手术后小肠的蠕动、消化、吸收功能在开腹术甚至结肠手术后几小时即可恢复正常。只要喂养管能保证置入空肠，术后第一天即可开始适应性灌注。

【肠内营养制剂】

临床常用的肠内营养制剂见表 3-1。

表 3-1　临床常用的肠内营养制剂

制剂	主要成分	热量
安素	麦芽糖糊精，酪蛋白，植物脂肪	每听 400g，总热量 1800kcal
能全素	水解玉米淀粉，酪蛋白，玉米油	每听 430g，总热量 2000kcal
百普素	短肽链水解蛋白及氨基酸	每袋 126g，总热量 494kcal
爱伦多	复合氨基酸	每袋 80g，总热量 300kcal
能全力	麦芽糖糊精，酪蛋白，植物脂肪，大豆多糖纤维	每瓶 500ml，总热量 500kcal
瑞素	酪蛋白，大豆蛋白；大豆油和椰子果油；麦芽糊精	每瓶 500ml，总热量 500kcal
瑞高	同瑞素，但高蛋白、高能量密度	每瓶 500ml，总热量 750kcal
瑞代（糖尿病专用型）	能量构成为碳水化合物占 53%，脂肪占 32%，蛋白质占 15%。碳水化合物来源：70%腊质谷物淀粉，30%果糖。能量密度 0.9kcal/ml	

注：除上述制剂外，临床常用肠内营养制剂还有要素饮食制剂、合成低渣饮食、天然混合食物（搅拌、粉碎并混入消化剂）等。

【肠内营养液的输注】

（一）肠内营养液配制原则

容量、浓度逐日增加，要求经 3～4d 适应期后达到全量。营养液应按无菌原则配制，当日配制，即时冷藏，当日用完。

（二）肠内营养治疗的输入途径

1. 经胃肠道途径　包括口服及经咽造口、胃造口、鼻胃插管灌注。因胃容量大，对渗透压亦不甚敏感，故营养素输注较简便。适用于要素饮食、匀浆饮食、混合奶等的灌喂。缺点是较易引起反流及呕吐。对昏迷病人特别要警惕误吸的并发症。

2. 单纯经肠道途径　经鼻肠管或空肠造口灌注。为临床肠内营养最普遍使用的途径。其优点是避免了呕吐及误吸，可同时作胃十二指肠减压，能满足长期治疗的需要，允许同时经口进食，另外病人心理负担亦较小。

（三）肠内营养输入方式

1. 间歇分次投给　每次 200ml，6～8 次/日。

2. 间歇重力滴注　每次 250～500ml，4～6 次/日，滴注速度为 30ml/min。

3. 其他　连续输注（100～125ml/h、12～24h 连续输入）等，以经输注泵灌注为佳。

【肠内营养治疗的并发症与防治】

1. 喂养管并发症　导管放置不当，误入气管；深度不符合要求；硬质导管造成消化道穿孔等。严守操作规程，选用质地柔软、稳定性好的喂养管当可防止此类并发症。

2. 呕吐与误吸　因呕吐导致的误吸常见于虚弱、昏迷病人。防治原则：一是对此类病人不用或慎用经胃肠途径的灌注；二是密切注意观察喂养管的位置及灌注速率，将病人床头抬高 30°，避免夜间灌注，经常检查胃充盈程度及胃内残留量，当胃内残留量达 100～150ml 时，应减慢或停止灌注。

3. 腹泻　原因主要是营养液的"三度"（浓度、输入速度、温度）控制不当所致，此外尚有小肠对脂肪不耐受、细菌性或霉菌性肠炎及严重低蛋白血症等。防治原则是针对原因进行处理。注意营养液容量及浓度应逐日增加，营养液摄入时应有适当的加温措施。

4. 代谢并发症　完全的肠内营养治疗亦如肠外营养一样可引起诸如水电解质失衡（脱水、高钠血症、高氯血症、氮质血症）、血糖紊乱等代谢并发症。防治上必须做到像监测肠外营养一样监测肠内营养治疗。要注意无溶质水的补充。

第四章　外科感染性疾病

一、皮肤、软组织感染

疖

疖是一个毛囊及其所属皮脂腺的急性化脓性感染，常扩展到皮下组织。致病菌多为金黄色葡萄球菌和表皮葡萄球菌。疖可发生在任何有毛囊的皮肤区，以头、面、颈、腋部、背部及臀部多见。

【临床表现】

最初，局部出现红、肿、痛的小结节，数日后出现黄白色小脓栓，最后脓栓脱落排出脓液，炎症消失。一般无全身症状。

面部疖，尤其是位于危险三角区的唇和鼻周围疖，因为其周围有丰富的淋巴管和血管网，随意挤压或挑刺，可使细菌或脓栓沿内眦静脉和眼静脉进入颅内海绵状静脉窦，引起化脓性海绵状静脉窦炎。病人可出现突然延及眼部的进行性红肿和硬结，伴头痛、眼角压痛、寒战、高热等症状，甚至出现昏迷，病情十分严重，死亡率很高。

疖病系指多个疖同时或反复发生在身体各部。好发于青壮年和皮脂腺代谢旺盛者，也可见于营养不良的小儿或糖尿病病人。

【治疗】

疖早期可采用热敷和理疗、外敷抗生素软膏治疗，有全身症状者应加用抗生素。

痈

痈是多个相邻的毛囊及其所属皮脂腺或汗腺的急性化脓性感染，或由多个疖融合而成。

【病因病理】

致病菌为金黄色葡萄球菌。痈多见于身体比较衰弱的成年人或糖尿病病人。常发生在皮肤韧厚的项部、背部。感染先从一个毛囊底部开始，沿阻力较弱的皮下脂肪柱蔓延至皮下组织，再沿深筋膜向四周扩散，侵及邻近的许多脂肪柱，然后向上穿入毛囊群而形成多个脓头。

【临床表现】

痈呈一片稍隆起的紫红色浸润区，质韧，界线不清，中央部表面有多个脓栓，破溃后呈蜂窝状，像"火山口"，内含脓液和大量坏死组织，局部淋巴结有肿大和疼痛，多数病人有明显的全身症状。易发生淋巴管炎、淋巴结炎和静脉炎。唇痈也有导致海绵状静脉窦炎的危险，且危险性更大。

【治疗】

（一）早期局部治疗

早期局部治疗与疖同，如红肿范围大，中央部坏死组织多或全身症状严重，应作切开引流术。一般采用"+"或"++"字切口，深达筋膜或筋膜下，清除所有坏死组织，伤口内用纱布或碘纺纱布填塞，以后每日换药。

（二）全身治疗

可全身应用抗生素，如有糖尿病应控制血糖。

急性蜂窝织炎

急性蜂窝织炎是皮下、筋膜下、肌间隙或深部蜂窝组织的一种急性弥漫性化脓性感染。其特点是病变不易局限，扩散迅速，与正常组织无明显界线。致病菌为溶血性链球菌、金黄色葡萄球菌，亦可为厌氧性细菌。炎症可由皮肤或软组织损伤后感染引起，也可由局部化脓性感染灶直接扩散或由淋巴、血液传播而发生。

【临床表现】

1. 表浅者，局部有明显红、肿、热、痛，并向四周扩散，病区皮肤与正常皮肤无明显界线，病区中央常因缺血发生坏死。

2. 深在者，局部红肿不明显，常只有疼痛和局部深压痛，但全身症状重。

3. 均有发热，部分病人出现寒战，白细胞升高。

4. 形成脓肿后可触及波动感。

由厌氧性链球菌、拟杆菌和多种肠道杆菌所引起的蜂窝织炎，又称捻发音性蜂窝织炎。常发生在被肠道或泌尿道内容物污染的会阴部、腹部伤口，局部有捻发音，蜂窝组织和筋膜有坏死，且伴有进行性皮肤坏死，脓液恶臭，全身症状严重。

【治疗】

1. 休息，局部理疗，热敷或中药外敷。

2. 应用抗生素或磺胺药。

3. 经正确处理仍不能控制其扩散者应作广泛多处的切开引流。

4. 捻发音性蜂窝织炎应及早作广泛的切开引流。切除坏死组织，伤口用 3%过氧化氢溶液冲洗和湿敷。

丹 毒

丹毒是皮肤及其网状淋巴管的急性炎症，由β-溶血性链球菌侵入所致。丹毒蔓延快，少有组织坏死或化脓。

【临床表现】

1. 好发于下肢和面部。

2. 局部表现为片状红疹，颜色鲜红，中间较淡，边缘清楚，并略隆起，手指轻压可褪色，去除压力后红色恢复。

3. 红肿区有时出现水疱，局部有烧灼痛。

4. 附近淋巴结肿大。

5. 常伴头痛、畏寒、发热等全身症状。

6. 足癣或血丝虫感染可致下肢丹毒反复发作。

【治疗】

1. 休息，抬高患肢。

2. 局部用 50%硫酸镁热敷。

3. 全身应用抗生素，症状消失后持续应用 3～5d。

4. 治疗原发感染病灶，如足癣。

急性淋巴结炎和急性淋巴管炎

致病菌从损伤的皮肤或黏膜侵入，或从其他感染病灶侵入，经组织的间隙进入淋巴管内，引起淋巴管及其周围的急性炎症，称为急性淋巴管炎。如急性淋巴管炎继续扩散到局部淋巴结，或化脓性病灶经淋巴管蔓延到所属区域的淋巴结，就可引起急性淋巴结炎。致病菌常为金黄色葡萄球菌和溶血性链球菌。

【临床表现】

1. 急性淋巴管炎 分为网状淋巴管炎和管状淋巴管炎。丹毒即为网状淋巴管炎。管状淋巴管炎分为深、浅两种。浅者皮面呈一条或多条红线状隆起，触之有压痛。深者不出现红线，但可出现肿胀、压痛。严重者均有全身中毒症状。

2. 急性淋巴结炎 轻者局部仅有淋巴结肿大、压痛，重者伴全身症状，淋巴结脓肿形成时皮肤表面可触到波动感。

【治疗】

1. 早期应用抗生素。
2. 休息、局部湿敷。
3. 形成脓肿者应切开引流。

脓 肿

急性感染后，组织或器官内病变组织坏死，液化后，形成局限性脓液积聚，并有一完整脓壁者，称为脓肿。致病菌多为金黄色葡萄球菌。脓肿可原发于急性化脓性感染的后期，如急性蜂窝织炎、急性淋巴结炎、疖等，也可由远处原发感染灶经血流、淋巴管转移而来。

【临床表现】

浅部脓肿，局部隆起，有红、肿、热、痛的典型症状，与正常组织分界清楚，压之剧痛，有波动感。深部脓肿，局部红肿不明显，一般无波动感，但局部有疼痛和压痛，穿刺抽脓可确诊。

结核杆菌引起的脓肿，病程长，发展慢，局部无红、痛、热等急性炎症表现，称为寒性脓肿。常继发于骨关节结核、脊柱结核。

位于腘窝、腹股沟区的脓肿需与此处的动脉瘤相鉴别。后者呈膨胀性搏动，有时可闻及血管杂音，如阻断近侧动脉，肿块可缩小，搏动和杂音均消失。

【治疗】

1. 抗感染治疗。
2. 脓肿有波动或穿刺抽出脓液应作切开引流。
3. 切开大型脓肿时，要慎防休克，必要时补液输血。

二、手足部急性化脓性感染

甲 沟 炎

指甲的近侧（甲根）与皮肤紧密相连，皮肤沿指甲两侧向远端伸延，形成甲沟。甲沟炎是甲沟或其周围组织的感染。多由甲沟周围微小的刺伤、逆剥（拔倒刺）、修甲过深或嵌甲所引起。致病菌多为金黄色葡萄球菌。

【诊断】

初起，炎症多限于指（趾）甲一侧软组织，甲沟近端皮肤发生红、肿、痛。炎症经一侧甲沟蔓延到甲根部的皮下及对侧甲沟，形成半月形脓肿。化脓后可在指甲侧面及甲床基底部出现黄白色脓液，成为指甲下脓肿，此时疼痛加剧。如不及时处理或处理不当，可成为慢性甲沟炎或慢性指骨骨髓炎。

【预防】

手指有小伤口时，及早用碘酒和酒精消毒，并用无菌敷料包扎。剪指甲勿过短，勿拔倒刺。

【治疗】

早期热敷、理疗、抬高患肢，局部可外敷鱼石脂软膏或三黄散等，或用高锰酸钾溶液（1∶5000）温热浸泡，每日3次，每次半小时左右，同时应用抗生素。

一侧甲沟化脓时，作纵行切开引流。感染已累及指甲基底部皮下周围时，可在两侧甲沟作纵行切开，将甲根上皮片翻起，切除指甲根部，置一小片凡士林纱布条或乳胶片引流。若有甲床下积脓，应拔甲或将脓腔上指甲剪去。切开排脓后，伤口一般在两周左右愈合，否则应考虑引流不畅或有其他感染。

脓性指头炎

脓性指头炎是指手指末节掌面皮下组织的化脓性感染，多因皮肤刺伤或破损带入污物或挤压伤引起。致病菌多为金黄色葡萄球菌。

【临床表现】

初起时，指尖呈针刺样疼痛，组织迅速肿胀，压迫神经末梢变为跳痛，患肢下垂时跳痛加剧，常影响睡眠和饮食。指头红肿不明显，严重时皮肤呈黄白色，同时有轻度发热和食欲不佳。炎症发展到晚期，软组织缺血坏死后，疼痛反而减轻，但常可引起指骨缺血坏死，形成化脓性腱鞘炎、骨髓炎，伤口经久不愈。

【治疗】

当指尖出现疼痛而肿胀不明显时，可抬高患肢，患指制动，用热盐水浸泡或鱼石脂软膏外敷，同时给予抗菌药物。若出现指尖跳痛剧烈和张力增加时，即应切开引流。一般在患指一侧作纵行切口，切断纵行纤维隔，如脓肿较大，可做对口引流，切口内置橡皮片引流，也可在压痛最明显处作直切口，排尽脓液后涂一层氧化锌软膏包扎，不放置引流。

化脓性腱鞘炎

化脓性腱鞘炎是细菌侵入腱鞘内引起的一种化脓性感染。多因手指深部刺伤引起，亦可由近皮下组织感染蔓延而致。致病菌多为金黄色葡萄球菌。

【诊断】

起病急，进展快，多有发热、寒战、头痛、食欲缺乏、出汗等全身症状。患指疼痛剧烈，处于微屈位时，疼痛可稍缓解。任何轻微的主动或被动伸直动作都可引起剧痛，常因剧痛而彻夜不眠。患指呈均匀性肿胀，皮肤紧张，沿腱鞘有明显压痛。严重者腱鞘内脓液积聚迅速形成高压，使肌腱缺血坏死，亦可侵入手掌间隙，或经滑液囊扩散到腕部和前臂。

【治疗】

早期治疗与脓性指头炎相同，若病情无好转，应早期切开减压，以免肌腱受压而坏死。

在手指侧面沿手指长轴切开皮肤，拇指在尺侧，其余各指在桡侧。尺侧滑液囊和桡侧滑液囊感染时，切口分别在小鱼际和大鱼际处，切口近端距腕至少 1.5cm。另一种方法是在患指的掌面远侧指间关节皱褶或其附近作一小切口，再在掌的近侧，离掌指关节皱褶1cm处作一小切口，从腱鞘的远侧和近侧切口各插一根细塑料管至鞘腔内，自远侧注入过氧化氢冲洗鞘腔。

手掌深部间隙感染

手掌深部间隙感染系指手掌筋膜间隙的化脓性感染，多由化脓性腱鞘炎蔓延而来，亦可由手掌被刺伤后细菌直接侵入引起，亦可经淋巴扩散所致。致病菌多为金黄色葡萄球菌。

【诊断】

1. 掌中间隙感染 手掌肿胀，以致掌心凹陷消失或稍隆起，皮肤紧张、发白。患手胀痛，尤以下垂时为重，并有跳痛感，手掌组织发硬，压痛明显。中指、无名指和小指呈半屈位，活动受限，被动伸指时疼痛剧烈。常伴发热、头痛、脉快和白细胞计数增高等全身症状。

2. 鱼际间隙感染 拇指指蹼和大鱼际肿胀明显，伴潮红和压痛。掌心凹陷仍然存在。拇指处于掌侧外展位，拇、示指不能并拢或拢时引起疼痛，特别是拇指不能作对掌运动。拇、示指处于半屈位，活动受限，亦有发热等不同程度的全身症状。

【治疗】

早期治疗同脓性指头炎，全身应用大剂量抗生素。如短期内无好转，应及早切开引流。掌中间隙感染，应纵行切开中指与无名指间的指蹼，切口不应超过手掌远侧横纹，用止血钳撑开皮下组织，即可达掌中间隙，亦可在无名指相对位置的掌远侧横纹处作一小横切口，进入掌中间隙。

鱼际间隙感染，引流的切口可直接作在大鱼际肿胀最明显和波动最明显处。亦可在拇指、示指间指蹼作切口，或在手背第二掌骨桡侧作纵切口。

三、败血症与脓血症

败血症是指致病菌侵入人体血液循环，并在其内生长繁殖，产生毒素，引起严重的全身症状。通常由一种致病菌引起，但也有由两种或更多种类的病原菌引起，这种称为复数菌败血症。

脓血症是指局部化脓性病灶的细菌栓子或脱落的感染血栓，间歇地进入血液循环，并在身体各处的组织器官内，发生转移性脓肿。

败血症和脓血症均属全身性感染，尤以败血症为多见。

菌血症是少数致病菌侵入人体血液循环内，迅速被人体防御系统所清除，不引起或仅引起短暂而轻微的全身反应。

毒血症是由于大量毒素进入血液循环所致，引起剧烈的全身反应。毒素可来自病菌、严重损伤或感染后组织破坏分解的产物；致病菌留在局部感染灶处，并不侵入血液循环。

菌血症和毒血症不是全身性感染。

败血症和脓血症常见的致病菌是金黄色葡萄球菌和革兰氏阴性杆菌。

临床上，败血症、脓血症和毒血症多为混合型，难以截然分开。败血症和脓血症可同时存在，称为脓毒败血症。

【诊断】

1. 败血症、脓血症和毒血症的临床特点

（1）共同点：①起病急骤，高热可达 40～41℃。②头痛、头晕、周身不适、关节酸痛、食欲缺乏、腹胀、腹泻、出汗和贫血。③神志淡漠、烦躁、谵语或昏迷。脉搏细速、呼吸急促或困难。④肝、脾可肿大，病情严重者可出现黄疸。⑤白细胞总数增加，可达（20～30）×10^9/L，中性粒细胞比例超过 80%，幼稚型白细胞增多，出现毒性颗粒。⑥尿中出现蛋白、管型或酮体。⑦病情发展迅速，可出现感染性休克。

（2）不同点：①败血症。起病急骤，高热前常有剧烈寒战，每日体温波动在 0.5～1℃。呈稽留热型。眼结膜、黏膜和皮肤常出现瘀点。血培养常阳性，一般不出现转移性脓肿。②脓血症。高热前寒战和高热的发作呈阵发性。呈明显弛张热型。脓肿转移至各脏器，可出现相应脏器脓肿的症状。在寒战、高热时采血培养呈阳性。③毒血症。高热前无寒战、脉搏细速比较明显，早期出现贫血。血、骨髓、尿的细菌培养均呈阴性。

2. 革兰氏阳性细菌与革兰氏阴性细菌败血症的鉴别见表 4-1。

表 4-1 革兰氏阳性细菌与革兰氏阴性细菌败血症的鉴别

项目	革兰氏阳性细菌败血症	革兰氏阴性细菌败血症
主要致病菌	金黄色葡萄球菌	大肠杆菌、铜绿假单胞菌、变形杆菌
毒素	外毒素	内毒素
寒战	少见	多见
热型	稽留热或弛张热	间歇热，严重时体温低于正常
皮疹	多见	少见
谵妄、昏迷	多见	少见

续表

项目	革兰氏阳性细菌败血症	革兰氏阴性细菌败血症
四肢厥冷、发绀	少见	多见
少尿或无尿	不明显	明显
转移性脓肿	多见	少见
感染性休克	发生晚，持续时间短，血压下降慢	发生早，持续时间长
并发症	多见	少见
常见原发病症，大面积烧伤感染	痈、急性蜂窝织炎，骨与关节化脓	胆道、尿路、肠道感染，大面积烧伤感染

【治疗】

1. 局部疗法 目的是处理原发感染灶。例如：脓肿作切开引流；伤口内坏死或明显挫伤的组织要尽量切除，异物要除去，敞开死腔和伤口以利引流；急性腹膜炎、急性化脓性梗阻性胆管炎和绞窄性肠梗阻等行手术治疗，以及拔除留置体内的导管等。

2. 抗生素的应用 一旦怀疑有全身化脓性感染，不要等待培养结果，可先根据原发感染灶的性质选用有效的广谱抗生素。细菌培养阳性者，根据药敏试验结果指导应用抗生素。

3. 提高全身抵抗力 卧床休息，给予营养丰富利于消化的食物，病情严重者，应静脉补液，维持水、电解质和酸碱平衡，补充维生素 C、维生素 B，必要时应间断少量输新鲜血或血浆。

4. 对症处理 高热患者应用物理或药物降温，严重患者，可用冬眠疗法或肾上腺皮质激素，以减轻中毒症状。发生休克时应积极采取抗休克治疗。

四、特异性感染

破 伤 风

破伤风是由破伤风杆菌侵入伤口而引起的一种急性特异性感染。

【病因病理】

破伤风杆菌是一种革兰氏染色阳性厌氧性芽孢杆菌，广泛存在于土壤和人畜粪便中，在缺氧的环境下生长繁殖迅速，产生痉挛毒素和溶血毒素，前者对神经有特殊的亲和力，能引起肌痉挛，后者能引起组织局部坏死和心肌损害。破伤风杆菌及其毒素不能侵入正常的皮肤和黏膜，它必须通过皮肤和黏膜的伤口才能侵入人体。伤口内有破伤风杆菌并不一定会发病。破伤风的发生除了和细菌毒力强、数量多，或缺乏免疫力等情况有关外，局部伤口的缺氧是一个有利于发病的因素。因此，当伤口窄深、缺血、坏死组织多、引流不畅，并混有其他需氧化脓菌感染而造成伤口局部缺氧时，破伤风便容易发生。泥土内含有的氯化钙能促使组织坏死，有利于厌氧菌繁殖，所以带有泥土的锈钉或木刺的刺伤容易引起破伤风。

【诊断】

（一）临床表现

1. 潜伏期 长短不一，通常为 6~10d，也有短至 24h 或长达几个月或数年者。潜伏期越短，预后越差。

2. 前驱期 症状有乏力、头晕、头痛、咀嚼无力、烦躁不安、打呵欠等，一般持续 1~2d。

3. 发作期 出现典型的肌肉强烈收缩。最初收缩的是咀嚼肌，之后顺序是面肌、颈项肌、背腹肌、四肢肌群，最后是膈肌、肋间肌。

患者开始感觉咀嚼不便，张口困难，随后有牙关紧闭。面部表情肌呈阵发性痉挛，形成"苦笑"面容。颈部肌群持续收缩出现颈项强直。背腹肌收缩呈"角弓反张"状。四肢肌群收缩，肢体出现屈膝、弯肘、半握拳等姿势。

在上述持续性收缩的基础上，任何轻微的刺激，如声音、光线、震动、注射等均可诱发强烈的阵发性痉挛和抽搐。发作时，患者满身大汗、面色发绀、呼吸急促、口吐白沫、表情痛苦、流涎、磨牙、头频频后仰、手足抽搐不止。发作可持续数秒或数分钟，间歇期长短不一。患者始终神志清楚，一般无高热。病程一般为 3～4 周，以后痉挛发作次数逐渐减少，程度减轻，间歇期延长。

（二）诊断和鉴别诊断

主要依据受伤史和临床表现，可及时作出诊断。早期仅有某些前驱期症状，诊断比较困难，此时应提高警惕，密切观察病情，以免贻误诊断，并需与下列疾病鉴别：

1. 狂犬病 有被疯狗、猫咬伤史，以吞咽肌抽搐为主，咽肌应激性增强，病人听见水声或看见水，咽肌立即痉挛、出现剧痛，喝水不能下咽，并流大量口涎。

2. 化脓性脑膜炎 虽有"角弓反张"和颈项强直等症状，但无阵发性痉挛。患者有剧烈头痛、高热、喷射性呕吐等，神志有时不清。脑脊液检查有压力增高、白细胞计数增多。

3. 其他 如癔病、低钙性搐搦等。

（三）并发症

破伤风除可发生骨折、尿潴留和呼吸停止外，尚可并发窒息、肺部感染、酸中毒、循环衰竭等。

【治疗】

1. 安静、避光环境。应住在隔离房间。

2. 开放污染伤口，清除异物及坏死组织，用 3%过氧化氢溶液冲洗伤口。

3. 中和毒素 一般用 2 万～5 万 IU 破伤风抗毒素（TAT）加入 5%葡萄糖溶液 500～1000ml 内静脉缓慢滴入。之后每日用 1 万～2 万 IU 进行肌内注射或静脉滴注，共 3～5d。如有人体破伤风免疫球蛋白一般只需注射一次，剂量为 3000～6000U。

4. 控制和解除肌肉痉挛 较轻者，用地西泮 5mg 口服，或 10mg 静脉注射，每日 3～4 次；也可用巴比妥钠 0.1～0.2g 肌内注射，每日 3 次；较重者，可用氯丙嗪 50～100mg 加入 5%葡萄糖溶液 250ml 内静脉缓滴，每日 4 次。抽搐严重者，可用硫喷妥钠 0.5g 作肌内注射。

5. 保持呼吸道通畅，抽搐频繁且不易受药物控制者应及早作气管切开。

6. 青霉素的应用 80 万～100 万 U 肌内注射，4～6h 一次，也可用甲硝唑 500mg，口服，6h 一次，持续 7～10d。

7. 预防并发症，补充水和电解质，补充营养。

【预防】

1. 自动免疫 皮下注射破伤风类毒素 3 次，每次间隔 4～6 周。

2. 被动免疫 伤后尽早肌内注射 TAT 1500IU，伤口污染重或受伤超过 12h，剂量可加倍。注射前应先作皮肤过敏试验。

气 性 坏 疽

气性坏疽是由梭状芽孢杆菌引起的一种严重的急性特异性感染，主要发生在肌组织广泛损伤的病人，少数发生在腹部或会阴部手术后的伤口处。

【病因】

梭状芽孢杆菌为革兰氏阳性厌氧杆菌，菌体在有氧环境下不能生存，但其芽孢的抵抗力甚强。广泛存在于泥土和人畜粪便中，进入伤口后并不一定致病，但如果存在失水、大量失血或休克，又有伤口大片组织坏死、深肌层损毁，特别是大腿和臀部损伤，弹片残留、开放性骨折或伴有主要血管损伤，使用止血带时间过长等情况，即容易发生气性坏疽。

【病理生理】

病原菌停留在伤口内繁殖，产生 α 毒素、胶原酶、透明质酸酶、纤溶酶等，引起溶血、尿少、肾组织坏死、循环衰竭、组织液化而致病变迅速扩散、恶化。可致糖类分解产生大量气体使组织膨胀，蛋白质分解和明胶的液化产生硫化氢，使伤口散发恶臭味。

【诊断】

（一）临床表现

1. 外伤或手术史，潜伏期 1～4d。

2. 自觉患肢沉重，有包扎过紧感，可突然出现胀裂样剧痛，不能用一般止痛剂缓解。

3. 伤口周围皮肤水肿、苍白，很快变为紫红色；伤口内肌肉坏死，失去弹性，刀割不收缩、不出血；伤口周围常扪及捻发音，挤压患部有气泡逸出，并有稀薄、恶臭浆液性血性分泌物流出。

4. 全身症状　早期中毒症状明显、迅速恶化，表情淡漠、出冷汗、高热、进行性贫血等。

（二）辅助检查

1. 血常规　血红蛋白迅速下降。

2. 伤口内分泌物涂片检查　革兰氏阳性杆菌。

3. X 线摄片　伤口肌群间存在气体。

【治疗】

1. 隔离　器具专用，敷料用后焚毁。

2. 彻底清创　切除坏死肌组织，直至具有正常颜色、弹性和能流出新鲜血的肌肉为止，敞开伤口，反复用过氧化氢冲洗后更换敷料。

3. 抗感染治疗。

4. 全身支持治疗　纠正贫血和水电解质代谢失调。

第五章　甲状腺和甲状旁腺疾病

一、单纯性甲状腺肿

单纯性甲状腺肿主要病因是缺碘，常见于碘缺乏区，如离海较远的高原山区，又称地方性甲状腺肿。

【病因病理】

机体从食物和饮水中吸收的碘少，血中甲状腺素浓度低，垂体前叶促甲状腺激素分泌增强，使甲状腺代偿性增生。初期呈弥漫性增大，称弥漫性甲状腺肿，病变逐渐发展形成许多结节即结节性甲状腺肿，在此基础上可继发甲亢或癌变。另外甲状腺素需要量增加，如青春期、妊娠期、哺乳期和绝经期也可发生甲状腺肿；某些药物（磺胺、硫脲类药）、食物（萝卜、白菜）及先天性因素，也可造成甲状腺素合成或分泌障碍，从而引起甲状腺肿。

【诊断】

（一）临床表现

1. 多发于女性，一般无症状。

2. 甲状腺肿大小不等，形状不同；弥漫性肿大仍显示正常甲状腺形状，两侧常对称；结节性肿大一侧较显著；囊性结节若并发囊内出血，结节可在短期内增大；少数病人可因甲状腺肿压迫气管、食管、血管而引起相应症状，压迫喉返神经出现声嘶。

（二）辅助检查

1. 血清三碘甲腺原氨酸（T_3）、甲状腺素（T_4）含量测定　正常范围。

2. 颈胸部拍片　了解气管受压情况，协助诊断胸骨后甲状腺肿。

【治疗】

1. 青春期、妊娠期生理性甲状腺肿，无须治疗，多吃含碘丰富的食物，如海带、紫菜等。

2. 单纯性甲状腺肿压迫气管、食管、血管或神经引起临床症状时，应行甲状腺大部切除。

3. 巨大的单纯性甲状腺肿虽无压迫症状，但影响生活和劳动时，也应手术治疗。

4. 结节性甲状腺肿继发甲亢或怀疑有恶变时，应早期施行手术治疗。

二、甲状腺功能亢进

【分类】

甲状腺功能亢进（简称甲亢）可分为原发性甲亢、继发性甲亢和高功能腺瘤三类。①原发性甲亢：最常见，指在甲状腺肿大的同时，出现功能亢进症状，多发于近海地区。病人年龄多在20～40岁。腺体肿大为弥漫性，两侧对称，常伴有眼球突出，故又称"突眼性甲状腺肿"。有时伴有胫前黏液性水肿。目前多数认为，原发性甲亢是一种自身免疫性疾病。②继发性甲亢：较少见，指在结节性甲状腺肿基础上发生甲亢；病人先有结节性甲状腺肿大多年，以后才逐渐出现功能亢进症状。年龄多在40岁以上。肿大腺体呈结节状，两侧多不对称，无眼球突出和胫前黏液性水肿，容易发生心肌损害。③高功能腺瘤：少见，腺体内有单个的自主性高功能结节，结节周围的甲状腺组织呈萎缩改变，放射性碘扫描检查显示聚 ^{131}I 量增加的"热结节"。病人也无眼球突出和胫前黏液性水肿表现。

【诊断】

（一）临床表现

甲亢的主要临床表现有甲状腺肿大、性情急躁、容易激动、失眠、两手颤动、怕热、多汗、食欲亢进反而消瘦、体重减轻、心悸、脉快有力（脉搏常在 100 次/分以上，休息及睡眠时仍快）、脉压增大、内分泌功能紊乱（如月经失调）等。其中脉率增快及脉压增大尤为重要，常可作为判断病情程度和治疗效果的重要标志。

（二）辅助检查

1. 基础代谢率测定 常用计算公式：基础代谢率＝［（脉率+脉压）－111］×100%。测定基础代谢率要在完全安静、空腹时进行。基础代谢率正常为±10%；增高至 20%～30% 为轻度甲亢，增高至 30%～60% 为中度甲亢，增高至 60% 以上为重度甲亢。

2. 甲状腺 ^{131}I 测定 2h 内甲状腺摄取 ^{131}I 量超过人体总量的 25%，或在 24h 内超过人体总量的 50%，且吸 ^{131}I 高峰提前出现，都表示有甲亢。

3. 血清中 T_3 和 T_4 含量的测定 甲亢时，血清 T_3 可高于正常 4 倍左右，而 T_4 仅为正常的 2.5 倍，因此，T_3 测定有较高的敏感性。

【治疗】

（一）抗甲状腺药物治疗

适应证：①病程较短、病情较轻的原发性甲亢。②20 岁以下青少年和儿童。伴有其他严重疾病而不宜施行手术的病例。③手术后复发的病例。④作手术前准备。

禁忌证：①有压迫气管症状的患者，或是胸骨后甲状腺肿患者。②高度突眼的病例。③妊娠期和哺乳期的妇女。

主要药物有丙硫氧嘧啶和甲巯咪唑或卡比马唑等。初用剂量为丙硫氧嘧啶每日 200～400mg，甲巯咪唑或卡比马唑每日 20～40mg，3～4 周后，如果疗效显著，即基础代谢率下降、体重增加，剂量可以减少。同时给予甲状腺制剂，每日 30～60mg，以避免甲状腺的肿大和充血。维持剂量为丙硫氧嘧啶每日 100～200mg，甲巯咪唑或卡比马唑每日 10～20mg，继续服用 6～18 个月。在服用抗甲状腺药物时，每周须检查白细胞计数，如果白细胞计数降至 3×10^9/L 以下，中性粒细胞降至 45% 以下时，要立即停药。

（二）放射性碘治疗

应用半衰期为 8d 的 ^{131}I，通常剂量为每克甲状腺组织投 ^{131}I 100μCi，空腹一次口服。60%～70% 患者在一次用药后 4～6 周内都有明显缓解，而 30%～40% 患者须在 3～4 个月后第二次用药。对正在服用碘剂的患者，治疗前 2～4 周应停服碘剂，也不进含碘食物。

（三）外科治疗

甲状腺大部切除术仍然是目前治疗甲亢的一种常用而有效疗法，它能使 90%～95% 的病人获得痊愈，手术死亡率低于 1%。手术治疗的主要缺点是有一定的并发症，并有 4%～5% 的病人术后可复发甲亢。

1. 手术指征

（1）继发性甲亢，或高功能腺瘤。

（2）中度以上的原发性甲亢。

（3）腺体较大，伴有压迫症状，或胸骨后甲状腺肿等类型甲亢。

（4）抗甲状腺药物或 ^{131}I 治疗后复发者。

（5）妊娠早、中期具有上述指征者。

2. 禁忌证

（1）青少年患者（除非存在严重的压迫症状）。

（2）症状较轻者。

（3）年老病人或有严重器质性疾病不能耐受手术治疗者。

3. 手术切除范围　通常需切除腺体的 80%～90%，并同时切除峡部，每侧残留腺体以成人拇指末节大小为恰当。腺体切除过少容易引起复发，过多又易发生甲状腺功能低下（黏液水肿）。必须保存两腺体背面部分，避免损伤喉返神经和甲状旁腺。

三、甲状腺炎症

急性化脓性甲状腺炎

急性化脓性甲状腺炎少见，多由口腔或颈部化脓性感染而引起，病原菌为葡萄球菌、链球菌和肺炎球菌等。感染局限于甲状腺肿的结节或囊肿内时，因不良的血液循环易形成脓肿。

【诊断】

1. 数日内甲状腺肿胀，有压痛和波及至耳、枕部的疼痛。

2. 严重的可引起压迫症状，气促、声音嘶哑甚至吞咽困难等。

3. 腺组织的坏死和脓肿形成可引起甲状腺功能的减退。

【治疗】

局部早期宜用冷敷，晚期宜用热敷。给予抗菌药物，有脓肿形成时应早期切开引流。

亚急性非化脓性甲状腺炎

亚急性非化脓性甲状腺炎常继发于上呼吸道感染或流行性腮腺炎。可能是由病毒感染引起。

【诊断】

（一）临床表现

1. 患者一般在 1～2 周前曾有上呼吸道感染史，病程一般为 3 个月左右。

2. 部分患者的病情较急，体温升高，疼痛常波及至耳，甲状腺肿胀并有压痛，吞咽时加剧。

（二）辅助检查

1. 基础代谢率略增高。

2. 血清 T_3、T_4 浓度升高，但放射性碘的摄取量显著降低。

3. 诊断有困难时，可用泼尼松进行治疗性试验。

【治疗】

泼尼松有明显疗效，疼痛很快缓解，肿胀消退。剂量是每次 5～10mg，每日 4 次，连用 2 周，以后逐步减少剂量，全程 1～2 个月。抗菌药物无效。

慢性淋巴细胞性甲状腺炎

慢性淋巴细胞性甲状腺炎较常见，是一种自身免疫性疾病。

【诊断】

（一）临床表现

1. 患者常为年龄较大的女性，病程发展缓慢。

2. 甲状腺逐渐增大，常为弥漫性，对称，表面平滑，质较硬。颈部淋巴结多不肿大。临床上可出现轻度的呼吸困难或吞咽困难。

3. 50% 以上的病例甲状腺功能减退。

（二）辅助检查

1. 红细胞沉降率增快，血清白蛋白降低、丙种球蛋白升高。

2. 基础代谢率降低，放射性碘的摄取量减少。

3. 诊断困难时，可用甲状腺制剂进行治疗性试验：治疗后如果甲状腺明显缩小，诊断即可确定。必要时，可行细针穿刺细胞学检查。

【治疗】

一般不宜手术切除。应用甲状腺制剂，每日 120～180mg，长期服用。

慢性纤维性甲状腺炎

慢性纤维性甲状腺炎临床少见，病因不明。

【诊断】

1. 甲状腺逐渐肿大，常限于一侧，表面不平，质似铁样坚硬，颈部淋巴结不肿大。

2. 常累及喉返神经，可出现声音嘶哑、呼吸困难或吞咽困难等症状。

3. 甲状腺功能常减退。

4. 不易与甲状腺癌作鉴别，常需行细针穿刺细胞学检查。

【治疗】

1. 可试用泼尼松治疗，但效果不持久，伴甲状腺功能减退者可加用甲状腺素片。

2. 由于腺体与周围组织、器官发生紧密粘连，常不易手术切除。如果有压迫症状，可楔形切除甲状腺峡部以解除压迫。

四、甲状腺肿瘤

甲状腺腺瘤

甲状腺腺瘤分滤泡状腺瘤和乳头状囊性腺瘤两种。

【诊断】

（一）临床表现

1. 患者多为 40 岁以下女性。

2. 一般均为甲状腺内的单发结节，结节质较软，表面光滑，随吞咽上下移动，生长缓慢，大部分患者无任何不适感。

3. 乳头状囊性腺瘤有时可因囊壁血管破裂而发生囊内出血，此时肿瘤体积可在短期内迅速增大，局部出现胀痛。

（二）辅助检查

1. B 超 可判断单发或多发，囊性或实性。

2. 同位素扫描或 ECT 一般为温结节，囊性变后可呈凉或冷结节。

【治疗】

由于腺瘤有癌变的危险和引起甲状腺功能亢进的可能，应早期切除。

甲状腺癌

甲状腺癌占全身恶性肿瘤的 0.2%（男性）～1%（女性）。

【病理类型】

1. 乳头状腺癌 约占 60%，恶性较低。主要转移至颈淋巴结，有时原发癌很小，未被觉察，但颈部转移的淋巴结已很大，多为年轻女性。

2. 滤泡状腺癌 约占 20%，中度恶性。手术时约有 10%患者已有血行转移，颈淋巴结转移较少，多为中年人。

3. 未分化癌 占 10%～15%，恶性度高，很早转移至颈淋巴结，也经血行转移至骨和肺，多为老年人。

4. 髓样癌 占 5%～10%，恶性程度中等，它发生于滤泡旁细胞（C 细胞），较早出现颈淋巴结转移，晚期可有血行转移。

【诊断】

（一）临床表现

1. 甲状腺结节明显增大，质变硬，腺体在吞咽时的上下移动性减小。

2. 地方性甲状腺肿非流行地区的儿童甲状腺结节；成年男性甲状腺内的单发结节；多年存在的甲状腺结节，短期内明显增大，应特别引起注意。

3. 早期无明显自觉症状，晚期出现波及至耳、枕部和肩的疼痛，声音嘶哑，继之发生压迫症状，如呼吸困难、吞咽困难和明显的 Horner 综合征。

4. 髓样癌常有家族史。由于肿瘤本身可产生激素样活性物质（5-羟色胺和降钙素），因此在临床上可出现腹泻、心悸、脸面潮红和血钙降低等症状。

（二）辅助检查

1. B 超 区别结节的囊肿性或实体性。实体性结节若呈强烈不规则反射，则恶性的可能更大。

2. 同位素扫描或 ECT 如果为冷结节，则有 10%～20% 可能为癌肿。

3. 细针穿刺细胞学检查。

（三）鉴别诊断

1. 亚急性甲状腺炎 病史中多有上呼吸道感染，血清 T_3、T_4 浓度增加，但放射性碘的摄取量却显著降低，试用小剂量泼尼松后，局部疼痛很快缓解，随后甲状腺肿胀消失。

2. 慢性淋巴细胞性甲状腺炎 此病多发生在女性，病程较长，甲状腺肿大呈弥漫性、对称，表面光滑，试用甲状腺制剂后腺体常可明显缩小。

3. 甲状腺腺瘤囊性变 由于囊内出血，短期内甲状腺腺体迅速增大，追问病史常有重体力劳动或剧烈咳嗽史。

【治疗】

以手术为主，而手术的范围和疗效与肿瘤的病理类型有关。

1. 乳头状腺癌 如果颈淋巴结没有转移，癌肿尚局限在一侧的腺体内，应将患侧腺体连同峡部全部切除、对侧腺体大部切除；如果癌肿已侵及左右两叶，就须将两侧腺体连同峡部全部切除。对没有颈淋巴结转移的乳头状腺癌一般无须同时清除患侧颈淋巴结，术后继续服用甲状腺素片，80～120mg/d，5 年治愈率可达 80% 以上，即使在日后随访中再出现颈淋巴结转移，再行清除手术仍能达到较好疗效；但如已有颈淋巴结转移，则应在切除原发癌的同时清除患侧的颈淋巴结。

2. 滤泡状腺癌 即使癌肿尚局限在一侧的腺体内，也应行两侧腺体连同峡部的全部切除，术后服用甲状腺素片，80～120mg/d，如有远处转移应作放射性碘治疗。

3. 未分化癌 治疗则以放射为主。

4. 髓样癌 手术切除两侧腺体连同峡部，同时清除患侧或双侧颈淋巴结。

五、甲状旁腺功能亢进

甲状旁腺分泌甲状旁腺素（parathyroid hormone，PTH），是一种水溶性多肽，主要调节体内钙的代谢，维持体内钙、磷的平衡。除甲状腺滤泡上皮以外，滤泡旁细胞（C 细胞）产生一种与 PTH 有拮抗作用的激素，称为降钙素（calcitonin，CT），参与钙的代谢，使血钙降低。与血钙离子浓度之间存在反馈关系，使血钙、血磷稳定在正常范围内。

【分类】

甲状旁腺功能亢进可分为原发性与继发性两类。

　　原发性甲状旁腺功能亢进较多见，临床上可分为三种类型：①肾型：约占 70%，主要表现为尿路结石；②肾骨型：约占 20%，表现为尿路结石和骨骼的脱钙病变；③骨型：约占 10%，主要表现为骨骼的脱钙病变。

【诊断】

（一）临床表现

1. 发病年龄多为 20～50 岁，女性多于男性。

2. 对反复发作的肾结石，特别是两侧肾结石，应考虑到此病。

3. 骨型多属晚期，病变的骨骼（颅骨、指骨、股骨、盆骨和腰椎等）有疼痛，呈结节状增厚、凹凸不平、弯曲或畸形，有时发生病理性骨折。

4. 血钙增高，因而神经肌肉的应激性降低，引起全身肌张力低下，胃肠蠕动减弱，出现疲乏，食欲缺乏、恶心、便秘，甚至咽肌无力而引起吞咽困难。

5. 部分病人（10%）可伴有胃、十二指肠溃疡，且可合并上消化道出血。

6. 部分病人（7%）可并发急性胰腺炎或胆管结石。

（二）辅助检查

1. 血钙＞2.7mmol/L，血磷＜1.0mmol/L，24h 尿钙超过 200mg。

2. 血清 PTH＞100pg/ml。

3. X 线示骨质稀疏、变薄、变形，骨内有多个透明的囊肿影。

4. B 超为腺瘤的定位首选方法，其准确率可达 90%。

【治疗】

采用手术切除甲状旁腺腺瘤。

第六章 乳房疾病

一、乳腺癌

乳腺癌（carcinoma of breast）是女性常见的恶性肿瘤，近年来发病率逐渐增高，发病年龄趋于年轻化，我国虽非乳腺癌的高发地区，但在某些大城市，乳腺癌的发病率已超过宫颈癌，居女性恶性肿瘤的首位，成为危害妇女健康的主要肿瘤。

【病因】

乳腺癌的病因目前尚不清楚。多数学者认为与性激素水平失衡有关。此外，乳腺癌家族史、乳房良性疾病史、对侧乳腺癌病史、长期服用避孕药物史、月经初潮<12岁、绝经年龄>55岁、免疫功能缺陷等均可能是乳腺癌发病的重要因素。

【病理】

按肿瘤细胞的发生部位、组织结构特征将乳腺癌分为小叶癌和导管癌两大类；按其发展过程、形态特点和预后关系分为原位癌和浸润癌。

小叶原位癌（lobular carcinoma *in situ*）是由小叶内末梢导管或腺泡发展而来，多为多发性和双侧性，可能发展为浸润性小叶癌。

浸润性小叶癌（infiltrating lobular carcinoma）通常由小叶原位癌发展而来，癌细胞突破基底膜，向间质浸润性生长，占浸润性癌的 5%～10%。

导管内癌（intraductal carcinoma）多发生于中小导管，癌细胞充满管腔，基底膜完整，无浸润现象，但癌细胞累及导管的范围较广或呈多中心性散在分布。

浸润性导管癌（infiltrating ductal carcinoma）较常见，癌细胞浸润于管壁外的间质中，包括乳腺癌的所有常见类型（单纯癌、硬癌、髓样癌等），约占浸润性癌的 75%。

乳腺癌的转移途径：乳腺癌主要经淋巴管转移，也可经血行播散或直接浸润胸壁肌肉、皮肤、肋骨。研究发现，在肿瘤的亚临床期癌细胞即可通过肿瘤内血管直接扩散至全身，早期出现全身血行播散，因此人们认为乳腺癌早期即是全身性疾病。

【乳腺癌分期】

国际抗癌协会的 TNM 分类法如下。

T_x：原发肿瘤不明

T_0：原位癌未检出

T_{is}：原位癌（非浸润性癌及无肿块的佩吉特病）

T_1：肿块≤2cm

T_2：2cm<肿块≤5cm

T_3：肿块>5cm

T_4：肿块侵及皮肤及胸壁；炎性乳腺癌

N_0：无局部淋巴结肿大

N_1：同侧腋淋巴结肿大，可活动

N_2：同侧腋淋巴结肿大，粘连、融合

N_3：同侧胸骨旁淋巴结肿大

M_0：无远处转移

M_1：锁骨上淋巴结转移或远处转移

TMN 分期：

0 期：$T_{is}N_0M_0$

Ⅰ期：$T_1N_0M_0$

Ⅱ期：$T_{0\sim1}N_1M_0$，$T_2N_{0\sim1}M_0$，$T_3N_0M_0$

Ⅲ期：$T_{0\sim2}N_2M_0$，$T_3N_{1\sim2}M_0$，$T_4N_{0\sim2}M_0$

Ⅳ期：任何 T 任何 NM_1

常用临床分期：

Ⅰ期：肿块<2cm，与周围组织无粘连；无腋淋巴结转移。

Ⅱ期：肿块≤5cm，尚能活动，与皮肤可有粘连；同侧腋淋巴结散在、活动。

Ⅲ期：肿块>5cm，广泛粘连，可有皮肤溃疡；同侧腋淋巴结融合，但尚能活动，胸骨旁淋巴结转移。

Ⅳ期：肿块侵及皮肤或与胸肌、胸壁固定，同侧腋淋巴结固定，对侧腋淋巴结转移，锁骨上淋巴结转移、远处转移。

【预后】

对预后的估计，目前仍主要以肿瘤的大小、肿瘤生长速度、淋巴结转移及激素受体情况等因素为重点。近年开展的肿瘤细胞分级、DNA 异倍体及 S 期细胞百分率、癌基因的检测等，能较好地估计预后。

【诊断】

（一）临床表现

1. 乳房肿块 最为常见，肿块质硬，表面不光滑，与周围组织界线不清，活动度不大，常为无意中或体检时发现；约 50%发生于外上象限；15%～20%发生于中央区；12%～15%发生于内上象限。

2. 乳房皮肤改变

酒窝征：Cooper 韧带受累收缩，致肿瘤表面皮肤凹陷，为乳腺癌较早期征象。

橘皮征：皮下淋巴结受累，淋巴管为癌细胞阻塞，回流障碍，皮肤水肿，毛囊处深陷，皮肤呈点状凹陷，为晚期乳腺癌征象。

3. 乳头内陷、偏移或抬高 肿瘤侵犯大导管或癌灶发生于乳晕区，大导管收缩向内牵拉乳头致乳头内陷；外上象限肿瘤可使乳头偏移、抬高。

4. 乳头溢液 血性溢液尤应注意。

5. 局部淋巴结 腋下、锁骨上、锁骨下淋巴结肿大。

6. 远处转移 如股骨转移引起病理性骨折；肺转移及胸膜转移致咳嗽；肝转移时出现黄疸等。

（二）特殊检查

1. X 线钼靶摄片 可发现部分临床触不到的肿瘤，诊断符合率约 90%，表现为形态不规则，密度不均匀，边界不清，边缘有毛刺的块影，病灶内可有微细钙化点。现代乳腺 X 线摄影由电脑操作，可行肿块放大、定向穿刺或切取活检等操作，显著提高乳腺癌的早期诊断率。

2. CT 分辨率高，增强 CT 可发现直径约 2mm 的小癌灶及肿大的区域淋巴结。

3. MRI 也可用于乳腺癌的诊断，可提高小病灶的检出率。

4. 超声 超声检查在乳腺疾病中的应用近年来发展迅速。对 X 线不能清晰显示的致密乳腺组织有较高的分辨率，彩超可使诊断率达 95%，无创，可重复检查，乳房病变时列为首选。表现：

（1）肿瘤形态不规则，边界不规整。

（2）肿瘤内部可见密度不均的低回声，后方见衰减声影。

（3）可检出较丰富的血流信号，呈高阻力型动脉频谱，少数为点状或短线状。

（4）伴腋淋巴结转移时可见单个或多个类圆形或椭圆形的低回声实质性肿块。

5. 细针穿刺细胞学检查（fine-needle aspiration cytology，FNAC） 此法可靠性高，经济、迅速、简便、安全，有经验的医师诊断符合率为80%～98%，假阳性率低（通常在1%以下），阳性结果多可确诊。但肿块<1cm时易漏诊。大量资料表明，穿刺导致癌细胞扩散的可能性极小，不会影响病人的生存率及存活期，也未发现增加局部扩散的情况。通过乳腺拍片立体定位系统或超声对乳腺疾病定位细针穿刺检查，可提高早期癌的诊断率。

常用于：①临床高度怀疑乳腺恶性病变时，术前明确诊断，以选择手术方式，减少切除病灶后再次手术对病人心理身体的影响。②乳腺增生者不能排除恶变时可提供诊断。③区分炎性病变（乳腺导管增生症，结核性乳腺炎等）与肿瘤性病变。④针吸细胞可送FCM或ICM检测，测定DNA含量、DNA异倍体状况及ER、PR含量，使术前诊断精确可靠。但要求穿刺取材准确，应多处反复抽吸。

6. 细胞学涂片检查 乳头溢液是乳腺癌的重要体征之一，大多见于导管内乳头状癌。此检查对病人虽无任何痛苦，但假阳性率较高，常需反复多次检查。对临床高度怀疑恶性病变，但无阳性发现者，应进一步检查，以免贻误诊断。乳头溢液涂片找到癌细胞可确诊。

刮片细胞学检查用于乳房皮肤病变，如糜烂、溃疡或瘘管创面，最常用于佩吉特病患者以明确诊断。

7. 立体定位穿刺活检（stereotactic core needle biopsy，SCNB） 在立体定位系统引导下，用12或14号活检针穿刺病变部位，取材行组织学检查，除组织学结果外，尚可测定样本的激素受体情况和肿瘤标志物，诊断符合率约97%，可替代大多数乳腺手术活检。

8. 乳管内镜检查 可探知导管内病变的准确位置和性状，对临床较小或不可触及肿块更有优越性。

9. 肿块切除活检 如各项检查均为阴性结果，而临床可疑恶性病变者，应切除肿块送组织学检查，以防延误诊断。手术应切除包括肿块及周围约1cm左右的正常腺体组织。手术切口应设计在再次手术切除范围内。

【特殊乳腺癌的诊断】

经临床、X线、超声、细胞学检查，乳腺癌的诊断多无困难，对少见乳腺癌的确诊需注意。

1. 炎性乳腺癌 多为中青年，常合并妊娠哺乳，患乳表面皮肤有红、肿、热、痛等急性炎性病变的表现，伴暗红色、弥漫性水肿及橘皮样改变，乳房质硬，早期出现腋淋巴结肿大，白细胞数正常，无明显发热等全身炎性表现，经短期抗生素治疗无效，则应考虑到炎性乳腺癌的可能。

2. 隐匿型乳腺癌 多以腋淋巴结肿大为第一临床表现或为X线体检时偶然发现，经病理或细胞学检查诊断为转移癌，同侧乳房皮肤无异常改变，乳房内无明显肿块可触及，常用的辅助诊断如X线、超声等亦难以发现乳房内原发病灶。此类病人如排除其他部位肿瘤可能性，应行改良根治术，将切除标本行连续病理切片，多能找到原发病灶。

3. 乳头湿疹样癌 又称为佩吉特病，表现为乳头、乳晕糜烂，湿疹样变，伴有瘙痒，可发生皮肤增厚、粗糙，表面有灰黄色痂皮，痂下可见肉芽创面伴少量渗液，早期乳内无肿块，无乳头溢液，皮肤科治疗无效时，应高度怀疑本病。对临床以乳头、乳晕湿疹就医的患者，应多次行涂片细胞学检查以免漏诊。涂片细胞学检查难以确诊者行乳晕病变部位穿刺细胞学检查。

4. 男性乳腺癌 约占全部乳腺癌的1%，发病年龄高于女性，病程长。因男性乳块易被忽视，或被诊断为男性乳房发育症而延误治疗，预后较差。临床表现为乳晕区肿块，乳块质硬，边界不清，常与皮肤、胸壁粘连，可有乳头破溃、同侧腋淋巴结肿大等表现。细胞学检查诊断率很高，男性乳腺癌与女性乳腺癌一样也有激素依赖性和非依赖性两种，总的5年生存率为49%，淋巴结阴性者达79%，阳性者达43%。

【治疗】

乳腺癌是全身性疾病，多经血行转移，治疗失败的主要原因是未能有效控制血行转移。初诊乳腺癌，约半数以上已有血行转移，因此，乳腺癌的治疗应是以根治性手术为基础的综合治疗。原则上任何乳腺癌在处理原发灶、转移淋巴结后，均应于近期内行全身治疗，以提高远期疗效。

（一）手术治疗

1. 手术目的 切除全部肿瘤组织，所属淋巴结及可能发生转移的周围组织，最大限度减少肿瘤抗原，降低非手术治疗的肿瘤负荷，利于机体自身免疫功能有效地发挥作用，以求最大限度地发挥术后综合治疗作用，并通过病理检查，获得必要的资料，指导术后综合治疗方案的制定并评估预后。

2. 手术适应证 临床Ⅰ期、Ⅱ期及Ⅲ期早期首选手术治疗，Ⅲ期晚期或Ⅳ期患者可先行新辅助化疗，待肿瘤缩小后还可考虑手术治疗。

3. 手术种类

（1）乳腺癌标准根治术（Halsted 手术）：临床Ⅱ期以上病人多用此术式。手术范围包括乳房（肿块周围 3cm 皮肤），乳房周围脂肪组织（内起胸骨旁，外侧至背阔肌前缘，上至锁骨下，下至腹直肌前鞘上段），胸大肌（保留锁骨头一束肌纤维），胸小肌及胸肌筋膜、腋窝及锁骨下的淋巴脂肪组织。

（2）乳腺癌改良根治术：保留胸肌的乳腺癌根治术，切除范围基本同经典根治术。

有 2 种方式：①Patey 手术：保留胸大肌，为便于清除腋窝胸小肌后群及大小肌之间淋巴结而切除胸小肌。②Anchincloss 手术：保留胸大、小肌，清除腋淋巴结。此术式应用拉钩将胸肌尽量向内侧牵引，以保证尽可能彻底清除胸小肌后及锁骨下群淋巴结。如术中发现此处淋巴结明显肿大，疑有转移时应改行标准根治术。

（3）乳腺癌扩大根治术：手术分胸膜外切除（Margotini 手术）和胸膜内切除（Urban 手术）两种。在标准根治术的基础上，切除患侧第 2～4 肋软骨，切除胸廓内动脉、静脉和胸骨旁内乳淋巴链。用于乳房内上象限癌肿。胸膜外的扩大根治术并不增加手术并发症。由于放射治疗的发展，替代了内乳淋巴链的清除术，现已少用此术式。

（4）单纯乳房切除术：切除患侧乳房及胸大肌筋膜。

（5）皮下乳腺切除术：保留乳头的乳腺腺体切除术。

（6）保留乳房的手术：包括乳房肿块切除术、乳腺区段切除术、象限切除术等。此类手术需完整切除皮肤、肿瘤、肿瘤周围 1～2cm 正常乳腺组织及其下的胸大肌筋膜，并需加行区域淋巴结清扫术，或于术后行根治性放疗。疗效与根治术相似，但局部复发的可能性增大。

4. 手术方式的选择 对已有有效定型手术治疗的肿瘤，选择新手术方式时，应考虑新手术方式的疗效，应在保证治疗效果的前提下，考虑乳房外形的保留，不可盲目追求缩小手术范围，本末倒置，丧失治愈机会。

Ⅰ期：根据肿瘤大小、部位，术后有无根治性放疗条件等情况，选择适宜的手术方式。对瘤体较大、肿块位于乳房中央区、多发病灶、伴乳头溢液、X 线发现乳房内有广泛钙化影及高龄或小乳房患者，禁行保留乳腺的手术。

Ⅱ、Ⅲ期：原则上行标准根治或改良根治术，肿块位于内上象限或中心区者，尤其是无术后放疗条件者，可考虑行扩大根治术。

Ⅲ期晚期、Ⅳ期：如手术切除可能，亦应争取切除原发病灶，达到减瘤目的，为后续治疗创造条件，或者先行放疗或新辅助化疗，待肿瘤缩小、局部情况改善、降低分期后再行手术治疗。

佩吉特病患者如无乳房肿块，可行单纯乳房切除术或改良根治术；如有乳房肿块，则治疗依据以上原则。

鉴于我国乳腺癌初诊患者中约 70% 肿块直径≥3cm，淋巴结受累约占 1/2，保留乳腺的手术适应证选择应十分谨慎，限于：①位于外上象限的单发病灶，肿块<2cm 者；②乳房够大，保留乳房的手术切除后，乳房无明显变形者；③无腋淋巴结转移；④术后有根治性放疗条件；⑤患者的意愿。

（二）化疗

化疗对提高乳腺癌患者的远期生存率有重要作用。

术后化疗：最为常用。旨在消除体内可能存在的肿瘤细胞、潜在转移灶，延长无痛生存期及总生存期，改善预后，可使术后复发率降低 40%。应争取在手术后 1 个月内进行。

术前化疗：又称新辅助化疗，降低癌细胞活力，缩小肿瘤病灶，杀灭亚临床转移灶。对较晚期肿瘤及炎性乳腺癌病例，可降低临床分期、提高切除率。

区域动脉化疗：能在原发灶及周围淋巴组织中得到较高的抗癌药物浓度，保证局部及全身治疗，选用尺动脉或内乳动脉插管，术中经腋动脉插管达锁骨下动脉或经腹壁上动脉至胸廓内动脉置管。

1. 化疗适应证 ①绝经前患者，腋淋巴结（+），雌激素受体（ER）（+）或（−）；②绝经后患者，腋淋巴结（+），ER（−）；③原发肿瘤较大；④有乳腺癌家族史者；⑤晚期乳腺癌不能手术者；⑥炎性乳腺癌。

2. 化疗方案

（1）CMF［环磷酰胺（CTX），甲氨蝶呤（MTX），氟尿嘧啶（5-Fu）］方案：为较为成熟的标准方案，最为常用，疗效肯定，死亡率下降 14%～16%。

CTX：500～600mg/m^2，第 1、8 日给药；

MTX：30～40mg/m^2，第 1、8 日给药；

5-Fu：600mg/m^2，第 1、8 日给药。

28d 为一周期，连用 6 次。

（2）CAF［环磷酰胺（CTX），阿霉素（ADM），氟尿嘧啶（5-Fu）］方案：用于局部肿块大，复发或区域淋巴结转移 4 个以上者。

CTX：500mg/m^2，第 1 日给药；

ADM：50mg/m^2，第 1 日给药；

5-Fu：500mg/m^2，第 1、8 日给药。

28d 为一周期，连用 6 次。

3. 化疗不良反应 ①骨髓抑制；②肝肾功能损害；③部分或完全停经；④消化道反应。

（三）内分泌治疗

内分泌治疗包括药物治疗、手术去势及放射去势。

1. 药物治疗 用于激素依赖型乳腺癌患者，能抑制癌细胞生长，预防肿瘤复发转移，改善病人一般情况，且无一般化疗的不良反应，反应轻微，使用方便，易为病人所接受。用于术后辅助治疗及晚期乳腺癌或复发转移癌的治疗。

（1）药物治疗适应证

1）绝经前，ER（+）PR（+）。

2）绝经后，ER（+）PR（+），可单独使用，无须辅用放、化疗。

3）复发癌、转移癌。

4）急性炎性乳腺癌。

5）晚期乳腺癌不能手术、不宜放疗者。

6）病人一般情况差、血象低、不能耐受化疗者，可试用内分泌治疗 1～2 个月。

（2）药物

1）他莫昔芬：强力抗雌激素药物，自 20 世纪 80 年代以来最为常用。为内分泌治疗的首选药物，有效率为 20%～30%，ER（+）者有效率达 40%～60%。每日 20mg 分 2 次口服，持续 2～5 年，未见明显副作用。对闭经后 ER（+）的术后患者，疗效相当于甚至优于化疗。

2）甲羟孕酮（MPA）和甲地孕酮（MA）：为非甾体类抗雌激素药物，可替代他莫昔芬，即使 ER（-）者，疗效也可达 30%，但价格昂贵，且易致高血糖及肥胖症，难以长期使用。

3）氨鲁米特（AG）和第二代福美斯坦：为芳香酶抑制剂。可阻断肾上腺皮质类固醇合成，作用相当于药物切除肾上腺，需同时加服泼尼松类药物，防止垂体的负反馈作用。用于 ER（+）、软组织及骨转移者 2 周后加大到 1000mg/d，同时加服氢化可的松 100mg/d（维持量 40mg/d）。

4）雄激素治疗：骨转移者此疗法效果较好。丙酸睾酮 50～100mg 肌内注射，每周 3 次，应用 2～4 周，有效率达 25%。大量使用，有发生男性化趋势。

5）雌激素治疗：用于闭经后软组织转移者，可使肿瘤消退。

2. 手术去势 双侧卵巢全切或部分切除。见效快，可降低死亡率，控制转移灶的发生、发展。用于绝经前患者，对任何器官的转移均可获一定效果，死亡率较对照组减少约 6%。

3. 放射去势 与手术效果相同，但生效慢，一般需放射 6～8 周。

（四）放射治疗

作为术后辅助治疗及姑息治疗已广泛用于临床。可降低局部和区域淋巴结的复发率，现代放疗技术已相当精确，直线加速器、多功能近距离遥控后装机等可仅对肿瘤释放射线，而对周围组织损害甚微。术后放疗减少了 10%～30% 的局部复发率，对总生存率无明显影响。

1. 放疗适应证

（1）根治术后，病理检查证实区域淋巴结阳性者。

（2）肿块位于中央区或内象限者，未行扩大根治术者。

（3）保留乳房的肿块切除，象限切除术后。

（4）多中心性癌。

（5）肿块侵犯胸壁、皮肤者。

（6）复发乳腺癌，放疗可延长生命，且止痛效果明显。

（7）晚期病例，术前放疗可扩大手术指征。

（8）骨转移患者。

2. 放疗照射范围 原则上包括肿瘤区及区域淋巴引流区如胸骨旁、锁骨上区及腋窝区。

二、乳腺肉瘤

乳腺肉瘤（sarcoma of the breast）较少见，占乳腺肿瘤的 2%～3%，种类繁多，可发生于乳腺的纤维、肌肉、脂肪、淋巴等间质组织中，最常见为纤维肉瘤。

乳腺肉瘤发病年龄与乳腺癌相似，一般发展较缓慢，亦有在短期内迅速增大者。

乳腺肉瘤主要经血道转移至肝、肺、脑等器官，少经淋巴道转移。

【病理】

肿瘤呈圆形或结节状，肉眼观有不完整的假包膜，与周围组织有较明显的界线，肿瘤切面多呈鱼肉状或脑回状，有出血、坏死及囊性变。

【诊断】

本病多发生于 30～50 岁的中年妇女，表现为迅速增大的无痛性肿块，多为单发，圆形，光滑，可活动。大者可占据整个乳腺，因生长迅速可使乳房皮肤变薄、破溃。少有腋淋巴结转移。常需组织学检查与叶状囊肉瘤进行鉴别。

【治疗】

手术切除全乳及胸大肌筋膜。如有腋淋巴结转移，则应行乳腺癌根治术，术后辅以放疗和化疗。

三、乳腺叶状囊肉瘤

乳腺叶状囊肉瘤（cystosarcoma phyllodes，CP）临床少见，约占全部乳腺肿瘤的 1%，可发生于各年龄组妇女，1987 年世界卫生组织（WHO）定名为乳腺叶状肿瘤（phyllodes tumor），并将其分为良性、恶性和临界性三类。

【病因病理】

本病病因不清，肿瘤由纤维和上皮两种成分组成，切面呈囊状、分叶状外观，良性肿瘤虽呈膨胀性生长，但不突破包膜。有包膜浸润者是恶性的标志。

【诊断】

乳房内无痛性肿块，呈分叶状，质韧，结节隆起处有囊性感，边界清，活动度大，病情发展较缓慢，也可在短期内迅速增大占据整个乳房。乳房皮肤破溃或呈菜花样变。

本病主要经血行转移至肺、骨和软组织，少有腋淋巴结肿大转移。

【治疗】

手术治疗：恶性者行全乳切除；良性者行肿块切除即可。如有腋淋巴结转移者，行全乳切除并腋淋巴结清扫术。预后良好。对放疗、化疗不敏感。

四、乳腺恶性肌上皮瘤

乳腺恶性肌上皮瘤为来源于肌上皮细胞的恶性肿瘤，罕见，诊断较困难，主要依靠病理及免疫组织化学检查。细胞分化好，预后较好。

【诊断】

乳房内肿块，短期内明显增大伴疼痛，肿块质硬，边界不清，与皮肤粘连，与深部组织无粘连，常见腋下淋巴结转移。

【治疗】

手术治疗：采用标准根治术或改良根治术。对放疗和化疗不敏感。

五、乳腺转移性肿瘤

乳腺转移性肿瘤非常少见，女性最常见来自对侧乳腺。男性转移性乳腺癌最多来自前列腺。恶性淋巴瘤、黑色素瘤、鳞癌、类癌、肺癌、胃癌、肾癌、肝癌、子宫癌、卵巢癌等均可能经血道转移至乳腺。转移性癌肿块常位于乳腺外上象限浅层，界线分明，呈多结节状，明确诊断常赖于肿块切除病理检查。病理上可见肿瘤细胞分布于导管和小叶周围，淋巴管及血管内充满癌细胞团，但乳腺导管上皮无异型增生现象。

六、乳房恶性淋巴瘤

乳房恶性淋巴瘤（malignant lymphoma of the breast）十分少见，占乳房疾病的 0.12%～0.5%，见于 18～52 岁女性。可能是全身恶性淋巴瘤的局部表现，镜下见瘤细胞弥漫性浸润乳腺小叶，包绕压迫乳腺小管。

【临床表现与诊断】

乳房肿块，生长较快，有触痛，表面皮肤为青紫色，无乳头凹陷，有溢液。细胞学检查可明确诊断。

【治疗】

对化疗敏感。

七、乳腺白血病

乳腺白血病（leukemia of the breast）罕见，双乳弥漫性变硬，明显水肿，皮肤红、肿、热、痛等，常诊断为乳腺炎或炎性乳腺癌。实验室检查可发现白血病性血象。手术可因术后大出血和感染而致病人很快死亡。应行内科治疗。

八、乳腺纤维瘤

乳腺纤维瘤（fibroadenoma of the breast）为乳腺最常见的良性肿瘤，约占所有乳腺肿瘤的 10%，良性肿瘤的 75%。好发于青年女性，多无任何症状，常于无意中发现。

【病因】

本病病因不清，可能与雌激素水平过高有关。

【临床表现】

乳房肿块，无痛，生长慢，病史可长达数年甚至 20 年无明显变化。乳房外上象限尾叶部或腋下、腋前副乳腺区亦可发生。

【诊断】

乳内单发或多发肿块，多位于外上象限，呈球形或葫芦状，与周围组织界线清楚，质韧，光滑，活动度大，触诊指下有"滚珠感"，无压痛。

【预后】

预后良好。

【治疗】

手术切除包括肿瘤在内的部分腺体组织，手术标本常规送检。

九、导管内乳头状瘤

导管内乳头状瘤（intraductal papilloma）为乳腺导管上皮增生性肿瘤，常见于 40～50 岁妇女。多发于乳晕部较大的输乳管内，瘤体很小，外形似小杨梅状，富血管，易出血，有蒂与管壁相连。

【诊断】

1. 无痛性、间歇性乳头溢液，可为棕色或黄色浆液，最常见血性溢液。
2. 部分患者乳晕区可触及直径 0.5～1cm 的小肿块，挤出积血后，肿块可消失。
3. 由乳房外缘向乳晕区挤压，病变导管相应乳头区乳腺导管开口处可见血性溢液。
4. 涂片细胞学检查，可见呈乳头状排列的细胞。
5. 导管造影时可见单发或多发的圆形或椭圆形充盈缺损，近端导管扩张，管壁光滑。
6. 导管内镜检查，可直接发现肿瘤。

【治疗】

手术切除。以溢液导管为中心，切开乳头，显露呈浅蓝色导管，沿扩张导管解剖至根部，楔形切除包括病变导管在内的部分乳腺组织。

年龄较大者，如找不到肿瘤，可行单纯乳房切除术。

十、急性乳腺炎

急性乳腺炎（acute mastitis）常见于产后哺乳期妇女，初产妇多见。可发生于乳房的任何象限。多为葡萄球菌感染。部分先天性乳头内陷或各种原因致后天性乳头内陷者，可在乳晕周围反复出现急性炎性病变，难以治愈。

【病因】

1. 给婴儿哺乳时乳头破损或皲裂，细菌侵入乳房致感染性炎症。
2. 乳管内乳汁残存、淤滞，成为进入乳管致病菌生长繁殖的培养基。
3. 乳头内陷，乳管内分泌物排出不畅导致淤滞感染。

【临床表现与诊断】

1. 患乳红、肿、热、痛，局部可触及硬块，压痛明显，不经治疗可发展为乳房脓肿，脓肿穿入乳管可见乳头溢脓。

2. 病情严重者伴寒战、高热、白细胞计数升高等全身感染征象。

3. 急性炎症治疗不当或引流不充分可导致慢性乳腺炎，乳腺内形成硬结，边界不清，活动度不大。

【治疗】

1. 足量有效的抗生素治疗，多用青霉素。

2. 局部热敷或理疗，促炎症吸收。

3. 未形成脓肿者，可继续哺乳，哺乳后吸尽剩余乳汁。如有乳头破损或皲裂，停止婴儿直接哺乳，可用吸乳器吸出乳汁喂养婴儿。

4. 已形成脓肿，应及时切排，如脓肿与大乳管相通，切排术后伤口不愈形成乳瘘则应停止哺乳，药物退奶。

5. 乳头内陷者，指导患者经常清洗乳头；严重内陷，乳头难以外翻者，可考虑行矫形术。

初生儿及青春期少年，可能有少量乳头溢液，如强行挤压，可能诱发急性乳腺炎甚至脓肿形成，应注意避免挤压。

十一、乳腺结核

乳腺结核（tuberculosis of the breast）为少见的乳房疾病，约占乳房病变的 1%，好发于 20～40 岁女性。多为结核杆菌血行播散而来，原发灶为肺或肠系膜淋巴结核，也可经胸膜、肋骨等邻近结核病灶直接蔓延而来。部分患者可能无原发灶可寻。

【病理】

乳腺组织中有典型的结核结节散布，并有干酪样坏死。

【临床表现】

1. 乳房内单发或多发肿块，边界不清，无明显疼痛，常与皮肤粘连，但少有橘皮样改变，病程进展缓慢。约 1/3 病例有炎症反复发作史。

2. 脓肿形成 脓肿切开或破溃后形成经久不愈的溃疡或窦道，有的可见干酪样坏死物流出。常伴患侧腋淋巴结肿大。

3. 肿块及增生，可致患乳部分硬化、变形，乳头内陷，与乳腺癌难以鉴别。

4. 约 5%患者伴发乳腺癌。

【诊断】

1. 脓液涂片，坏死组织中可见成团类上皮细胞、散在的朗格汉斯细胞和淋巴细胞，抗酸细胞染色可找到结核杆菌。

2. 脓液培养，结核杆菌阳性可确诊。

3. 细胞学检查可协助诊断。

4. 乳腺 X 线检查 见片状不均匀的模糊影，外形不整，部分可见弥漫性小钙化点。脓肿形成时常出现大片密度不匀的浸润，内有不规则的无回声区。

【治疗】

1. 全身抗结核药物治疗。

2. 单发肿块，行病灶切除；复发病变，尤其已破溃形成溃疡或瘘管者，行单纯乳房切除，腋淋巴结肿大者加行淋巴结切除。

3. 脓肿形成者，可行穿刺排脓同时注入抗结核药物，每周 1 次。

4. 结核与乳腺癌同时存在时行乳腺癌根治术。

十二、乳腺增生症

乳腺增生症（hyperplasia of mammary gland）又称为乳腺腺病、乳腺结构不良、乳房囊肿病、纤维囊性乳腺病等。因其病理表现以乳腺组织增生为主，1972 年全国肿瘤防治研究办公室定名为"乳腺增生症"。

本病是临床最为常见的乳房良性疾病，本质既非炎症，亦非肿瘤，好发于 25～45 岁中青年女性，极少数绝经后女性也有发病者。有报道称国内 30 岁以上妇女发病率为 38.8%～49.3%，其中有症状者约占 50%，临床表现复杂多样。

统计发现乳腺增生者乳腺癌的发生率较预期癌发生率高 2～5 倍，乳腺小叶或导管上皮不典型增生者，癌变率较一般人高 5～18 倍。本病是乳腺癌的高危因素之一，上皮不典型增生多被认为是癌前病变。

【病因】

本病病因不清，多数病人症状与月经周期有关，一般认为可能与内分泌调节功能失衡有关。雌激素、孕激素、催乳素、甲状腺素等激素水平的异常，造成乳腺组织结构不良、增生。

【病理】

病理表现多样，共同特点是乳腺组织实质部分的细胞数量增多，组织形态变异。

1. 小叶增生型 小叶数目增多、增大，小叶内导管增生或上皮呈乳头状增生突入管腔。

2. 纤维腺瘤型 此期基本病变是增生与退行现象并存。小叶增生进一步发展，除上述病变外，纤维组织也有不同程度的增生并有胶原纤维出现，可发展为纤维瘤样结节，其包膜不完整，周边为增生症改变，此期与癌较难鉴别；若多数导管内上皮乳头样增生则为导管乳头状瘤病（intraductal papillomatosis）。

3. 纤维硬化性腺瘤型 表现为导管腺泡各种增生、萎缩等不同形态的变化，间质有明显的纤维化和透明变，小叶内结缔组织增生。此期大体、组织切面像均易与乳腺癌相混淆。

4. 乳腺囊肿型 腺小叶导管末梢导管上皮增生，致导管高度扩张形成囊肿。

乳腺增生症的不同类型、不同时期、不同病变可不同比例地存在于同一病人的腺体中。

【临床表现】

1. 乳痛 常为最早出现的临床症状，25～45 岁女性多见，周期性疼痛为主要特征，亦有与月经周期无关的无规律性疼痛者，多为胀痛、隐痛，可向上臂、腋窝、肩背部放射，严重者可有剧烈的疼痛，衣服摩擦、行走都可使疼痛加剧，影响工作、生活。

2. 乳房肿块 常见，多以双侧外上象限为主，肿块随月经周期缩小、变软或增大、变硬。部分病人可在乳房内出现较大的球形、囊性肿块，表面光滑、活动度好。

3. 乳头溢液 乳头间歇性或持续性溢液，清亮或淡黄色，棕绿色、暗红色血性液也可见。

【诊断】

1. 乳房内可触及条索状或散在、成片的小结节，质韧，沙粒样感，与周围组织界线不清，与皮肤、胸肌无粘连，活动度大，有压痛。肿块在经前期变硬、增大，月经来潮后症状大多缓解。囊肿者可在乳房内触及较大球形肿块，表面光滑，可活动，易与乳腺纤维瘤相混淆。

2. 有乳头溢液者取溢液细胞学涂片有助于诊断。

3. 细针穿刺细胞学检查，诊断符合率达 90% 以上，应多处多点穿刺。

4. 临床或细胞学检查可疑癌变者，行肿块切除组织学检查。

5. 超声检查示乳腺组织增厚，腺体层结构紊乱，可见粗大的线状或带状强回声，回声不均，有囊性病变时可见大小不等的无回声区，其后回声增强。

【鉴别诊断】

乳腺增生有时与乳腺癌难以鉴别。临床上可疑为恶性病变时，必须切除组织行病理学检查，乳腺增生的大体标本质地较乳腺癌为软、韧感，肿块无浸润性生长，瘤体中心无出血坏死。

小叶原位癌与重度不典型增生、硬化型腺病与硬癌在冷冻切片中亦不易鉴别，须经常规切片检查确诊。

应用 X 线钼靶、干板拍片、CT 等影像学检查可与乳腺癌进行鉴别。电镜、细胞核中 DNA 含量测定等亦可协助鉴别。

【治疗】

1. 临床症状轻微者可不用药物治疗，嘱病人 3～6 个月定期随访，并指导病人月经后自查。

2. 药物治疗 可缓解疼痛，部分病人肿块缩小消散。

（1）软坚散结的中成药如乳核散结片、逍遥丸、小金丹等。

（2）他莫昔芬：为雌激素受体拮抗剂。每次 10mg，每日 2 次口服，3 个月为一疗程。

（3）溴隐亭：为多巴胺受体长效激活剂，间接调节激素水平。每次 2.5mg，每日 2 次口服，3 个月为一疗程，疗效不确切，不常规应用。

（4）丹那唑：雄激素衍生物，调节激素水平。每次 100mg，每日 2 次口服，2～6 个月为一疗程。疗效显著，但副作用大（月经紊乱等），用于其他药物无效时的治疗。

（5）维生素 E：可调节黄体酮与雌二醇的比值，每次 100mg，每日 3 次口服，无明显副作用。

3. 手术治疗

（1）手术方式：①局部肿块＋部分腺体切除（肿块周围 1cm 正常腺体）。②肿块区域乳腺区段切除。③皮下全乳腺切除。

（2）手术适应证：①重度增生伴单个或多个瘤样增生者；②乳头溢液，保守治疗无效者；③绝经期前后发现乳腺增生且局限于一侧，病变较硬者；④局部肿块不能排除乳腺癌，应手术切除送病理检查；⑤病变广泛，症状严重，影响病人工作、生活，久治无效，病人要求切除者。

十三、男性乳腺增生症

男性乳腺增生症（hyperplasia of mammary gland of male breast）占男性乳腺疾病的 90% 以上，可发生于各个年龄组，常见于青春期及老年期，多认为与雌雄激素比例失调有关。

【病因】

1. 睾丸功能不全，可见于去势以后的病人及雌激素治疗过程中的病人。

2. 肝功能不良者因雌激素灭活功能下降也可能发生乳腺肿大。

3. 肾上腺疾病、垂体疾病、肿瘤、肺气肿等可引起乳房发育。

4. 异烟肼、螺内酯、氯丙嗪、甲基多巴等长期服用可引起男性乳房发育，停药可自愈。

5. 部分患者无明显诱因，多为青春期患者。

【诊断】

1. 男性出现单侧或双侧乳房增大。

2. 乳头、乳晕处可触及盘状硬结或增生肥厚的腺体，可有隐痛或压痛。

3. 有睾丸疾病、肝脏疾病或雌激素服用史。

【治疗】

1. 有原发疾病者，行病因治疗。

2. 睾酮或雌激素受体阻滞剂他莫昔芬等可缓解病情。

3. 手术切除，首选保留乳头的皮下腺体切除术。

十四、乳腺导管扩张症

乳腺导管扩张症（mammary duct ectasia，MDE），又称浆细胞性乳腺炎（plasm cell mastitis，PCM），为非哺乳期非细菌感染性疾病，多见于中老年妇女，好发于退化的乳房。其占乳房良性病变的 5% 左右。临床表现复杂多样，易误诊为乳腺癌或导管内乳头状瘤等疾病。

【病因】

各种原因致乳腺导管狭窄、阻塞、管内容物排泄不畅、导管扩张、脂肪组织增生等均为本病诱因。

1. 乳头发育不佳、内陷、不洁等。

2. 乳腺炎症使区域导管上皮增生、管腔狭窄阻塞。

3. 手术切断乳管。

4. 中老年妇女，卵巢功能减退，导管退行性变，脱落细胞阻塞管腔。

【病理】

乳头乳晕下乳腺组织内可见扩张的导管和小囊肿，早期扩张导管内为黏稠的脂质分泌物，管壁上皮不规则增生，纤维组织增厚；后期导管周围脂肪组织坏死，腺小叶结构破坏，病变处大量浆细胞浸润。导管扩张和管周大量浆细胞浸润是主要病理表现。

【临床表现】

1. 乳腺肿块，常伴疼痛。肿块位于乳晕周围，边界不清，质较硬，可有表皮红肿、破溃，反复发生，急性期类似急性乳腺炎表现。

2. 乳头溢液，可为浆液性、脓性或血性。

3. 乳头内陷，与其下的肿块粘连、固定。

4. 乳晕区可触及增粗似静脉曲张的扩张导管。

5. 乳晕区脓肿或窦道形成。

6. 腋下淋巴结肿大，但多无融合、固定。

【诊断】

1. **细胞学检查** 多次、多部位的细针抽吸细胞学检查，乳头溢液涂片可见大量炎性细胞、浆细胞、组织细胞，偶可见巨核细胞，无癌细胞。

2. **溢液导管 X 线造影** 可见导管扩张。

【治疗】

手术切除全部扩张导管，有包块者切除包块及扩张导管。病变广泛、乳瘘长期不愈者，可考虑单纯乳房切除。

十五、乳汁淤滞症

乳汁淤滞症（galactocele）为生育后妇女的良性疾病，可发生于哺乳期后 10 年甚至更长期间。

【病因病理】

因哺乳期炎症、肿瘤等因素致导管堵塞或曾行过乳腺手术，腺管破坏致乳汁不能排空所致。乳汁淤积，导管囊状扩张，早期肿块内容物为淤滞的乳汁，后期因乳汁内水分吸收，呈乳酪样物。

【临床表现】

1. 患者均以乳房肿块就诊，无疼痛，无乳头溢液，无腋淋巴结肿大。

2. 肿块质韧，与周围组织界线清楚，易误诊为纤维腺瘤。

3. 并发感染者，可有疼痛，经抗感染治疗肿块可缩小。

4. 镜下见导管上皮变扁平，上皮下形成炎性细胞浸润带，含大量单核细胞、多核巨细胞、淋巴细胞、浆细胞等，囊周可见扩张的小导管。

【诊断】

针吸细胞学检查可抽出乳汁样或乳酪样物。

【治疗】

手术切除肿块。

十六、乳 房 泌 乳

乳房泌乳指非哺乳期出现的乳汁分泌，多为疾病或药物引起催乳素大量分泌所致。

【病因】

1. 垂体肿瘤最为常见，此外下丘脑、松果体的肿瘤也可致乳房泌乳。

2. 药物如氯丙嗪、酚噻嗪、甲氧氯普胺及某些避孕药可致泌乳。

3. 甲状腺功能低下。

4. 近年来，可见某些美容丰乳剂使用后发生乳头溢乳。

【治疗】

根据病因选择治疗方案。

1. 垂体、下丘脑及松果体肿瘤多为良性肿瘤，可手术切除，效果良好。

2. 停用致泌乳的药物。

3. 甲状腺功能减退者甲状腺素片治疗效果良好。

4. 慎用丰乳制剂。

十七、副 乳 房

副乳房（accessory breast）为乳腺畸形中较常见者。多位于乳腺尾叶，亦可在腋窝前缘或腋窝内，可发生于单侧或双侧，表皮有或无乳头。伴增生时可有随月经周期而发生的痛感。

副乳房发生肿瘤性病变的机会大致与正常乳房相同。

【诊断】

1. 腋前、腋窝、正常乳房附近局限性隆起，可有乳晕或乳头。

2. 触诊有大小不等的扁平肿块，质软，有乳腺叶感。

3. 经前期胀痛，哺乳期可能有乳汁分泌。

4. 细胞学检查可明确诊断。

【治疗】

1. 无症状者无须特殊处理。

2. 伴增生者可药物治疗，定期复查。

3. 明显增大者，如病人要求手术可考虑手术切除。

十八、巨 乳 症

临床少见，病因不详，多数认为与雌激素水平有关。乳腺实质和间质同步增生。

【临床表现及诊断】

多见于青春期女性。患者乳房巨大，多为双侧，可高度下垂至脐甚至耻骨联合水平，伴乳房坠胀痛感，行动不便，乳房下方皮肤因长期摩擦而糜烂。部分患者乳内可触及增厚的腺体。

【治疗】

年轻患者行乳房缩小成形术；老年患者行全乳切除术。

第七章　腹　外　疝

　　腹外疝是由腹腔内脏器连同腹膜壁层，经腹壁薄弱区或孔隙，向体表突出所形成。腹外疝是腹部最常见的一类疾病，其中以腹股沟疝发生率最高，占 90%以上，其次是股疝，占5%左右，较常见的腹外疝有切口疝、脐疝和白线疝。此外，尚有类别甚多的罕见疝。绝大多数腹外疝病例并无明确病因，其发生与该处腹壁正常强度减弱和腹腔内压力过高两类因素有关。依据疝内容物的病理变化和临床表现，腹外疝尚可分为易复性疝、难复性疝、滑动性疝、嵌顿性疝、绞窄性疝。

一、腹股沟斜疝

　　腹股沟斜疝从腹壁下动脉外侧的腹股沟内环突出，通过全腹股沟管，向下前方斜行，再穿过腹股沟外环，形成疝块，并可下降至阴囊。斜疝远较直疝为多见，占全部腹外疝的 80%或腹股沟疝的 90%以上，多发于男性（90%），右侧多于左侧（60%为右侧，25%为左侧，15%为两侧）。腹股沟斜疝有先天性和后天性两种。

【病因】

（一）先天性腹股沟斜疝

　　胚胎期睾丸下降时形成上通腹腔的腹膜鞘状突，少数在婴儿期未闭，成为一个天生的疝囊，形成先天性斜疝。右侧睾丸下降较左侧慢，腹膜鞘状突未闭时间较长，诱发先天性斜疝的机会较左侧多。

（二）后天性腹股沟斜疝

　　腹膜鞘状突已闭，经由腹股沟管形成新的疝囊。

1. 腹壁抵抗力薄弱

　　（1）解剖结构缺陷：①腹股沟管区无肌肉保护，且精索或子宫圆韧带通过时在腹横筋膜上形成一个裂口；②腹横肌腱膜弓和腹内斜肌附着点高位或发育不全。

　　（2）生理保护机制失效：①腹横肌腱膜弓（或联合腱）附着点高位或其他原因使之难以与腹股沟韧带靠拢；②腹横筋膜悬韧带、髂耻束等松弛，腹内斜肌和腹横肌发育不良，没有构成完整的弓状缘腱膜，肌肉变形萎缩，收缩力很小，括约作用减弱或消失。

2. 腹内压力升高且持续存在　　包括生理和病理状态，如劳动、肥胖、咳嗽、便秘、腹水等。

【诊断】

（一）临床表现

1. 症状

　　（1）大多数病人早期无自觉症状，偶尔感到腹股沟区钝性疼痛，站立、负重或过度用力时加重，平卧后好转。

　　（2）可复性疝：决定性的症状是腹股沟区有一肿块突出，开始时仅在病人站立、劳动、行走、跑步或剧咳时出现；平卧后，突出的肿块可以自行回纳，消失不见（即可复性疝）。肿块开始较小，随着疾病的发展逐渐增大，自腹股沟下降至阴囊或大阴唇内。肿块呈带柄的梨形，柄向外斜行通入腹股沟管。

　　（3）难复性疝：病程较久者，疝内容物与疝囊内壁经常摩擦，发生轻度炎症，逐渐形成粘连，疝内容物不能完全回纳，形成难复性疝。

　　（4）嵌顿和绞窄：多数并无明显诱因，也有确因过强的劳动或使腹内压力骤增的动作而诱发。突然并发者，出现明显疼痛，疝块坚实变硬，触痛明显。如嵌顿的是肠袢，即可出现典型急性肠梗阻症状。

2. 体征

（1）视诊：见腹股沟区肿块，有的可坠入阴囊，久站或咳嗽时明显。

（2）触诊：如无嵌顿，一般柔软有弹性（肠管），有时有坚实感且无弹性（大网膜），肿块上缘延绵不清，有柄蒂进入腹股沟管，无压痛。

（3）咳嗽冲击试验和疝块回纳试验：病人仰卧，检查者用手轻按于肿块上，嘱其咳嗽，有膨胀性冲击感；向外上方轻推，开始常有轻微阻力感，随即很快回纳消失。

（4）疝环检查：疝块回纳后，检查者用示指尖轻挑阴囊皮肤沿精索向上插入扩大的外环，进入腹股沟管内，嘱病人咳嗽，指尖有冲击感。较大的疝块回纳后，嘱病人用力咳嗽，疝块从腹股沟中点上方，相当于外环处自外上方向内下方突出下降。

（5）压迫内环试验：站立位疝块回纳后，检查者用手紧压内环，嘱病人用力咳嗽，肿块并不出现；移开手指，见疝块自外上方向内下方突出下降，可确诊为腹股沟斜疝。压迫内环试验用来鉴别斜疝和直疝时，后者在疝块回纳后并用手紧压住内环让病人咳嗽，疝块仍可出现。

（二）鉴别诊断

1. 睾丸鞘膜积液 完全在阴囊内，肿块上缘可触及，无蒂柄进入腹股沟管内，发病后，从来不能回纳，透光试验检查呈阳性。肿块呈囊性弹性感。睾丸在积液之中，故不能触及，而腹股沟斜疝时，可在肿块后方扪及实质感的睾丸。

2. 精索鞘膜积液 肿块位于腹股沟区睾丸上方，无回纳史，肿块较小，边缘清楚，有囊性感，牵拉睾丸时，可随之而上下移动。但无咳嗽冲击感，透光试验阳性。

3. 交通性鞘膜积液 肿块于每日起床或站立活动后逐渐增大，平卧和睡觉后逐渐缩小，挤压肿块体积也可缩小，透光试验阳性。

4. 睾丸下降不全 隐睾多位于腹股沟管内，肿块小，边缘清楚，用手挤压时有一种特殊的睾丸胀痛感，同时，患侧阴囊内摸不到睾丸。

5. 髂窝部寒性脓肿 肿块往往较大，位置多偏右腹股沟外侧，边缘不清楚，但质软而有波动感。腰椎或骶髂关节有结核病变。

【治疗】

除部分婴儿外，腹股沟斜疝不能自愈。治愈的方法是手术治疗。婴儿在长大过程中，腹肌逐渐强壮，斜疝有自愈可能。一般主张1周岁内的婴儿，暂不手术。

1. 疝带治疗 适用于年老体弱或身患其他重病不能施行手术者。长期使用疝带后，可使疝囊颈部因反复摩擦变得肥厚坚韧，从而促使疝内容物与疝囊内壁发生粘连，形成难复性疝。

2. 嵌顿性疝的手法整复法 腹股沟斜疝一旦嵌顿，须立即施行手术，以防肠段坏死。仅在少数情况下，可以试行手法整复。

适应证：①嵌顿时间较短（3～5h以内），估计尚未形成绞窄，没有腹膜刺激征；②疝环周围组织富于弹性的小儿；③病史长的巨大疝，估计腹壁缺损较大而疝环松弛者。

注意事项：①回纳后，应严密观察24h；②注意有无腹痛、腹肌紧张及大便带血现象；③注意肠梗阻现象是否得到解除；④手法复位有一定的危险性，必须严格控制应用，成功后建议病人择期手术治疗，以防复发。

3. 手术疗法 术前先治疗好诱发腹内压增加的一些因素，如慢性咳嗽、排尿困难、便秘、腹水等。妊娠和局部皮肤有感染时，应推迟手术时间。

（1）疝囊切除、高位结扎术：适用于婴幼儿和斜疝绞窄发生肠坏死局部有严重感染的病例。

（2）疝修补术：最常见。修补在高位切断、结扎疝囊颈后的基础上进行，修补应包括内环修补和腹股沟管壁修补两个主要环节。各种术式及其选择详见手术部分。

（3）疝成形术：适用于巨型斜疝、复发性疝、腹股沟管后壁严重缺损，腹横肌腱膜弓完全萎缩，不能用于缝合修补的病例。

4. 嵌顿性及绞窄性斜疝 急诊手术。

二、腹股沟直疝

腹股沟直疝则位于腹壁下动脉内侧，直接从腹膜经腹股沟三角向前突出，不经过内环、腹股沟管，也不坠入阴囊。腹股沟直疝常见于老年体弱者，属后天性疝，特别容易继发于长期咳嗽的老年慢性支气管炎、前列腺肥大等疾病。

【病因】

腹股沟区内侧是一个特别薄弱的区域，仅有一层菲薄无力的腹横筋膜遮盖，其浅面即是腹外斜肌腱膜和皮肤。如遇到腹内斜肌和腹横肌腱膜弓（或为联合腱）在腹直肌鞘和耻骨梳韧带的止点位置偏高，肌纤维倾斜度较小和老年肌肉退化、萎缩，则腹股沟管内侧的空隙变宽，极易引起疝。此外，慢性咳嗽、排尿困难、慢性便秘和过强的劳动等都可以增加腹内压，是促使直疝发生的诱因。

【诊断】

（一）临床表现

直疝疝块呈半球形，位于耻骨结节上方，在病人直立时出现。平卧时，由于疝囊颈宽大，多能自行回入腹腔而消失，无须手法复位。回纳后，用手指插入腹股沟管外环，常可扪及后壁有较大缺损。嘱病人咳嗽，有膨胀冲击感。直疝极少发生嵌顿，从不降入阴囊。

（二）鉴别诊断

腹股沟直疝和斜疝的鉴别诊断见表 7-1。

表 7-1 腹股沟直疝和斜疝的鉴别诊断

项目	斜疝	直疝
好发人群	儿童及青壮年	老年人
突出路径	经腹股沟管突出，由外上方斜行向内下方，可进入阴囊	由腹股沟三角直接自后向前突出，从不进入阴囊
疝块外形	疝块呈椭圆形或梨形，上部呈蒂柄状	半球形，基底部宽
疝内容物回纳后，压住疝环疝块是否突出	疝块不再突出	疝块仍然突出
精索与疝囊的关系	精索在疝囊后方	精索在疝囊前外方
疝囊颈与腹壁下动脉的关系	疝囊颈在其外侧	疝囊颈在其内侧
嵌顿发生率	较高	较少

【治疗】

采取手术疗法，主要环节是修补、加强腹股沟三角，一般可施行 Bassini 或 McVay 疝修补术。但如发现缺损过大，又无足够和坚实的腹内斜肌、腹横肌腱膜弓（或联合腱）可供缝合，则应行成形手术。直疝属继发性疝。术前须考虑其发病原因（慢性咳嗽、前列腺肥大、便秘等）并加以处理。如不能控制或另伴有严重心脏疾病者，则不宜手术，可用疝带治疗。

三、股 疝

经股环、股管而自卵圆窝突出的疝，称为股疝。

【发病机制】

股管是一个狭长潜在性间隙，股管下口卵圆窝为筛状板所覆盖，大隐静脉在此穿过筛状板而汇入股静脉，是阔筋膜的一个缺陷，可形成疝。股管内疝内容物似直线状下坠，出卵圆窝后折转向前形成一锐角。加以股环本身狭小、周围韧带坚韧，极易发生嵌顿和绞窄。股疝的嵌顿率是腹外疝中最高的，达 60%，其中半数是绞窄性疝。

【诊断】

（一）临床表现

1. 股疝多见于中年以上的经产妇女，右侧多见。

2. 股疝疝块一般不大，呈半球形隆起，位于腹股沟韧带下方卵圆窝处。

3. 症状轻微，常不为病人注意，特别在肥胖者更易疏忽，仅在久站或咳嗽者略有坠胀感。

4. 疝囊颈较狭窄，咳嗽冲击感不太明显。

5. 早期易回纳，由于疝块外有较多脂肪组织，疝块并不完全消失。往后，疝囊易与大网膜发生粘连难以回纳，成为难复性疝。

6. 股疝极易发生嵌顿，且迅速发展为绞窄性疝。

7. 疝块突发嵌顿，引起局部剧烈疼痛，出现明显的急性肠梗阻症状。腹痛可以十分剧烈，以致有些病例可掩盖局部症状，特别对于没有股疝病史的，极易漏诊。因此，凡急性腹痛病人，特别是妇女，一律须检查卵圆窝部。

（二）鉴别诊断

1. 腹股沟疝 腹股沟斜疝位于腹股沟韧带的上内方，呈梨形，而股疝则位于其下外方，多呈半球形。疝块回纳后，用手指紧压腹股沟管内环，嘱病人站立或咳嗽，在腹股沟斜疝时疝块不再出现，而股疝则复现。腹股沟直疝位于腹股沟韧带上方，手指检查腹股沟三角，腹壁有缺损。

2. 大隐静脉曲张结节 在病人站立或咳嗽时可增大，平卧时消失，可误为可复性疝。鉴别要点在于用手指压住股静脉近侧端，可使大隐静脉曲张结节膨胀增大，而股疝则否。静脉曲张者常伴有下肢其他部位的静脉曲张。

3. 淋巴结肿大 嵌顿性股疝应与急性淋巴结炎相鉴别，后者常呈椭圆形，虽有压痛，但没有剧烈腹痛等急性肠梗阻症状。

4. 髂腰部寒性脓肿 因有咳嗽冲击感，平卧时肿块也能部分缩小，可与股疝相混淆，但它多位于腹股沟外侧偏髂窝处，有较明显的波动征。X 线片可见腰椎或骶髂关节结核。

【治疗】

股疝易嵌顿，又易发展为绞窄性疝，应早期予以手术治疗，最常见的手术方法是 McVay 疝修补术。有两种手术径路：腹股沟上切口和腹股沟下切口。详见手术部分。

四、嵌顿和绞窄性疝

股疝嵌顿发生率较腹股沟疝多 1 倍。疝发生嵌顿或绞窄后，其预后和患者年龄、发病与手术时距，病变程度（单纯嵌顿、绞窄或已发生肠坏死）、伴发疾病及疝的种类有关。

疝内容物突然不能回纳，发生疼痛等一系列症状者，称为嵌顿性疝。如果嵌顿仅为肠壁的一部分，肠系膜并未进入疝囊，称为肠管壁疝，或称 Richter 疝。如果嵌顿的部分是 Meckel 憩室，则称为 Littre 疝。嵌顿有时包含数个连续的肠袢，形如"W"形，称为逆行性嵌顿疝，或称 Waydl 疝。

【病因病理】

1. 弹力性嵌顿 腹腔压力突然升高，疝内容物被强行挤过狭小坚韧的疝门进入疝囊，而随之腹腔压力突然恢复正常，疝颈弹性收缩，疝内容物无法回纳。

2. 粪便性嵌顿 含有大量粪便的肠袢突然进入疝囊或大量粪块突然进入疝囊内的近端肠袢，膨胀充盈的近端肠袢在疝门处压迫阻塞远端肠袢。

嵌顿性疝的主要病理特征是肠腔受压梗阻但其供应的动静脉血运尚未受阻。

【临床表现】

疝块突然不能回纳，出现明显疼痛，疝块坚实变硬，触痛明显，咳嗽时疝块无冲击感。如嵌顿的是肠袢，则出现典型急性肠梗阻症状,属于闭袢性肠梗阻,有时甚至可以掩盖局部症状。Richter 疝临床多见的是嵌顿仅及肠腔 1/3 以内,则一般不引起完全梗阻。嵌顿性疝多数并无明显诱因，也有因过强劳动或使腹内压力骤增的动作而诱发。

嵌顿性疝如不及时解除，肠系膜受压逐渐加重，引起血运障碍，则为绞窄性疝。绞窄是嵌顿的进一步发展，是不能截然分开的两个连续性阶段。晚期，肠壁逐渐坏死穿孔，囊内溶液因感染呈脓性并混有粪便；可引起急性粪便性蜂窝织炎或脓肿；如自体表穿破，则形成粪瘘；感染延及腹腔则引起急性弥漫性腹膜炎。

【处理要点】

1. 对嵌顿疝施行手法复位前一定要确认无疝内容物的绞窄坏死。

2. 腰麻安全并可有助于消除梗阻所致的肠痉挛及松解卡紧的疝环，老年患者可用局麻。

3. 应在直视下剪断疝环，解除嵌顿，切勿伤及肠管。不能让肠管缩入腹腔内，并且还须将全部被嵌顿的肠袢，连同其近远端正常的肠段各约 20cm,自腹腔拖出显露在切口外，观察其活力。有少数嵌顿性疝，因麻醉的作用，疝环松解，肠管缩回腹腔，则必须重新拖出肠管，辨认被嵌顿过的肠段，是否有坏死或失去活力的情况。

4. 如肠管已有坏死，或已失去活力，或高度怀疑其无生机时，均须将其切除，进行端端吻合。

5. 病人情况不容许作肠切除吻合时，将坏死或生命力可疑的肠管置于腹壁外，其近侧端插入肛管减压，解除梗阻。待 1～2 周后，病人一般情况好转，再施行肠切除吻合术。

6. 凡施行肠切除吻合术，手术区污染严重者，在高位结扎疝囊后，一般不宜作修补术，以免感染，造成手术失败。

五、腹股沟滑动性疝

腹腔后位的脏器，在疝的形成过程中，随后腹膜壁层而被下牵，滑经疝门构成疝囊的一部分，称为滑动性疝。患者多为 50 岁以上男性。

【诊断】

（一）临床表现

患者多肥胖。疝右侧多见，疝块巨大柔软，多坠至阴囊。内容物多为盲肠，及其相连的回肠、阑尾、升结肠等。在左侧则为乙状结肠与降结肠。疝囊内活动的内容物一般较多，如大段回肠，可以回纳；但其滑动的腹膜后内脏如盲肠，则始终不能回纳，构成难复性疝。滑动性疝发生嵌顿较少，手术前难以确诊，多在术中发现。

（二）辅助检查

X 线钡灌肠可见疝囊内有肠段显影。

【治疗】

手术重建完整疝囊，荷包缝合以关闭腹腔。然后施行 Bassini 或 McVay 疝修补术修补腹股沟管。

六、复发性腹股沟疝

腹股沟疝修补术后的复发率约为 4%,复发时间多在 1 年内,直疝术后复发率约比斜疝高 5～8 倍。

【病因】

1. 手术技术上的错误

（1）结扎疝囊不够高位，不在疝囊颈部，剩余部分疝囊。

（2）内环仍宽大松弛，不能阻止内脏疝出。

（3）疝囊颈部的荷包缝合松开。

（4）用可吸收线（如肠线）作修补腹股沟管的缝合。

（5）修补的间断缝合间隔太宽。

（6）选择术式不当，如在成人斜疝，选择仅加强腹股沟前壁的 Ferguson 术式，甚至只作单纯的疝囊高位结扎术；没有采用 Bassini 或 McVay 疝修补术；McVay 疝修补术找不到耻骨梳韧带。

（7）术后并发局部血肿，诱发切口感染。

2. 没有控制引起腹内压增高的伴随疾病，如老年慢性支气管炎引起的长期咳嗽、慢性便秘等。

3. 手术后休息时间不够，过早地进行体力劳动。

4. 手术区外伤。

【治疗】

再行手术修补。根据腹股沟壁缺损情况，采取 Bassini 或 McVay 疝修补术，或施行各种成形术（自体移植阔筋膜或应用金属丝网）。

七、腹部切口疝

腹部切口疝系指发生于腹部手术切口的疝，临床上相当多见，居腹外疝的第三位。

【发病机制】

1. 解剖基础 腹部纵切口除腹直肌外，切断了所有横行走向的腹壁各层肌肉、筋膜、腹膜、鞘膜组织纤维；在缝合后，又容易受到肌肉的横向牵引而裂开。即使是腹直肌，也因切断肋间神经而有损其强度。为此，应尽量少用腹直肌旁切口，代之以横行切口、正中切口或旁正中切口。

2. 直接诱因

（1）术中处理不当：例如，术中缝合层次有误，对合不当，缝合不密，嵌入其他组织或缝腹膜时留有缺口；麻醉效果不佳，强行拉拢创缘缝合引起组织撕裂。

（2）术后处理不当：手术后留置引流物过久、切口发生感染。据统计，切口一期愈合，切口疝发生率少于 1%，一旦感染，发生率增至 10% 左右。

（3）手术后腹内压力增高：如手术后肠麻痹引起的腹胀，频繁呕吐，以及原有的老年慢性支气管炎和术后并发肺炎所致的剧烈咳嗽，均可使缝线撕脱或组织撕裂。

【诊断】

1. 腹部切口疝一般多见于纵切口，多发生于手术后的几个月内。

2. 疝囊多不完整，疝环较大，不易发生嵌顿，内容物多为大网膜和小肠，可与疝囊壁发生粘连，形成难复性疝。

3. 症状及体征

（1）腹壁切口有肿块突出，在病人站立、行走、用力时更为明显，平卧时则消失。

（2）小的切口疝无其他症状，大的和巨型切口疝可引起腹部不适和牵拉感，并有消化不良、腹胀、腹部隐痛和慢性便秘等。

（3）切口瘢痕处可见肿块，质地柔软，大者直径可达 10～20cm 甚至更大。疝内容物回纳后，可清楚地摸到疝环边缘。有时疝内容物为小肠，可见蠕动波及听到肠鸣音。

【治疗】

主要是手术治疗，对于年老体弱，不能忍受手术，或有顽固性剧咳，不能控制者可使用弹性绷带包扎。手术疗法有两种：一是单纯修补，二是成形术。详见手术部分。

八、脐　　疝

婴　儿　脐　疝

婴儿脐疝属先天性疝。脐部发育不全，脐环没有完全闭锁；或脐部的瘢痕组织薄弱，不够坚固。当腹压骤然增加时，内脏可从脐部突出而形成脐疝。婴儿腹压增加的主要原因有经常啼哭、包茎、咳嗽或便秘等。

【诊断】

1. 脐疝大多位于脐的上方，因为脐静脉位于脐部上缘，该处更薄弱。

2. 一般直径为1～2cm，疝的内容物多是大网膜、小肠；被盖仅为瘢痕组织、皮下组织和皮肤。

3. 婴儿脐疝多属易复性疝，嵌顿少见。

4. 当啼哭、站立和用劲时，疝块增大、紧张，无其他症状。往往在洗澡、换衣或无意中发现。

【治疗】

1. 在2周岁前，除非嵌顿，否则可以等待或采取贴胶布疗法，因脐疝尚有迟至1～2岁时自行关闭的可能。

2. 已经满2周岁，脐疝环直径超过1.5cm者宜用手术治疗。

成　人　脐　疝

【诊断】

1. 多发生于中年肥胖的经产妇女。

2. 常见的诱因是妊娠、大网膜脂肪过多、慢性咳嗽、肝硬化腹水等。

3. 主要症状：脐部看到半球形疝块，内容物可回纳，也有咳嗽冲击感。常伴有消化不良，腹部不适和隐痛。巨大的脐疝可呈悬垂状。

4. 疝内容物初期多为大网膜，随后还有小肠、结肠等，常因与疝囊壁发生广泛粘连，形成多房性间隙。

5. 成人脐疝较易嵌顿和发生绞窄，因其脐环一般较小，周围瘢痕组织较坚韧。

【治疗】

手术治疗。嵌顿时，应做紧急手术。

九、其　他　疝

白　线　疝

白线疝指发生在腹壁正中白线上的疝。

【病因】

白线是由左右侧的腹直肌的纤维相互交叉而成，发育不良时可出现较大间隙，形成一薄弱点，当腹压骤然增高时而形成白线疝。

【临床表现】

1. 白线疝绝大多数在脐上，也称腹上疝。

2. 早期白线疝的内容物是腹膜外脂肪组织，无疝囊。随着白线疝的发展，内脏推动腹膜从间隙中突出，形成一完整的有疝囊的疝。

3. 白线疝一般较小，内容物多为大网膜，和疝囊易发生粘连，成为难复性疝，但很少嵌顿。

4. 白线疝早期一般无症状，也不易被发现。以后因发生粘连，大网膜牵拉，可有上腹部疼痛、消化不良、恶心呕吐等症状。

5. 疝块回纳后，可在白线区扪及空隙。

【治疗】

小的白线疝如无症状，无须治疗。较大而症状明显的白线疝应手术治疗。早期只限于切除脂肪，但如有疝囊，必须结扎疝囊颈后予以切除，缝合白线上的间隙，以封闭疝环。

腰 疝

自腰三角间隙突出的疝，统称为腰疝。

【临床表现】

1. 腰疝多发生于年老消瘦的妇女。

2. 腰部可见一易复性疝块，有咳嗽冲击感。

3. 大多数没有症状。巨大腰部疝，有牵拉不适和消化不良等。

4. 腰疝疝颈较宽，发生嵌顿较少（10%）。

【治疗】

没有症状的腰疝，可用弹性绷带紧束。大而有症状的腰疝，需进行手术修补。手术方法是切除疝囊，利用肌肉带蒂或游离阔筋膜、腰筋膜、臀筋膜等，做重叠缝合填补疝孔。

闭 孔 疝

经闭孔管所突出的疝，称为闭孔疝。

【临床表现】

1. 闭孔疝多见于消瘦的老年妇女，因妇女的骨盆较宽阔，闭孔也相应宽大。

2. 内容物多为小肠，也有结肠、膀胱、卵巢等。

3. 主要症状为股部和膝关节内侧的局部刺痛、麻木和异常感觉，为闭孔神经受压迫而引起。咳嗽或用力时，疼痛加剧，而当患侧下肢处于屈曲、内收和内旋位置时，疼痛减轻，有时可消失。

4. 直肠或阴道指检时，在骨盆前壁可扪及有条索感的疝囊颈部。

5. 闭孔疝易致嵌顿和绞窄，这是因为闭孔管狭窄及周围组织坚韧所致。嵌顿时并发剧烈的腹痛，此时大多数病人常以原因不明的急性肠梗阻症状而收入院，往往在剖腹探查术中才明确诊断。

【治疗】

经腹腔内对合缝合闭孔内肌和闭孔筋膜，关闭内口。

半 月 线 疝

【临床表现】

1. 半月线疝常位于髂前上棘至脐部的连线和半月线（即腹直肌外侧缘）的交叉处。这是由于腹直肌在半环线以下没有后鞘，只有腹横筋膜形成一薄弱区所致。

2. 半月线疝一般位于腹外斜肌深层，不易诊断，常误诊为脂肪瘤，多半因嵌顿手术时才发觉。

【治疗】

依一般疝手术原则处理后，腹横肌腱缺损以丝线对合缝合。

第八章 腹膜、网膜、腹膜后间隙疾病

一、急性化脓性腹膜炎

腹膜炎是致病因子侵犯腹膜而导致腹膜腔炎性病变的疾病总称。就发病机制而论，有急性和慢性、原发性和继发性之分；就病因而言，可分为细菌性和非细菌性腹膜炎；而按炎症波及的范围，则可相对地分为弥漫性与局限性两类。急性化脓性腹膜炎通常指急性、继发性、细菌性、弥漫性腹膜炎，是腹部外科最常见的急腹症。

【病因】

1. 空腔脏器的急性穿孔、破裂，消化液外溢。除腹部损伤外，最常见的为胃十二指肠溃疡穿孔。另外，手术后胃肠吻合口瘘也是较常见的原因。

2. 腹内任何脏器的感染性疾病波及腹膜、脓肿破裂、坏疽穿孔等，如急性阑尾炎、急性胆囊炎、急性胰腺炎等。

3. 脏器的缺血性坏死，如肠扭转、肠系膜血管栓塞、卵巢囊肿蒂扭转等。

【病理】

急性化脓性腹膜炎的基本病理变化为腹膜的充血水肿、大量炎性渗出，继而纤维素性增生。实质上这是机体的抗炎反应，前者可稀释毒素、减轻刺激，后者可局限炎症的扩散。但由此也可致机体水、电解质紊乱及酸碱失衡和因粘连所致的肠梗阻。脓性渗出物的积聚与局限可形成腹腔内脓肿。病程后期则多陷于感染性休克及多器官功能不全综合征。

【诊断】

（一）临床表现

急性化脓性腹膜炎临床以腹痛、腹部压痛和腹肌紧张等腹膜刺激征为主要表现。

1. 症状 腹痛可为骤起或在渐进性腹痛基础上骤然加重加剧。腹痛均为持续性；腹痛程度虽因病因及病人反应等因素而有所差异，但一般多为难以忍受的剧烈疼痛。不论腹痛扩散的范围多大，始终以原发病灶部位最为显著。伴随腹痛的发作，往往有恶心、呕吐。

2. 体征 ①下肢屈曲侧卧强迫体位；②腹式呼吸运动减弱甚至消失；③全腹压痛及腹肌紧张，以原发病灶部位最为明显，重症可为"板状腹"；④肝浊音界缩小或消失，腹水较多者可叩出移动性浊音；⑤肠鸣音减弱或消失；⑥脉率加快，体温上升；⑦直肠指诊可有盆腔积液或积脓征象；⑧病程后期可有重度脱水、电解质紊乱及酸碱失衡，感染性休克，多器官功能不全综合征等表现。

（二）辅助检查

1. 实验室检查 白细胞计数常升至（12～20）×10⁹/L，中性粒细胞比例可升至 85%～95%，常可见中毒颗粒。

2. X 线检查 腹部 X 线透视或腹部平片，若见膈下游离气体影，提示消化道穿孔。

3. B 超检查 可揭示腹腔异常积液。

4. 诊断性腹腔穿刺 可抽获胆汁着色液或脓性液体。

5. 诊断性腹腔灌洗 鉴别诊断困难时为避免阴性剖腹探查可采用。

（三）鉴别诊断

1. 内科急腹痛 急性胃肠炎、急性坏死性肠炎、中毒性痢疾、肠伤寒、大叶性肺炎、胸膜炎、心包炎、心肌梗死、糖尿病酮症酸中毒、尿毒症等诸多疾病均可有腹痛。但此类腹痛或为神经反射性或为局限于黏膜表面的炎症所致，故疼痛多以脐为中心而游移不定，腹部亦无固定的压痛点及肌紧张。若有发热，则发热多在腹痛发作之前。

2. 妇产科急腹症 异位妊娠破裂、卵巢囊肿蒂扭转、急性输卵管炎及急性盆腔炎等可从停经史、腹部包块、压痛部位及直肠或阴道指诊等方面鉴别。

3. 不适于急诊剖腹术的外科急腹症 原发性腹膜炎的鉴别见下述。输尿管结石，腹膜后间隙的积血、感染等仔细综合分析病史、体征，应不难鉴别。

【治疗】

治疗原则为消除病因，尽快使炎症局限、脓性渗出吸收或引流。一般多需要以手术为中心的综合治疗。

（一）非手术治疗

1. 适应证 ①原发性腹膜炎、急性盆腔炎。②症状、体征较轻，一般情况较好者或炎症已有局限化趋势者。

2. 治疗措施 ①禁食、胃肠减压；②维持水、电解质及酸碱平衡，并补充热量与营养素；③应用抗生素，并注重厌氧菌感染的防治；④适当给予镇静、止痛药；⑤可配合针灸等中医药疗法。

（二）手术治疗

1. 适应证 ①原发病变严重，如脏器的坏死、破裂。②病因不明但临床表现典型，且无局限化趋势者。③病情重笃，腹水多，重度腹胀，并有休克表现者。④经积极非手术治疗 6～8h 后，症状、体征不见好转或反而加重者。

2. 手术方法 急性化脓性腹膜炎的剖腹探查的原则在于尽可能对原发病灶作根本性处理，清除腹腔积液积脓，并合理放置引流物。

（1）切口应以最接近原发病灶为原则。病因不明者，可作右侧腹直肌切口，一般先作 8cm 左右小切口，进腹后根据积液或脓液的性状、脓苔沉积或附着最多的部位等再将切口向上或向下延长。

（2）对原发病灶尽可能作根本性处理，但也应只限于处理原发病灶。如切除坏疽的阑尾、胆囊及坏死的肠段等。若病灶因炎性水肿和粘连等因素不易切除或病人情况不能耐受彻底切除手术时，应取简单有效的病灶及腹腔引流术。涉及结肠的原发病灶，应按急诊结肠手术原则处理；应多考虑安全的造口、转流、病灶外置等处理方法。

（3）清理腹腔。尽量吸除腹腔内渗液、食物残渣及肠液；病灶局部可采用少量多次生理盐水冲洗，吸除后再用纱布擦净。一般情况下，不宜作腹腔冲洗，以免感染扩散。但若腹腔污染广泛而严重，则需对腹腔进行彻底冲洗。剔除所有腹膜与肠管表面的脓苔的所谓"彻底清创术"应在病人情况允许时选择性应用。

（4）放置引流。放置引流指征：①坏疽病灶未能切除或有大量坏死组织未能清除时。②空腔脏器的吻合、缝合处有泄漏可能时。③估计术后仍将有较多的渗血或渗液时。④局限性脓肿引流。⑤术后需继续作腹腔灌洗者。引流物一般放置在病灶附近及盆底；常用的引流物有烟卷引流、橡皮或硅胶引流管、双套管等，可根据引流的指征及需引流的时间长短而选择。

二、原发性腹膜炎

原发性腹膜炎又称自发性细菌性腹膜炎（spontaneous bacterial peritonitis），系指腹腔内无原发病灶的急性感染性弥漫性腹膜炎。现已不多见。常发生于严重肝病或肾病患者。临床主要表现为发热、腹痛和腹部压痛、腹胀及腹水迅速发生或加重，常伴有血压下降或中毒性休克，以及肝肾衰竭，病死率甚高。

【病因病理】

病原菌多为革兰氏阴性需氧菌，其中大肠杆菌占首位（40%～50%），其次为链球菌、肺炎克雷伯菌、肠球菌、葡萄球菌等，偶有厌氧菌感染。细菌多经由血液循环或淋巴途径侵入腹腔；肠黏膜屏障受损时细菌可直接穿透肠壁进入腹腔；女性尚可经生殖道侵入。

原发性腹膜炎多见于严重肝病或肾病合并腹水患者，多种因素与发病有关：①机体防御功能低下：包括全身性免疫系统、肝脏单核巨噬细胞系统功能低下，以及肝硬化腹水的杀菌活力和调理素活性降低等；②门静脉高压致肠黏膜屏障功能受损，肠道内细菌可直接穿透肠壁进入腹腔；③肠道细菌移位进入门静脉系统后，经侧支循环直接进入体循环。另外，原发性腹膜炎发病前常有呼吸道、泌尿系或胆道感染。

【诊断】

（一）临床表现

主要症状为突发急性腹痛，开始部位不定，很快向全腹扩散；腹痛剧烈程度不一；常伴有畏冷、发热、恶心呕吐等；后期则有肠麻痹表现。主要体征为腹部压痛、反跳痛，肌紧张，腹胀，肠鸣音减弱等；直肠指诊可有明显触痛。之后腹水迅速增多，出现全身中毒症状，重者可有低血压、肝性脑病及感染性休克。

（二）辅助检查

1. 血白细胞计数升高，中性粒细胞比例可达 90% 以上。

2. 腹腔穿刺可获草黄或草绿色、多无臭味的脓性液体，涂片细菌检查可见相应菌种及大量中性粒细胞。

3. 腹水白细胞计数和中性粒细胞比例：腹水白细胞计数超过 $0.5\times10^9/L$、中性粒细胞比例大于 0.5，可确诊原发性腹膜炎。

4. 血培养及腹水培养：约半数患者血培养可检出与腹水培养相同的细菌，特别是有 1/3 腹水培养阴性的病人，血培养可呈阳性。

【治疗】

一经确诊或疑及原发性腹膜炎，即应尽早开始选用有效抗生素为主的内科治疗。

1. 早期经验用药多选用氨苄西林或哌拉西林加第三代头孢菌素或氟喹诺酮类（氨苄西林 4～8g/d、哌拉西林 6～12g/d、头孢噻肟 2～4g/d、头孢他啶 2～4g/d、环丙沙星 0.75～1.0g/d、甲硝唑 0.5g/d，分上、下午两次静脉滴注）。之后再根据细菌培养及药敏试验结果选用和调整。

2. 若非手术治疗不能控制症状发展，腹部体征加重，或诊断上不能排除继发性腹膜炎者，应剖腹探查。确定为原发性腹膜炎者，作腹腔引流。一般于双侧下腹及盆腔放置引流管。

3. 积极防治中毒性休克、肝性脑病，纠正水、电解质紊乱及酸碱失衡。

4. 加强原发病治疗及全身支持治疗。

5. 诺氟沙星可作为预防用药，每日 400mg 口服，长期应用或间断使用，亦可每周口服环丙沙星 750mg。

三、结核性腹膜炎

结核性腹膜炎（tuberculous peritonitis）是由结核杆菌引起的慢性、弥漫性腹膜感染。多继发于腹腔器官的结核。可见于任何年龄，多数在 20～40 岁。以女性为多，男女之比约为 1：2。近年来发病率已明显下降。

【病因病理】

本病绝大多数继发于体内其他结核病灶。感染途径以腹腔内的结核病灶直接蔓延为主，肠系膜淋巴结结核、肠结核、输卵管结核是常见的直接原发病灶。少数可由血行播散引起。

腹膜结核的病理改变主要有三种类型：

1. 腹水型 亦称渗出型。腹膜上满布粟粒样结节，腹膜充血并大量渗出；腹水多呈草黄色。慢性者可有腹膜增厚、结节增大及纤维化。

2. 粘连型 最多见。腹水吸收、纤维化，大网膜、肠系膜、肠管及壁腹膜之间广泛粘连。

3. 干酪型 也称包裹型。腹腔内有局限性积液或积脓，脓液往往呈干酪样；脓肿可侵蚀肠管及腹壁，形成内瘘、外瘘或混合瘘。

上述两种或三种类型的病变往往并存，称为混合型。

【诊断】

（一）临床表现

临床上可分为急、慢两种类型，慢性型多见。急性型起病急骤，以急性腹痛或骤起高热为主要表现，腹部可有较广泛的轻压痛及轻度肌紧张，并有发热及腹胀；但全身中毒表现均不如细菌性腹膜炎重。慢性型则多有一般结核病的全身表现如低热、乏力、消瘦、食欲缺乏、贫血等症状，典型的病理分型也多在此类病人中出现。腹水型以高度腹水为突出表现，腹壁紧韧，有轻压痛。粘连型一般也有腹胀，腹壁柔韧，腹部扪诊有揉面感。干酪型可有腹部包块，可有慢性不全性肠梗阻表现；包裹性脓肿可穿破腹壁形成外瘘或瘘管。

（二）辅助检查

1. 血液检查 轻至中度贫血，急性期白细胞计数和中性粒细胞比例可见升高。红细胞沉降率一般均见加快。

2. 腹水检查 腹水外观呈草黄色、浑浊，静置后易凝固，比重大于 1.016，蛋白定量大于 25g/L，白细胞计数多超过 $500×10^6/L$，以淋巴细胞为主。腹水浓缩找结核杆菌，有时阳性；一般细菌培养阴性，但腹水豚鼠接种阳性率可达 50% 以上。

3. 胃肠 X 线钡餐检查 可发现有肠结核、肠粘连、肠内瘘、慢性肠梗阻等征象；腹部平片有时可见钙化影。

4. 超声检查 常可探及腹水、肠粘连、包裹性积液或非均质性肿块等。

5. 腹腔镜检查 对诊断困难者为避免损伤过大的剖腹探查可作腹腔镜检查，但对腹膜有广泛粘连者应属禁忌。目视观察见腹膜、网膜与脏器表面有散在或集聚的灰白色结节，浆膜失去正常光泽、浑浊粘连，并应同时作活检以确诊。

【治疗】

（一）抗结核治疗

应坚持早期、联合、全程规范化的抗结核治疗原则，以达到彻底治愈、避免复发及防治并发症的目的。一般使用 3 种或 4 种药物联合强化治疗。异烟肼 0.3～0.4g，每日晨间顿服，利福平 0.45g，每日 1 次口服，乙胺丁醇 0.75g，每日 1 次口服；需要时可另加用链霉素（0.75g，每日肌内注射 1 次）或吡嗪酰胺（0.25～0.5g，每日 3 次），共 4 种药联合治疗 2 个月，然后继续用异烟肼和利福平治疗至少 7 个月。有血行播散病灶或显著结核毒血症者，在抗结核药物治疗的同时，可加用泼尼松短期治疗，每日 30～40mg，分次口服。治疗期间应注意药物的副作用。

（二）加强支持治疗

适当休息，增强营养；必要时给予静脉输液及肠内肠外营养治疗。

（三）腹腔放液

腹水型者，特别是急性渗出阶段，每周可适量放腹水一次，并腹腔内注射异烟肼 100mg、链霉素 0.25g。

（四）手术治疗

1. 手术指征 ①非手术治疗无效的粘连性肠梗阻。②干酪型并发肠瘘或肠穿孔。③诊断不明，难以与腹内肿瘤或急腹症鉴别。

2. 手术方式　①粘连松解术；②肠段切除术；③短路吻合术；④小肠插管造口术；⑤原发性结核病灶（肠系膜淋巴结核、肠结核、输卵管结核等）切开剔除、搔刮及切除术。

四、腹腔脓肿

腹腔脓肿是指腹腔内某一间隙或部位因组织坏死液化被肠曲、内脏、腹壁、网膜或肠系膜等包裹，形成局限性脓液积聚。因解剖位置的关系，多见于膈下及盆腔，肠间、结肠旁沟、髂窝等处亦常波及。

膈 下 脓 肿

广义的膈下间隙包括自膈肌以下至横结肠及其系膜的整个结肠上区，而狭义的膈下间隙仅指右肝上间隙和左膈下间隙。因脓液可在各间隙之间扩散，故现已多将广义膈下间隙内的脓肿统称为膈下脓肿。

【病因病理】

膈下脓肿多继发于急性化脓性腹膜炎，也可是腹部手术，特别是上腹部手术的并发症，偶尔可因胸腔感染波及。病原菌多来自胃肠道，多为混合感染；菌种以大肠杆菌、铜绿假单胞菌、变形杆菌等需氧菌和脆弱类杆菌、厌氧性球菌等厌氧菌为主。感染途径以直接扩散为主，但也可经由门静脉系统或淋巴系统侵入。

膈下脓肿一般为单发，也可为多发。未能及时引流的脓肿可向胸腔蔓延甚至穿入胸内，其他较少见的并发症尚有脓肿与结肠、胃、食管、支气管、胆道等之间的内瘘。

【诊断】

（一）临床表现

1. 全身症状　膈下炎症初期无典型症状，脓肿形成后有弛张型发热、脉率加快、寒战、出汗、不思饮食、衰弱等全身中毒症状。

2. 局部症状　患侧上腹部疼痛，并向肩背部放射，咳嗽及深呼吸时疼痛加重；可伴有呃逆。炎症波及膈上胸膜及肺时，可有咳嗽、胸痛及气促。

3. 体征　患侧呼吸动度变小，局部可有深压痛或叩击痛，严重时可出现局部皮肤凹陷性水肿。患侧肺底呼吸音减弱或消失。

（二）辅助检查

1. 血常规　白细胞计数及中性粒细胞比例均显著升高。

2. X 线检查　患侧膈肌抬高，活动度受限或消失；肋膈角模糊或有积液；含气脓肿可出现气液平面；左膈下脓肿可见胃受压推移改变。

3. B 超检查　可明确脓肿的大小及范围，并可为诊断性穿刺进行定位。

4. CT 检查　能准确确定脓肿的部位、大小及范围。

5. 诊断性穿刺　应在 X 线或 B 超引导下进行。穿刺阴性并不能排除脓肿的诊断。

【治疗】

（一）非手术治疗

1. 脓肿尚未形成的感染早期，应强化以抗生素为主的抗感染治疗。抗生素的使用以广谱、足量为原则，必要时应二联甚至三联用药。

2. 对较小且较接近体表的脓肿可试行穿刺抽脓并注入抗生素的保守治疗方法。

3. 积极进行以输液、输血、营养治疗为主的全身支持治疗。

（二）手术治疗

为防止严重并发症，较大的脓肿及症状较重者应尽早手术引流。引流途径视脓肿所在部位而定，一般有 3 种切口进入脓腔途径。

1. 经前腹壁途径 适用于位置较靠前的脓肿。肋缘下斜行切口直达腹膜前，略作潜行分离，穿刺证实脓肿位置后，切开引流。若脓肿位置较高，可经腹膜外途径在膈肌与腹膜间向上分离；亦可切开腹膜进行分离，只要不分离破坏脓肿周围的粘连，一般不会污染游离腹腔。

2. 经后腰部途径 适用于位置靠后的脓肿。沿第 12 肋作切口，骨膜下切除第 12 肋。穿刺证实脓肿位置后，平第 1 腰椎横行切开肋骨床，进入腹膜后间隙，切开脓肿引流。

3. 经侧胸壁途径 适用于右肝上间隙高位脓肿。应分两期进行。右腋中线第 8、9 肋处作切口，切除部分肋骨，直达胸膜外。用碘仿纱布填塞创口，使胸膜与膈肌形成粘连。1 周后经此切口穿刺证实脓肿位置后，沿针头方向切开胸膜和膈肌，引流脓液。

盆腔脓肿

【诊断】

1. 全身症状 发热、脉速、乏力等，因盆腹膜吸收毒素能力较低，全身中毒症状较膈下脓肿明显为轻。

2. 局部症状 常有典型的直肠或膀胱刺激症状，如大便次数多而量少、黏液便、里急后重、尿急尿频等。

3. 直肠或阴道指诊 可触及盆腔内包块，包块有触痛且压向直肠前壁，有时有波动感。还可经阴道穹后部作诊断性穿刺。

4. B 超检查 可确定脓肿的诊断。

【治疗】

早期应以抗感染、局部治疗（温热盐水灌肠、会阴部理疗等）为主。脓肿形成后，可经直肠前壁或阴道穹后部引流。

肠间脓肿

脓液被包裹在肠管、肠系膜和网膜之间，可形成单个或多个大小不等的脓肿。肠间脓肿常伴有不同程度的粘连性肠梗阻。脓肿还可穿入肠管或膀胱，形成内瘘。临床表现主要为全身化脓性感染症状，可有不同程度的腹胀或不全性肠梗阻表现；腹部可扪及有压痛的包块。B 超检查有助于脓肿的发现及定位。诊断明确且非手术治疗无效时，可考虑剖腹探查及引流。

五、大网膜疾病

大网膜扭转

【病因病理】

大网膜扭转可分为原发性及继发性两种。原发性极为少见，病因及发病机制也不明确，多与先天性异常有关。继发性大网膜扭转多因网膜本身肿瘤或腹腔肿物、炎性粘连等所诱发。常为双极性。大网膜扭转后可以发生坏死；扭转梗死的网膜小段可逐渐纤维化甚至脱落而成为腹腔游离物。

【诊断】

临床表现以明显的腹膜刺激征为主。突发腹部绞痛，持续性加剧。腹部有局限性压痛及肌紧张。剖腹探查前很少能明确诊断。

【治疗】

剖腹探查证实诊断后切除扭转的网膜。

大网膜囊肿

【病理】

大网膜囊肿分真性囊肿和假性囊肿两类。真性囊肿主要有淋巴潴留性囊肿，偶可见皮样囊肿。前者多因淋巴管梗阻所致，也可因先天性异位淋巴组织发展而来；囊内容物多为浆液性，可为单房或多房。假性囊肿内容物较浑浊甚或为血性，多因炎性渗出包裹而致。少数囊肿可发生扭转。

【诊断】

临床除自觉腹部包块外，一般无症状；偶有腹胀。腹部检查可扪及无压痛且移动度较大的包块，可有囊性感。发生扭转时表现出急腹症。B超可探及囊性肿块；但确切定位仍依赖CT检查。应注意与包虫囊肿及腹膜后囊肿鉴别。剖腹探查为最后诊断手段。

【治疗】

手术切除。

六、肠系膜囊肿

【病因病理】

肠系膜囊肿病因上大致可分三类：先天性发育异常，如肠原性囊肿、结肠系膜浆液性囊肿、皮样囊肿等；肿瘤性囊肿，如囊性淋巴管瘤；其他有寄生虫性囊肿、外伤性囊肿等。

肠原性囊肿覆有肠黏膜上皮和肠壁各层组织，最多见于回肠系膜，也见于空肠系膜和小肠系膜根部。

浆液性囊肿覆有间皮细胞，多发于横结肠系膜和乙状结肠系膜。囊肿大小自数厘米至 20cm 不等，多为单发性单房囊肿。囊内液常为黄白色或草黄色、透明，若合并出血或感染，则为暗红色或脓性液。

囊状淋巴管瘤由众多扩张的淋巴管组成，常为多发性，呈大小不等（1～10cm 及以上）、乳白色囊状物，囊内为无色透明或乳糜样液。多发于回肠系膜，有时可弥漫性分布于整个小肠系膜。

【诊断】

肠系膜囊肿多见于儿童。初起时多无症状。囊肿增大至一定体积或合并囊内出血、感染后，可出现腹部隐痛或胀痛。腹部可扪及表面光滑的肿块，多无压痛，部分有囊性感，依其发生部位的不同而有不同的活动度。

诊断要点为腹部囊性肿块，钡餐可有肠管受压推移，B超及CT可确诊。

【治疗】

诊断明确后作囊肿摘除术或囊肿连同部分肠管及系膜切除术。

七、原发性腹膜后肿瘤

本书所述的原发性腹膜后肿瘤系指原发于腹膜后间叶组织、神经组织、淋巴组织及胚胎残余组织等的良、恶性肿瘤，不包括肾上腺、肾、输尿管和胰腺的肿瘤，也不包括腹膜后淋巴结转移性肿瘤。

【病理】

腹膜后肿瘤以恶性居多（约80%），其中约15%发生于10岁以下儿童。其病理分类参见表8-1。临床较多见的为恶性淋巴瘤、纤维肉瘤、脂肪肉瘤等。有些肿瘤形态虽为良性，但切除后易复发，如黏液瘤等，常将其视为恶性；有些肿瘤虽为孤立存在的实质性肿瘤，但有局部浸润生长倾向；有些肿瘤常多发且有恶变可能，如脂肪瘤、纤维瘤等。大部分腹膜后肿瘤有明显的复发倾向。

表 8-1 原发性腹膜后肿瘤的病理分类

组织来源	良性肿瘤	恶性肿瘤
间叶组织		
脂肪组织	脂肪瘤	脂肪肉瘤
纤维组织	纤维瘤	纤维肉瘤
淋巴网状组织	假性淋巴瘤、淋巴错构瘤	恶性淋巴瘤
淋巴管	淋巴管瘤	淋巴管肉瘤
平滑肌	平滑肌瘤	平滑肌肉瘤
横纹肌	横纹肌瘤	横纹肌肉瘤
血管	血管瘤、血管外皮瘤	血管内皮肉瘤、血管外皮肉瘤
原始间叶	黏液瘤	黏液肉瘤
混合型（多成分间叶组织）	间充质瘤	恶性间充质瘤
来自肌纤维母细胞	纤维组织细胞瘤（包括黄色瘤）	恶性纤维组织细胞瘤（包括黄色肉芽肿）
神经组织		
神经鞘及神经束衣	神经鞘瘤、神经纤维瘤	恶性神经鞘瘤、神经纤维肉瘤
交感神经节	神经节细胞瘤	神经母细胞瘤、神经节母细胞瘤
副神经节	嗜铬细胞瘤	恶性嗜铬细胞瘤
	非嗜铬性副神经节瘤	恶性非嗜铬性副神经节瘤
泌尿生殖脊残余	囊肿	癌
胚胎残余组织	囊肿	恶性畸胎瘤、精原细胞癌
	畸胎瘤	滋养细胞癌、胚胎性癌
	脊索瘤	恶性脊索瘤
其他	良性上皮性或非上皮性肿瘤	未分化癌、未分化肉瘤、异位组织癌、恶性肿瘤

【诊断】

（一）临床表现

1. 症状　原发性腹膜后肿瘤生长常缓慢，加之腹膜后潜在间隙也较大，因而肿瘤生长发展的空间较大，以致肿瘤在相当长的时间内可无明显症状。随着肿瘤的增大，逐渐出现肿瘤的占位压迫症状。①对消化道的推压可发生恶心、呕吐、腹胀、便秘甚至肠梗阻症状；②对泌尿系的压迫可致单侧或双侧肾盂积水；③对静脉及淋巴管的压迫可导致精索静脉曲张、下肢及阴囊水肿；④对神经的压迫或侵犯可引起腰背部、腹部、会阴部、下肢疼痛或感觉异常等。

病程晚期可有发热、乏力、食欲缺乏、体重减轻等全身症状。

嗜铬细胞瘤有阵发性高血压症状。

2. 体征　常见体征为腹部肿块。若肿瘤已对周围脏器产生严重的推压甚或侵犯，可有相应的体征出现。

（二）辅助检查

1. 超声检查　对实质性肿瘤和囊肿的鉴别有帮助，但对少数神经源肿瘤和均匀一致的囊肿仍可能混淆，对囊性肿瘤或寄生虫性囊肿、感染性脓肿、外伤性血肿尚难分辨，经 B 超引导进行穿刺有利于明确诊断。彩色多普勒对腹主动脉瘤的排除极为可靠。

2. 腹部 X 线正、侧位平片　可发现肿块阴影或局部钙化影。

3. 全消化道钡餐造影　可见胃及肠管被推压的征象。

4. 静脉或逆行肾盂造影 可显示输尿管及肾脏的移位、受压及对侧肾的功能等。

5. CT 可显示肿瘤的部位、范围以及与邻近解剖结构的关系，还可早期发现复发病变。亦可在 CT 引导下作细针穿刺细胞学检查。

6. 血管造影 腹主动脉或选择性腹腔动脉造影可根据血管分支的分布及其行径、形态的改变判断肿瘤的血供来源及肿瘤的定位。下腔静脉造影可显示其受压移位情况及是否被侵犯。

7. 磁共振成像（MRI） 对腹膜后肿瘤的分辨力高于 CT，且可获得矢状面图像。

8. 腹膜后淋巴造影 对淋巴结肿大的检出率达 90% 以上，有助于诊断或鉴别淋巴系肿瘤。

【治疗】

（一）手术治疗

1. 手术指征 除淋巴瘤外，对腹膜后良、恶性肿瘤均应及早手术探查。

2. 术前准备 为提高腹膜后肿瘤的切除率，往往需要多学科的通力合作；术前应根据各项检查资料初步明确手术范围，必须作好大范围、多脏器切除的准备：①按结肠手术准备肠道；②按肾切除手术要求确认对侧肾解剖及功能正常；③按大血管受侵作好血管移植准备；④准备足够的同型血。

3. 手术原则 视肿瘤包膜完整程度、对周围器官及组织的浸润情况，作肿瘤的完全切除、部分切除或包膜内切除。

（二）放疗、化疗及综合治疗

恶性淋巴瘤对放疗敏感，放疗总量以 3000～5000rad 为最佳剂量。对复发病例仍可重复放射治疗。化疗对恶性淋巴瘤也有一定的缓解率，某些软组织肉瘤用阿霉素等治疗也有不同程度的效果。采用介入放射学技术作区域性化疗更有可能提高疗效并减轻副作用。近年来，免疫疗法（如干扰素、胸腺素、白细胞介素-2、肿瘤浸润淋巴细胞治疗）也已进入临床试验治疗阶段。

第九章 胃十二指肠疾病

一、胃十二指肠溃疡

胃十二指肠溃疡（gastroduodenal ulcer）是极为常见的疾病，其发病率为 2%～5%。局部表现是位于胃十二指肠壁的局限性圆形或椭圆形缺损。多发于男性，十二指肠溃疡发病年龄多在 30 岁左右，而胃溃疡发病年龄略偏大，在 40～50 岁。

【病因】

1. 胃酸　"没有胃酸就没有溃疡"。胃液酸度过高，激活胃蛋白酶，致胃十二指肠黏膜"自家消化"可能是溃疡发生的重要原因。

2. 胃黏膜屏障受损　药物（阿司匹林、皮质类固醇等）、缺血、反流的胆汁等导致胃黏膜屏障受损。

3. 其他　神经精神因素、内分泌腺肿瘤等。

【诊断】

（一）症状和体征

1. 节律性上腹疼痛　十二指肠溃疡的疼痛特点是节律性较明显，与饮食关系密切，表现为餐后延迟痛（餐后 3～4h 发作）、饥饿痛和夜间痛，疼痛多为烧灼痛、钝痛、锥痛，也可为剧痛。胃溃疡的疼痛则多无明显节律性，多在餐后 1～2h 内发作，疼痛性质多为胀痛。十二指肠溃疡的疼痛还具有周期性发作特点，一般秋至早春为好发季节，疼痛持续数周后好转，间歇 1～2 个月而再发。

2. 临床体征　常仅有上腹深压痛。

（二）辅助检查

1. 胃镜检查　除罕见的胃底大弯侧溃疡及球后溃疡外，大多数的溃疡均在现代纤维胃镜的良好视角范围内。窥视下溃疡呈圆形或椭圆形；周边规则光整；基底平坦，覆盖白色或灰黄色苔膜；周围黏膜有不同程度的水肿、充血；黏膜皱襞向溃疡集中。为避免漏诊胃癌，应常规活检。

2. X 线检查　上消化道钡餐诊断溃疡的直接征象包括龛影、残存钡点、球部变形，间接征象为球部激惹征。精细的气钡双重对比造影可发现小而浅表的溃疡。

（三）鉴别诊断

胃十二指肠溃疡病应注意与胆石症、慢性胰腺炎等上腹其他脏器的慢性疾病鉴别。

【治疗】

（一）手术治疗适应证

1. 溃疡急性穿孔。

2. 溃疡急性大出血。

3. 瘢痕性幽门梗阻。

4. 胃溃疡恶变。

5. 内科治疗无效的顽固性溃疡

（1）有多年溃疡病史，发作频繁，病情渐加重，影响生活及全身营养状况者。

（2）至少经一次严格的内科治疗，未能控制发作或短期内又复发者。

（3）有穿孔和多次大出血的病史，而溃疡仍为活动性者。

（4）钡餐或胃镜检查发现溃疡很大、很深，或有穿透征象者。

（5）复合性溃疡、球后溃疡、胼胝性溃疡。

6. 胃溃疡的手术适应证可适当放宽。

7. 在确定手术指征时尚应考虑社会因素，如病人的工作性质、生活环境、经济状况、就医条件等。

（二）手术方式选择

1. 胃大部切除术 经典的胃大部切除术的切除范围包括胃体的大部分、整个胃窦部、幽门及十二指肠球部。其治疗溃疡病的机制在于：①切除了胃窦黏膜，消除了由胃泌素所引起的胃酸分泌；②切除了大部分胃体，使神经性胃酸分泌也有所减少；③切除了溃疡的好发部位；④切除了溃疡本身。

胃大部切除术的消化道再建，应以胃十二指肠吻合（Billroth Ⅰ 式）为首选，若受限于局部解剖条件必须作 Billroth Ⅱ 式胃空肠吻合时，应尽量选用结肠后逆蠕动半口吻合。输入袢的长度在无张力的条件下距 Treitz 韧带 6～8cm。同济医院外科创立的幽门再造式胃大部切除术利用胃浆肌层组织瓣环绕胃十二指肠吻合口，有效地减少了吻合口的张力及防止吻合口瘘，从而将十二指肠溃疡的 Billroth Ⅰ 式再建率从 10% 提高到 80%。此术式且有一定的克服食物的重力性排空及十二指肠-胃反流的作用。

2. 迷走神经切断术 胃迷走神经切断术治疗溃疡病的机制在于：①切断了迷走神经，消除了神经性胃酸分泌；②消除了由迷走神经引起的胃泌素分泌。胃迷走神经切断术几经进展，现多采用高选择性迷走神经切断术（又称壁细胞迷走神经切断术）。该术仅切断胃近端支配胃体、胃底部壁细胞的迷走神经，而保留胃窦部的迷走神经。从而在消除神经性胃酸分泌的同时，不会引起胃潴留，无须附加引流性手术。

目前，胃迷走神经切断术一般适用于无并发症的十二指肠溃疡。

二、胃十二指肠溃疡急性穿孔

胃十二指肠溃疡急性穿孔（acute perforation of gastroduodenal ulcer）是胃十二指肠溃疡常见的严重并发症，也是临床最常见的急腹症之一。

【病因病理】

穿孔多发生在慢性溃疡的活动期，但急性溃疡穿孔也可占 20% 以上。穿孔多位于幽门附近的胃十二指肠前壁，尤以十二指肠球部前壁偏小弯侧为最多见。绝大多数为单个穿孔。

恶变的胃溃疡及胃癌发生急性游离穿孔的比率占穿孔病例的 1%～5%。

溃疡穿孔后，立即表现为急性弥漫性腹膜炎，初期为化学性的，数小时后发展为化脓性的。临床症状及体征的严重程度与外漏入腹腔的胃肠内容量有关。

【诊断】

（一）临床表现

1. 80%～90% 的病人有溃疡病史。近期有溃疡病症状加重史。

2. 突发上腹剧烈疼痛，很快扩散到全腹。常伴有恶心、呕吐。

3. 常有面色苍白、出冷汗、肢端发冷等休克症状。

4. 全腹压痛及反跳痛，以上腹最为明显。腹肌强直（板状腹）。

5. 腹式呼吸消失。肝浊音界缩小或消失。肠鸣音减弱或消失。渗液达 500ml 以上时可有移动性浊音。

（二）辅助检查

1. 白细胞计数总数增多，中性粒细胞比例升高。血淀粉酶可轻度升高。

2. 站立位腹部透视或平片约 80% 病人可见单侧或双侧膈下线状、新月状游离气体影。

3. 腹部 B 超可发现腹水。

4. 腹腔穿刺可获胆汁着色液或脓性液体。

（三）鉴别诊断

1. 急性胰腺炎 主要从现病史、气腹征、腹膜刺激征的严重程度、血尿淀粉酶测定等方面鉴别。

2. 急性阑尾炎 胃十二指肠穿孔外溢的内容物可循右结肠旁沟流聚于右下腹，引起与急性阑尾炎相似的右下腹疼痛和压痛。鉴别要点为现病史、腹部体征、气腹征等。

【治疗】

（一）非手术治疗

1. 适应证 ①症状较轻，一般情况较好的单纯性空腹小穿孔。②穿孔已超过 48h，症状较轻，腹膜炎较局限，估计穿孔已自行粘堵者。

2. 治疗措施 ①禁食、胃肠减压；②输液治疗；③可配合针灸等中医药疗法；④密切观察，若治疗 6～8h 后，症状体征不见好转反而加重者，应立即改用手术治疗。

（二）手术治疗

1. 单纯穿孔缝合术 适用于穿孔时间较长，腹腔污染重，继发感染重及一般情况差不能耐受复杂手术者。

2. 胃大部切除术 适用于穿孔时间在 12h 之内，腹腔内炎症及胃十二指肠壁水肿较轻，一般情况较好，且溃疡本身有较强的根除指征（如幽门梗阻、出血、恶变可能、胼胝性溃疡、顽固性溃疡等）者。

3. 其他 迷走神经切断加胃窦切除、穿孔缝合加高选择性迷走神经切断术等术式可视术者经验选用。

术中将腹水尽量清除干净，并用生理盐水作腹腔冲洗（积液较局限时可不冲洗）。一般无须放置引流，但腹腔感染严重或穿孔修补不满意时应放置引流。

（三）术后处理

同溃疡病胃大部切除，但应视腹腔感染程度适当延长禁食及胃肠减压时间。

三、胃十二指肠溃疡瘢痕性幽门梗阻

十二指肠球部溃疡和胃幽门管溃疡的反复发作及修复所形成的瘢痕的收缩可致胃出口梗阻（cicatrix pyloric obstruction from gastroduodenal ulcer）。本症为胃十二指肠手术治疗的绝对适应证，约占溃疡病手术的 10%。

【病因病理】

梗阻的发生包括 3 种病理机制。

1. 幽门痉挛 溃疡活动期幽门括约肌的反射性痉挛。

2. 幽门水肿 溃疡活动期溃疡周围炎性充血水肿。

3. 瘢痕收缩 溃疡修复过程中瘢痕的形成及其收缩；也可因前两种因素的同时存在而加重。因十二指肠溃疡后所致的瘢痕性幽门梗阻远较胃溃疡为多见。

瘢痕性幽门梗阻的病理结果为胃壁的代偿性肥厚及胃腔的扩大；主要的病理生理后果为低氯低钾性碱中毒。

【诊断】

（一）临床表现

1. 突出的症状为呕吐，呕吐的特点为朝食暮吐、呕吐宿食。呕吐量大，一次可达 1～2L；呕吐物有酸臭味；吐后自觉舒适，常有病人自行诱吐以缓解上腹胀满之苦。

2. 胃潴留的体征为上腹膨隆，可见胃型及胃蠕动波，可引出胃振水音。长期梗阻者可有消瘦、乏力，皮肤干燥、弹性消失，便秘、尿少等营养不良及失水体征。

3. 合并碱中毒、低钙时，低钙击面征（Chvostek 征）和低钙束臂征（Trousseau 征）可为阳性。

（二）辅助检查

1. 胃镜检查 胃腔空腹潴留液增多，甚至可见残存宿食；幽门变形及变狭，镜管不能通过。

2. X 线钡餐检查 胃高度扩张，胃张力减低，钡剂入胃后即下沉。若数小时后胃内仍有 25%以上的残留钡剂，诊断即可成立。

（三）鉴别诊断

1. 胃癌所致胃出口梗阻 病程较短，胃扩张程度较轻，胃型、胃蠕动波少见；多可触及肿块；胃镜及钡餐检查可资鉴别。

2. 十二指肠球部以下梗阻性病变 十二指肠肿瘤、十二指肠淤滞症等所致的十二指肠梗阻，呕吐物中多含有胆汁。X 线钡餐可确立梗阻部位。

3. 胃黏膜脱垂症、胃石症等均应在鉴别诊断时考虑。

【治疗】

（一）非手术治疗

非手术治疗适用于因活动性溃疡并发幽门水肿及痉挛所致的幽门梗阻或为手术治疗作准备：①禁食，胃肠减压，必要时温生理盐水洗胃 3～7d；②抗酸、解痉及胃动力药物；③纠正水电解质紊乱；④全肠外营养支持及适量输血。

（二）手术疗法

1. 胃大部切除术 适用于胃酸浓度高、溃疡疼痛症状较重的年轻病人。

2. 胃窦切除加迷走神经切断术及幽门成形加迷走神经切断术 可按术者经验选用。

3. 胃空肠吻合术 适用于年老体弱、全身情况差者。

四、胃十二指肠溃疡大出血

胃十二指肠溃疡大出血系指有明显出血症状的大出血，即表现为大量呕血或柏油样大便，血红蛋白值明显下降，以致发生循环动力学改变者。胃十二指肠溃疡大出血为上消化道大出血最常见的原因。5%～10%的胃十二指肠溃疡大出血需要手术干预。

【病因病理】

发生大出血的溃疡多位于胃小弯或十二指肠后壁，并以十二指肠后壁溃疡为多见。出血是因溃疡的侵蚀导致基底部血管破裂，大多数为中等动脉出血。胃小弯溃疡出血常来自胃右、左动脉的分支，而十二指肠后壁溃疡的出血，则多来自胰十二指肠上动脉或胃十二指肠动脉及其分支。血管的侧壁破裂较之断端出血不易自止。有时由于大出血后血容量减少，血压降低，血管破裂处凝血块形成，出血能自行停止，但约有 30%病例可出现第二次大出血。

【诊断】

（一）临床表现

1. 症状

（1）急性大量呕血和（或）柏油样便是胃十二指肠溃疡大出血的主要症状，多数病人可仅有柏油样便；大量迅猛的十二指肠溃疡出血，黑便的色泽可较鲜红。可伴有乏力、心慌甚至晕厥等失血症状。

（2）休克：当失血量超过 800ml 时，可出现明显休克现象，如出冷汗、脉搏细速、呼吸浅促、血压降低等。

2. 体征 腹部常无明显体征，可能有轻度腹胀，上腹部相当于溃疡所在部位有轻度压痛，肠鸣音增多。

（二）实验室检查

持续检测血红蛋白、红细胞计数和血细胞比容均呈进行性下降趋势。

（三）鉴别诊断

无典型溃疡病史者，应与食管曲张静脉破裂所致的大出血、胃癌出血、应激性溃疡出血及急性胆道出血等鉴别。鉴别有困难时应尽力争取作急诊胃镜检查。详见上消化道大出血部分。

【治疗】

（一）非手术治疗

1. 保证胃管引流的通畅，以便于准确估测出血量及向胃腔内给药。为此，有必要用多达 1000ml 的 10℃的生理盐水反复冲洗胃腔，直至抽出的液体不含凝血块为止，并将胃管调节至最佳引流位置。

2. 可供胃腔内局部给予的止血药物的单一剂量为去甲肾上腺素 8～10mg、凝血酶 2000～5000U、云南白药 3g。视情况可在 3～4h 后重复给予。

3. 全身性用药除常规性止血药外，还可选用血凝酶、醋酸去氨加压素。

4. 常规给予 H_2 受体阻滞剂，必要时可应用奥曲肽以减少内脏血流量及胃腺的分泌。

5. 有条件及病人情况允许时，可考虑急诊胃镜止血。

（二）手术治疗

1. 手术指征 ①出血甚剧，短期内即出现休克。②经短期（6～8h）输血（600～900ml）后，血压、脉搏及一般情况未好转；或虽一度好转，但停止输血或输血速度减慢后，症状又迅速恶化；或在 24h 内需要输血量超过 1000ml 才能维持血压和血细胞比容者，均说明出血仍在继续，应迅速手术。③不久以前，曾发生过类似的大出血。④正在进行胃十二指肠溃疡药物治疗的病人发生了大出血。⑤病人年龄在 60 岁以上或伴有动脉硬化症的胃十二指肠溃疡的大出血。⑥同时存在瘢痕性幽门梗阻或并发急性穿孔。

2. 手术方式 尽量采用包括溃疡在内的胃大部切除术。在切除溃疡有困难而予以旷置时，应贯穿缝扎溃疡底出血动脉或结扎其来源动脉（胰十二指肠动脉、胃十二指肠动脉等）。迷走神经切断加引流术（幽门成形或胃空肠吻合术）或迷走神经切断加胃窦切除术可按术者的经验选用，同样应注意对出血灶的贯穿缝扎。

五、急性胃黏膜病变

急性胃黏膜病变指位于胃十二指肠的急性表浅性黏膜糜烂和溃疡。由于其定义一直存在着争议，故有多种不同的名称，如应激性溃疡综合征、急性消化性溃疡、糜烂性胃炎、出血性胃炎、Curling 溃疡（继发于烧伤）、Cushing 溃疡（继发于脑外伤）等。纤维胃镜自广泛应用以来，发现急性胃黏膜病变并不少见，可占上消化道出血临床病例的 20%～25%。

【病因病理】

急性胃黏膜病变好发于严重创伤、大面积烧伤、全身性化脓性感染、持续性低血压、休克、慢性肺衰竭、多器官衰竭等危重病症；也常见于服用非类固醇性抗炎药如阿司匹林、吲哚美辛，以及酒精或大量、长期应用肾上腺皮质激素的病人。

急性胃黏膜病变的典型病理改变包括两类：病变未侵及黏膜肌层的黏膜缺损（糜烂）和病变深度超过黏膜肌层的急性溃疡。

继发于严重外伤、有并发症的大手术后、慢性严重疾病者，病变多发生在胃体和胃底部，多数呈黏膜糜烂或表浅溃疡；继发于脑外伤者，好发部位可从食管、胃到十二指肠；大面积烧伤者则多出现单个或多个胃十二指肠急性溃疡；在服用非类固醇性抗炎药如阿司匹林、吲哚美辛等之后的病变多位于胃小弯。溃疡一般较小，多在 1.0cm 以下。

发病机制与胃黏膜缺血、胃酸分泌过多、胆汁反流、药物等因素所致的胃黏膜屏障损害有关，多种神经、体液因素参与发病；不同诱因所致的发病及病变也不尽一致。

【诊断】

突出的临床表现为在严重外伤、烧伤、大手术或严重疾病过程中，突然发生上消化道大出血或出现急性腹痛和腹膜炎症状。大出血较穿孔远为多见，此类出血常不伴有腹痛，且多呈间歇性。

由于溃疡表浅，胃十二指肠钡餐检查阳性率仅 5%～10%。纤维胃镜可明确病变性质及范围，并可确定出血的部位。在纤维胃镜不能确诊情况下，可考虑作选择性胃左动脉造影。

【治疗】

（一）非手术治疗

1. 积极治疗原发疾病，预防急性胃黏膜病变的发生　纠正缺水；纠正凝血机制紊乱；输新鲜血；常规应用 H_2 受体阻滞剂；抽空胃液和反流的胆汁，必要时应用抗酸药物以中和胃酸；慎用可以诱发急性胃黏膜病变的药物如阿司匹林、肾上腺皮质激素等；以及应用大量的维生素 A、生长抑制素和全肠外营养治疗等。

2. 已经发生胃肠道出血时的治疗措施　①输血；②持续胃肠吸引；③给予抗酸药物、H_2 受体阻滞剂；④止血药；⑤用冰盐水洗胃有较好的止血作用；⑥有条件时，可采用选择性动脉插管（胃左动脉、肠系膜上动脉）行垂体后叶加压素灌注疗法。

（二）手术治疗

如经过积极非手术治疗出血仍不能止住和（或）并有消化道穿孔时，应迅速采用手术疗法。如溃疡位于胃近侧或十二指肠，可缝合止血后作迷走神经切断加胃空肠吻合术；如溃疡位于胃远侧，可选用迷走神经切断加胃窦切除术，也可作胃大部切除术。全胃切除术仅限于大片黏膜的广泛出血，而第一次手术又未能止血者。穿孔可采用单纯缝合手术。

六、复发性溃疡

溃疡复发是胃部分切除术的重要并发症。因其多见于吻合口之空肠侧，故多称为吻合口空肠溃疡或吻合口溃疡，也有称之为边缘性溃疡者。

【病因病理】

复发溃疡可早于术后即期（1 个月之内），亦可迟至手术 10 余年后；然多于术后 2 年之内出现。溃疡多为圆形或椭圆形。最多见于吻合口对侧的空肠壁，其次为吻合口边缘空肠侧，胃壁上的复发少见。复发溃疡易并发出血、穿孔，尤其是慢性穿透多见，由此并发胃-空肠-结肠瘘，甚或外瘘。胃酸过多仍是溃疡复发的基本因素，其原因可为：

1. 手术方法或技术上的欠缺　①单纯胃空肠吻合术。②胃切除量不足。③Bancroft 溃疡旷置法残留胃窦黏膜。④空肠输入袢过长，输入输出袢间的侧侧吻合（Braun 吻合），胃空肠 Y 式吻合。⑤迷走神经切断术加胃空肠吻合或半胃切除术时迷走神经切断不完全。

2. 患者的强溃疡素质。

3. 胃泌素瘤（Zollinger-Ellison 综合征）、多发性内分泌腺瘤病等。

【诊断】

（一）临床表现

1. 上腹疼痛　疼痛较重（尤其是夜间），但部位与胃十二指肠溃疡不同，也多无节律性。

2. 并发症多见

（1）出血：多表现为柏油样便或粪便潜血强阳性；多有贫血症状。

（2）穿孔：常见为慢性穿孔，与邻近器官愈着形成炎性肿块甚或穿透形成内瘘或外瘘。急性游离穿孔偶见。

（3）胃-空肠-结肠瘘：腹泻、粪便中含未消化食物及脂肪滴增多，嗳气时有粪臭味，呕吐物可含粪渣，极度消瘦。

（二）辅助检查

1. X 线检查　钡餐检查虽溃疡龛影的显现率不太高，但多数病例可见吻合口周边的缩窄、排空障碍、局部压痛等。钡灌肠是确诊胃-空肠-结肠瘘的最可靠方法，钡剂在外部压力的推送下，易于经小瘘孔由横结肠进入胃和（或）空肠。

2. 胃镜检查　除可见吻合口周边的充血、水肿、糜烂等病变外，多数病例还可直接看到溃疡。

3. 血清胃泌素测定　空腹血清胃泌素＞1000pg/ml，可确诊为胃泌素瘤。可疑病例可进一步作胰泌素刺激试验。

4. 胃同位素扫描　胃黏膜有浓集 ^{99m}锝的特性。若原十二指肠残端部位有 ^{99m}锝积聚，提示有胃窦黏膜的残留。

【治疗】

（一）非手术治疗

原手术方式方法无不当之处，症状较轻或年龄较大，无严重并发症者，可先行内科治疗（按胃十二指肠溃疡病治疗）。

（二）手术治疗

1. 手术指征

（1）原术式或操作方法有缺陷。

（2）有出血、穿孔、内瘘等严重并发症。

（3）有其他致溃疡因素存在。

2. 手术方式　取决于前次手术方法、复发溃疡的范围及部位、有无致溃疡损害及病人的状况等。

（1）原单纯胃空肠吻合术：可加作胃迷走神经切断术或改作胃大部切除术。

（2）切除范围不足：再次胃部分切除术。

（3）胃窦黏膜残留：十二指肠残端胃窦黏膜切除。

（4）原迷走神经切断术：改作胃大部切除术或再次彻底的迷走神经切断术。

（5）胃泌素瘤：全胃切除术。

七、倾倒综合征

倾倒综合征（dumping syndrome）是胃大部切除术和各式迷走神经切断术附加引流性手术后常见的并发症。由于判断倾倒综合征的标准不一，因而各家所报告的发生率亦相距甚远，为5%～75%。

【病因机制】

倾倒综合征的发病机制至今未能完全阐明，比较一致的看法是多种因素的综合作用。其中幽门功能的丧失是发病的根本原因，多种物理、化学因素（诸如血容量、渗透压、酸碱度、肠管膨胀等）和胃肠道激素及生理活性物质（诸如5-羟色胺、激肽、血管活性肠肽、胰岛素、肠高血糖素、神经降压素、抑胃肽、胃动素、P物质等）均可能与发病有关。

胃窦-十二指肠通道即幽门前胃窦、幽门和十二指肠球部，被认为是一个统一的功能单位。幽门的宽窄改变亦即舒缩活动是这三者相互协调的结果。胃排空的调节是相当复杂的。食物的稀稠、粗细、成分（含糖、蛋白质、脂肪的比例），胃内容物的体积、渗透压、酸碱度及成分比例等均是影响胃排空速度的因素。食物在胃内消化时所引起的胃运动是产生胃内压亦即胃排空原动力的根本因素,而十二指肠接受排出的食糜后所引起的对胃运动的抑制是实现胃排空调节的主要方面,它具有自动控制(包括神经及体液两条途径的反馈调节)的性质。丧失幽门功能之后,几乎所有的病人都或多或少,或早或晚出现过倾倒的症状。但仅其中的5%需就医,而就医者中亦仅有1/5的病例需要治疗。即便是症状较重者,亦会在一般的对症处理下逐渐缓解。

倾倒综合征实际上是机体在丧失幽门功能后生理上适应新的胃肠通道的过程中所出现的反映在神经系统和消化系统上的一组症候群。这种适应反应发生的强度和适应过程的快慢的个体差异是相当大的,国人胃术后倾倒综合征的发病就远较欧美溃疡病手术后为少。这两者之间的不同组合即构成临床倾倒综合征症状或轻或重、病程或长或短等各种不同的多变的病象。

倾倒综合征的防治根本在于尽量保留或恢复幽门的功能。至于发病机制中涉及的物理、化学的因素和胃肠道激素及生理活性物质可能远不止目前所揭示的那些,现今还无法对这类因素进行有效的调控。

【诊断】

根据患者胃手术史和餐后出现典型的倾倒症状多可明确诊断。症状可分为消化道症状和全身症状两大类,前者有腹部不适、恶心、呕吐、腹胀、腹痛、腹泻等,后者如乏力、头晕、头痛、心慌、虚汗、气短甚至虚脱等。

对症状不典型者是否有必要作倾倒综合征激惹试验(dumping provocation test)加以证实,意见并不一致。空腹口服50%葡萄糖溶液200ml是一种非生理性的强刺激,其所诱发的较强反应并不能反映患者的一般发病情况。

应用放射性核素观察残胃的排空情况,有助于确定排空异常的类型以指导治疗方式的选择。

【治疗】

(一)一般治疗

1. 体位　餐后适当平卧休息,减少活动,避免因重力作用食物过快从残胃进入小肠。

2. 饮食　注意饮食的调节,逐渐增加食量,给予多次少量的高脂、低糖、含水分少的半固体食物,以增加食物的黏滞度,避免流质及含糖、含盐较多的饮食。同时养成进餐半小时以后方可饮水的习惯。每餐给予10~15g果糖可防止出现低血糖症状(果糖的凝胶特性可增加肠内容物的黏滞度而延缓糖的吸收)。

3. 支持疗法　对病情严重者应加强支持疗法。根据血生化结果,维持患者水、电解质和酸碱平衡,必要时予以营养治疗。

4. 心理治疗　神经精神因素对倾倒综合征的发生是很重要的,倾倒综合征患者术前精神状态多属于兴奋型或紧张型。有必要对患者进行耐心的病情解释工作,使患者能正确认识自己所患的疾病,树立信心与医生配合治疗。适当的心理暗示治疗或许亦有意想不到的效果。对此类情感不稳定型的溃疡病患者选择手术治疗时应从严掌握。

(二)药物治疗

对减轻发作的症状有辅助治疗作用。X线钡餐检查证明输出段肠蠕动特别亢进者,可辅用解痉药物,如颠茄类;有时应用抗组胺药或5-羟色胺拮抗剂赛庚啶、利血平等亦可有缓解症状的效果。干扰糖代谢的药物(甲苯磺丁脲、α-糖苷水解酶等)、有延缓胃排空作用的甲氧果胶及生长抑素(somatostatin)等亦已试用于临床。

(三)手术治疗

倾倒综合征是极有可能随着时间的推移而自愈的疾病,因此手术适应证的掌握必须十分慎重,仅宜用于极少数经较长时间非手术治疗而症状仍较严重的患者。

1. 将 Billroth Ⅱ 式吻合改为 Billroth Ⅰ 式吻合　使食物经过十二指肠与胆汁及胰液充分混合,

并在十二指肠有一段滞留时间，倾倒综合征的发生率可显著降低。

2. 空肠间置、倒置手术　采用顺蠕动或逆蠕动空肠祥间置于胃十二指肠之间，使食物在残胃滞留时间延长。选用顺蠕动空肠祥有肠段长度限制不太严格，有时甚至可直接利用原输出祥转接至十二指肠残端上以简化手术操作的优点。在输出祥 40cm 以远处倒置一段肠管与逆蠕动空肠祥胃十二指肠间间置一样，这段肠管的长度必须严格控制在 10cm，过短无效，过长则有发生梗阻可能。

3. Roux-en-Y 吻合　对于严重倾倒综合征患者，可试用残胃空肠 Roux-en-Y 吻合。其作用机制尚未完全明了，除可延缓胃的排空外，胃空肠 Y 形吻合将使食物直接进入中段空肠，避免了糖在十二指肠和上段空肠（糖分解吸收的主要部位）的过分吸收而防止倾倒综合征的发生。

八、反流性胃炎

因幽门功能不全或幽门缺失以致胆汁反流入胃而引起的胃炎称反流性胃炎（reflux gastritis），因反流液为碱性，故又称碱性反流性胃炎（alkaline reflux gastritis）。胃切除术后的慢性浅表性或萎缩性胃炎大多与胆汁反流有关，从而成为一个日益令人关注的临床问题。

【病因病理】

主要致病因素为反流入胃的胆汁中的胆酸，它可溶解胃黏膜屏障结构的重要组成成分——脂蛋白层，致使氢离子易于进入胃黏膜而造成损伤。另外，反流液中的胰液成分与胆酸的损害有协同作用。反流性胃炎的黏膜损害多表现为充血、水肿、糜烂、点片状出血等。

【诊断】

（一）临床表现

1. 中上腹或胸骨后烧灼样疼痛，餐后疼痛加重，服制酸剂无效。

2. 胆汁性呕吐，吐后症状并无缓解。

3. 明显消瘦，并有贫血。

（二）辅助检查

1. 胃液分析示胃酸缺乏。

2. 胃镜检查示慢性萎缩性胃炎。

【治疗】

（一）非手术治疗

1. 甲氧氯普胺（metoclopramide）、多潘立酮、西沙必利（cisapride）等胃动力药可促进胃排空并有减少胆汁和胰液分泌的作用。

2. 考来烯胺（cholestyramine）可与胃中胆盐结合并加快其清除，但长期应用应注意补充脂溶性维生素。

3. H_2 受体阻滞剂可减少胃酸分泌及促进胆酸的分解。

4. 抗酸解痉药等也可试用。

5. 肠外营养治疗除能纠正营养不良外，还有抑制胆汁和胰液分泌的作用。

（二）手术治疗

1. 输入祥与输出祥间吻合　手术简便但效果较差，对肠祥粘连严重者有一定的实用价值。

2. Billroth Ⅱ式吻合改为 Billroth Ⅰ式吻合　部分病例效果并不理想。

3. 顺蠕动 Henley 肠祥间置　取一长 20~25cm 的空肠祥间置于胃与十二指肠之间。

4. Roux-en-Y 式转流　效果较为确切。对于原为 Billroth Ⅱ式吻合且输入祥较长者，Tunner-19 式转流更为简便。

九、胃嗜酸性肉芽肿

胃嗜酸性肉芽肿（eosinophilic granuloma）于 1937 年由 Kaizsen 首次报告，临床上并不罕见，约占所有送检胃病理标本的 1%。

【病因病理】

有关胃嗜酸性肉芽肿的发病因素包括：

1. 过敏反应　病变中有大量嗜酸性粒细胞浸润；约 50% 的患者有过敏史（荨麻疹、支气管哮喘等）；部分病例末梢血中嗜酸性粒细胞增多，病变切除后又可恢复正常；肾上腺皮质类固醇药物治疗有效。

2. 异物反应　本病常合并溃疡，并有异物肉芽肿病理改变；将食物或药物注入胃黏膜下，曾引起与本病相似的病变。

3. 炎症　在组织学上肉芽肿组织区有急性和慢性炎性细胞浸润。

4. 遗传因素　曾有报告同胞兄妹均患胃嗜酸性肉芽肿。

5. 与霉菌感染有关　不少文献报告胃嗜酸性肉芽肿病例近 80% 病理证实合并有霉菌感染。也有人认为本病系胃溃疡合并霉菌感染所致。

【病理】

病变早期肉芽肿内充满细胞成分，并有大量嗜酸性粒细胞浸润，后期嗜酸性粒细胞减少，但呈弥漫性分布，且纤维组织增多；淋巴细胞、浆细胞浸润并有淋巴滤泡形成；组织内血管壁增厚，小动脉内皮细胞增生，甚至出现血浆渗出和纤维素样变性；病变易于形成包块及合并深大的溃疡。

【诊断】

（一）临床表现

1. 本病无特殊症状。多数病程较长。早期可有类似于胃十二指肠溃疡的上腹疼痛、黑便；后期则因上腹包块、柏油样便甚至呕血而与胃癌混淆。

2. 部分病例可有过敏病史及过敏性疾病史。

3. 尽管病程冗长，但无明显消瘦等恶病质表现。

（二）辅助检查

1. 末梢血嗜酸性粒细胞计数可有明显升高。

2. 胃镜检查可直接窥视至胃内肿块、溃疡，但活检阳性率低。

3. X 线钡餐对本病的诊断率较高。深大的腔外龛影、肿块虽大但周边胃壁无受侵僵硬征象等有助于与胃癌鉴别。

【治疗】

本病常因上消化道出血、上腹肿块而接受外科治疗。由于术前误诊率很高，因而术中准确判断病变的性质、确立正确的手术原则至关重要。一方面是要避免无谓地扩大切除范围；另一方面也要避免因肿块巨大及向胰腺、肝脏穿透而放弃切除。结合病灶及腹腔探查的发现和术前病史体征及胃镜、X 线检查结果综合分析，多数病例可获正确的治疗。

十、胃的良性肿瘤

胃良性肿瘤并不多见，约占胃肿瘤的 3%。发生临床症状的胃良性肿瘤则更为少见，大半是在 X 线钡餐或胃镜检查时无意中发现的。

【病理】

按其组织发生可分为两大类：一类为源自胃黏膜上皮组织的腺瘤或息肉样腺瘤，另一类为来自胃壁间叶组织的平滑肌瘤、纤维瘤、血管瘤、脂肪瘤、神经纤维瘤和神经鞘膜瘤等。

胃腺瘤或息肉样腺瘤常称为胃息肉。但应注意胃息肉可分为真性和假性两种。只有源自胃黏膜上皮组织的腺瘤或息肉样腺瘤才是属于肿瘤性增生的有恶变倾向的真性息肉；而那些炎性增生所形成的息肉样病变称为假性息肉。Peutz-Jeghers 综合征在胃内见到的息肉属错构瘤。

胃良性肿瘤可发生在胃的任何部位，但多见于胃窦。多数为单发，但多发者亦不少见；胃息肉症则为大小不等的息肉充斥全部胃黏膜。

胃良性肿瘤的继发性病理改变有出血、溃疡、癌变（大于 2cm 的肿块尤其危险性大）等。

【诊断】

（一）临床表现

胃良性肿瘤临床上常无症状。症状的有无及轻重取决于并发症的严重程度，而并发症的发生又取决于肿瘤的大小、部位及表面状况。除一般的上腹部不适、疼痛外，较多见的症状为出血，虽多为慢性小量出血，但也可发生急性大出血。位于贲门或幽门附近且面积较大者可出现梗阻症状；若为长蒂息肉则可因息肉滑入及退出胃幽门管而表现为发作性的幽门痉挛或梗阻症状。巨大的平滑肌瘤等可在体检时触及上腹肿块。

（二）辅助检查

1. X 线钡餐 胃内可发现圆形或卵圆形充盈缺损，外形整齐，边缘清楚；若合并溃疡形成则可见龛影；如为带蒂，则阴影可以移动。

2. 胃镜检查 可直接观察到肿瘤的形态；多点活检有助于确定有无早期恶变。

【治疗】

小的无症状的息肉需定期随诊，如息肉引起症状或大于 2cm 时应予以切除。

手术方式视肿瘤的性质及部位而定。可供选择的术式包括胃切开带蒂息肉连同基底黏膜的广泛切除、胃楔形切除、远侧或近侧的胃部分或大部切除甚至全胃切除。

十一、胃　　癌

胃癌（gastric carcinoma）是消化道最常见的肿瘤。发病高峰年龄为 40～60 岁，但 40 岁以下仍占 15%～20%。男女性别比约 3∶1。

【病因】

胃癌的发生与多种因素有关，如种族、遗传、环境水土、生活饮食习性等内在或外在的因素；近年来还发现幽门螺杆菌（*Helicobacter pylori*，Hp）是胃癌发生的重要因素。

某些疾病被认为是胃癌发生的癌前状态，如胃息肉、胃溃疡、慢性萎缩性胃炎、胃酸缺乏症、恶性贫血等。

【病理】

（一）术语定义

早期胃癌：指所有局限于黏膜或黏膜下层的胃癌，而不论其是否有淋巴结转移。

小胃癌：癌灶直径 6～10mm。

微小胃癌：癌灶直径在 5mm 以下。

进展期胃癌：癌肿浸润深度达肌层以外的胃癌。

（二）部位

胃癌可发生于胃的任何部位，最多见于胃窦部，其次为胃小弯、贲门部，胃大弯和前壁较少见。

（三）大体类型

1. 早期胃癌

Ⅰ型　隆起型

Ⅱ型　浅表型（Ⅱa、Ⅱb、Ⅱc）

Ⅲ型　凹陷型

混合型（Ⅱa＋Ⅱc、Ⅱb＋Ⅲ等）

2. 进展期胃癌（Borrmann 分类）

Ⅰ型　结节型

Ⅱ型　溃疡型

Ⅲ型　浸润溃疡型

Ⅳ型　弥漫型

（四）组织学分类

胃癌绝大多数为腺癌，依分化程度的高低，可分为：①高分化腺癌（包括乳头状腺癌、管状腺癌）；②低分化腺癌；③黏液腺癌（印戒细胞癌）；④未分化癌。胃癌尚有腺鳞癌、鳞状细胞癌、类癌等少见组织学类型。

（五）临床病理分期

国际抗癌联盟（UICC）和美国癌症联合会（AJCC）于 2010 年共同公布胃癌 TNM 分期法，主要依据肿瘤浸润深度、淋巴结及远处转移情况进行病理分期。T 代表原发肿瘤浸润胃壁的深度。T_1：肿瘤侵及固有层、黏膜肌层或黏膜下层；T_2：肿瘤浸润至固有肌层；T_3：肿瘤穿透浆膜下结缔组织而未侵犯脏腹膜或邻近结构；T_{4a}：肿瘤侵犯浆膜；T_{4b}：肿瘤侵犯邻近组织或脏器。N 表示局部淋巴结转移情况。N_0：无淋巴结转移；N_1：1～2 个区域淋巴结转移；N_2：3～6 个区域淋巴结转移；N_3：7 个以上区域淋巴结转移。M 代表肿瘤远处转移的情况。M_0：无远处转移；M_1：有远处转移。根据 TNM 的不同组合将胃癌划分为 Ⅰ～Ⅳ期（表 9-1）。

表 9-1　胃癌的临床病理分期

	N_0	N_1	N_2	N_3
T_1	ⅠA	ⅠB	ⅡA	ⅡB
T_2	ⅠB	ⅡA	ⅡB	ⅢA
T_3	ⅡA	ⅡB	ⅢA	ⅢB
T_{4a}	ⅡB	ⅢA	ⅢB	ⅢC
T_{4b}	ⅢB	ⅢB	ⅢC	ⅢC
M_1	Ⅳ			

【临床表现】

胃癌早期仅有一些不明确的上消化道症状，如上腹隐痛不适、嗳气反酸、食欲减退、轻度贫血等。随着病情进展，上腹疼痛、食欲缺乏、消瘦等症状渐加重。靠近幽门或贲门的癌灶增长到一定程度，可出现幽门或贲门梗阻的表现。此期尚可发生上消化道大出血、穿孔的并发症。病程的晚期可见局部肿块、腹水、锁骨上淋巴结肿大、恶病质等。

体检在早期多无特殊发现。胃窦部进展期癌有时可触及肿块。晚期其他脏器的严重转移各具相应的体征，如肝脏肿块、腹水征、直肠前凹肿块等。

【诊断】

现今胃癌的诊断问题集中于两个方面，一是争取尽早获得诊断，二是尽量获得较全面的肿瘤生物学特征资料，以供制定治疗方案。

（一）胃癌早期诊断要点

1. 对 40 岁以上近期出现不明确的上消化道症状，或已往的溃疡病症状加重或规律性改变者，应作进一步检查。

2. 对患有胃息肉、胃溃疡、慢性萎缩性胃炎、胃酸缺乏症、恶性贫血等胃癌前期病变者，应定期随诊。

3. 综合应用纤维胃镜、胃十二指肠低张精细钡剂造影、胃液细胞学检查等三项检查，提高早期胃癌诊断率。

（二）完整诊断资料的搜集

1. 纤维胃镜检查 明确病灶的部位、大小、大体形态。同时作多点活检，获取组织学分类及分化程度、生长方式等方面资料。有条件时作超声胃镜检查，可进一步了解肿瘤的浸润深度及胃周淋巴结肿大情况。

2. 胃十二指肠钡剂造影 与胃镜资料结合，明确病灶的部位、大小、大体形态，并可观察胃及肿块的活动度。若胃及肿块随呼吸运动可上下移动达 1 个椎体以上，则病灶的切除可能性极大。

3. 腹部 B 超检查 了解肝、胰、脾、腹膜后淋巴结等有无转移征象，有无腹水。

4. 胸部 X 线片 除外肺转移。

5. 直肠指诊 了解直肠前凹及卵巢有无转移结节。

6. 腹腔镜检查 可了解腹内胃外浸润、转移、种植等情况。对某些病程较晚病例有免除单纯剖腹探查之效。

【治疗】

（一）手术治疗

1. 手术指征 当今的肿瘤减瘤方法以手术切除为最有效。因此，除部分早期胃癌外，只要病人全身情况许可，无严重心、肺、肝、肾疾病，能耐受麻醉及手术者，均应剖腹探查。不应将远处转移视为剖腹探查的绝对禁忌证。同理，术中只要局部解剖条件许可，应力争将原发癌灶切除。根治性切除则应进一步满足下列条件：①无腹外远处转移；②无腹内广泛转移（如肝内多发性转移结节）或种植（腹膜的广泛种植）；③胃周的浸润、转移、种植灶能通过联合脏器切除达到根治目的；④病人全身情况能耐受此侵袭性较大的根治性手术。对无法切除的病例，可视需要及条件选择胃空肠吻合、胃或空肠的营养性造口等姑息性手术。

2. 术前准备 除按剖腹术常规准备外，要注重纠正贫血、低蛋白血症、营养及水电解质紊乱。合并有胃出口梗阻者按幽门梗阻准备。常规作结肠手术准备。

3. 手术方式 除部分早期胃癌可选择经胃镜切除或胃楔形切除外，胃癌的基本手术方式为远端胃大部切除、近端胃部分切除、全胃切除，视癌肿的部位及根治的要求选择。

4. 根治手术原则 根治包括原发癌灶的切除、区域淋巴结的清扫及腹腔脱落癌细胞的处理这三个关键部分。原发癌灶切除的"安全边缘"视癌肿的分化程度及周边浸润情况在 3~8cm 之间选择。幽门窦部癌十二指肠应切到幽门下 3~5cm，而胃底贲门部癌下段食管需切除 5cm 以上。淋巴结的清扫以第二站（D_2）为基准，为此必须将胃床腹膜组织（包括大小网膜、肝十二指肠韧带和横结肠系膜前叶、胰腺被膜）剥离以显露这些淋巴结所附着的血管的根部。必要时还可追加部分第三站淋巴结的清除。必须重视防止医源性腹内扩散：术毕用蒸馏水或温热盐水（45℃）冲洗腹腔两次，置入卡铂 100~200mg。

5. 术后处理 参照胃大部切除术或全胃切除术处理。

（二）术后辅助治疗

1. 化疗 常用药物为氟尿嘧啶（5-Fu）、丝裂霉素（MMC）、阿霉素（ADM），口服药现多用 5-Fu 的第 2、3 代制剂。具体药物及疗程应视肿瘤的生物学特征、病程的早晚及手术的根治程度而个体化选择。

2. 放疗　对残留的腹膜后淋巴结转移灶等可选用适量的外照射。

3. 免疫治疗　目前胃癌的免疫治疗还处于试验阶段。肿瘤坏死因子、白细胞介素 2、注射用红色诺卡氏菌细胞壁骨架（胞必佳）等使用较多。

【随诊】

出院病例半年内每月随诊一次，半年后每 3 个月随诊一次。对术后辅助治疗进行指导，并作好资料收集。

十二、胃　肉　瘤

胃肉瘤较少见，占胃恶性肿瘤的 1%～3%。平均发病年龄较胃癌小。其中较多见的为恶性淋巴瘤、平滑肌肉瘤，其次为神经纤维肉瘤、黏液肉瘤、纤维肉瘤、血管肉瘤、恶性神经鞘瘤等均极少见。

胃恶性淋巴瘤

胃恶性淋巴瘤系原发于胃壁内淋巴滤泡的恶性肿瘤，占胃肉瘤的 70%～80%，占消化道原发恶性淋巴瘤的 1/3。男性发病稍多于女性，平均发病年龄为 43 岁左右。

【病理】

胃恶性淋巴瘤好发于胃体小弯侧和后壁。多发性病灶亦不少见。肿瘤早期渐在胃壁内向四周浸润，黏膜和浆膜仅有隆起而表面完整，后期则广泛地浸润胃壁，并突破胃壁全层，形成一大片浅溃疡。其扩展途径主要为直接浸润（局部浸润很少越过幽门或贲门）与淋巴结转移。

胃恶性淋巴瘤的大体分型：肿块型、溃疡型、浸润型、结节型、混合型。临床以混合型最为多见。

胃恶性淋巴瘤组织学上可分为霍奇金淋巴瘤及非霍奇金淋巴瘤两大类，以后者为多见。组织学上需注意鉴别的有假性淋巴瘤（反应性淋巴细胞增殖）和未分化型胃腺癌。

【诊断】

（一）临床表现

临床主要症状：①上腹部不适，类似消化性溃疡的疼痛，但无明显的节律性，伴有嗳气、恶心和食欲缺乏等症状；②约 1/3 病人可扪及上腹部肿块；③消瘦；④晚期病例多有黑便；⑤少数患者可有发热。

（二）特殊检查

1. X 线钡餐检查　为诊断胃恶性淋巴瘤的主要方法。特征性影像为胃黏膜像呈一片多发的不规则的结节性改变（多个圆形不规则的充盈缺损）；其他多见的表现尚有大而浅的溃疡（龛影），肥大的黏膜皱襞，胃壁增厚、僵硬等。

2. 胃镜检查　早期可见局限性或多发性黏膜下肿块；稍晚则多见表面糜烂、出血或坏死及多发性浅表溃疡等。活检阳性率低，其原因一是取材深度常不够，二是淋巴瘤常难凭少量组织确诊。

（三）鉴别诊断

1. 与胃癌鉴别要点　①平均发病年龄较胃癌小。②病程较长而全身情况较好。③梗阻和贫血症状较少见。④肿瘤较大而淋巴转移等较同样大小胃癌为轻。⑤肿块质地较软，切面偏红。⑥肿瘤表面的黏膜往往未完全破坏。

2. 原发性与继发性胃恶性淋巴瘤鉴别要点　①无浅表淋巴结肿大。②血白细胞计数及分类正常。③胸片中纵隔无肿大淋巴结。④肝、脾正常。⑤术中发现除胃及区域淋巴结受累外，常无肠系膜淋巴结等其他组织受侵犯。

【治疗】

（一）治疗方案选择

胃恶性淋巴瘤临床分期及相应治疗方案见表 9-2。

表 9-2　胃恶性淋巴瘤临床分期及相应治疗方案

分期	临床病理	治疗方案
I	病变局限于胃	手术 放疗局部及区域淋巴结
II	病变在胃，并波及区域淋巴结	手术 放疗局部及区域淋巴结 化疗
III	病变已波及膈肌上、下	手术
IV	病变已广泛扩散	化疗 残存病变处放疗

（二）手术治疗

切除范围与胃癌相似，但应注意其在胃壁内的浸润范围常较广，谨防切端肿瘤残留。对较大的肿块也不应轻易放弃切除，因其向周围组织的浸润远较胃癌为轻。对不能切除的肿块尚有经化疗或放疗后再次手术切除的可能。

胃平滑肌肉瘤

胃平滑肌肉瘤较少见，约占胃肉瘤的 20%。多数为原发恶性，少数为良性恶变所致。

【病理】

多发于胃近侧 1/2。病变多为大小不一的球形或半球形、结节状或分叶状肿块，质地坚韧。瘤体内可发生出血、坏死及囊性变，表面可有溃疡。大体分型：胃内型（位于黏膜下），胃外型（位于浆膜下），哑铃型（部分位于黏膜下，部分位于浆膜下）。扩散方式以血行转移（肝、肺转移多见）为主，另易在局部复发。

【诊断】

（一）临床表现

无特异性症状。症状出现的时间和程度取决于肿瘤的大小、部位及有无溃疡、出血等并发症。除一般的上腹不适外，较常见的症状是上消化道出血，甚或急性大出血。

（二）特殊检查

1. X 线钡餐检查　胃内型可见边缘整齐的充盈缺损，典型者充盈缺损的中心有"脐样"溃疡龛影。胃外型可仅见胃受压及移位现象。

2. 胃镜检查　黏膜下肿块表面黏膜呈半透明状；肿块边界不清楚；出现粗大皱襞甚至胃壁硬化。活检阳性率低。

【治疗】

胃平滑肌肉瘤对放、化疗均不敏感，主要依靠手术切除。对有症状的较大的胃平滑肌瘤也应按恶性处理。为防止局部复发，切除务求彻底，对较大的肿块应积极考虑全胃切除。切除方式应符合胃癌根治性手术的要求。

【预后】

胃平滑肌肉瘤手术治疗的疗效较胃癌为佳，术后 5 年存活率可达 50%左右。

十三、十二指肠憩室

十二指肠憩室的发生率并不低，尸检统计可高达 22%。由于它很少引起症状，因此在临床上绝大多数的十二指肠憩室仅是在作 X 线钡餐检查时偶然发现的。

【病理】

十二指肠憩室是部分肠壁向外扩张所形成的袋状突起，多为单发，绝大多数的憩室位于十二指肠降部的内侧，特别好发于十二指肠乳突的附近；有的深入胰腺组织之中，在手术时也难以寻找。少数发生在十二指肠横部或升部。

憩室好发于肠壁局限性软弱处，壁由黏膜、黏膜下肌层和浆膜层组成，没有或几乎没有肌层。上述原发性憩室不同于由于十二指肠溃疡瘢痕收缩或慢性胆囊炎粘连牵拉所致的继发性憩室。后者属于十二指肠溃疡或胆囊炎的并发症，多见于球部，它的壁是含有肌层的。

十二指肠憩室可大可小。如与肠腔连接的入口部（憩室颈）较狭窄时，则食物进入后不易排出，可导致潴留，引发炎症、溃疡、出血、穿孔等并发症。

【诊断】

（一）临床表现

绝大多数十二指肠憩室没有任何症状，憩室本身也没有特殊体征。十二指肠憩室引起症状者不超过 5%。症状都继发于有并发症时。如因憩室内食物潴留引起炎症、溃疡时，出现上腹不适、脐周隐痛、进食后饱胀，并可发生恶心、呕吐、嗳气等症状，此时憩室相应部位可有明显压痛；当憩室压迫胆总管和胰管时，可以出现黄疸、胆道感染和胰腺炎症状；憩室合并的出血可以是慢性小量出血导致贫血，也可以是急性大出血引起呕血及便血；十二指肠降段憩室的穿孔常波及腹膜后引发严重的腹膜后感染。

（二）X 线钡餐检查

十二指肠憩室的诊断依赖 X 线钡餐检查，小的十二指肠憩室甚至在 X 线钡餐检查时也常难发现。憩室的 X 线表现为与十二指肠肠腔相连的圆形或分叶状充钡阴影，轮廓整齐，外形可随时改变，阴影内可有气液平面。肠道钡剂排空后憩室内常仍有钡剂残留。

（三）鉴别诊断

鉴别诊断的难点在于认定患者的症状是否为憩室所致，这关系到手术治疗的指征。"上腹症状"是常见的，十二指肠憩室在常规 X 线钡餐检查中也是常见的，而有症状的十二指肠憩室却是十分少见的，单纯潴留也很少引起症状。鉴于这"二常二少"，不应把"上腹症状"轻率归罪于十二指肠憩室。只有在经过详细深入的检查后，的确没有发现其他上腹器官疾病，而憩室甚大，外观不整齐，钡剂潴留 6h 以上不能排出，压痛明显者，才可下"有症状的十二指肠憩室"的诊断。

【治疗】

1. 无症状的十二指肠憩室　无须治疗。

2. 非手术治疗　包括调节饮食，给予抗酸、解痉、抗炎药物，体位引流等，若症状可得以减轻或缓解则无须手术治疗。

3. 手术治疗

（1）手术指征：①症状确因憩室所致，且内科治疗无效。②十二指肠乳头旁憩室与胆道、胰腺疾病同时存在者。③憩室发生出血、穿孔、十二指肠梗阻等并发症。

（2）手术方式

1）憩室内翻缝合术：适用于十二指肠降部外侧和横部、升部的小的单纯憩室。憩室经肠腔翻入后，于颈部结扎或缝合。

2）憩室切除术：较大的憩室以及有炎症、溃疡、结石的憩室以切除为宜。

3）憩室旷置术：对显露困难或切除危险性过大的憩室，可考虑胃部分切除胃空肠吻合术，以转流食物。空肠输入、输出祥间应加侧侧吻合甚或采用胃空肠 Y 式吻合以保证转流完全。

手术中困难的是寻找憩室。手术前服少量钡剂，手术中注射空气入十二指肠肠腔，可能有助于定位。

（3）手术并发症：主要并发症为十二指肠瘘和胰腺炎。手术时要避免损伤胆总管和胰管。术后十二指肠的引流减压要确切有效。

十四、良性十二指肠淤滞症

本症又称肠系膜上动脉压迫综合征、十二指肠血管压迫综合征等，系指十二指肠第三或第四段受肠系膜上动脉（或其分支结肠中动脉）压迫所致的慢性梗阻。有些急性胃扩张也可能是本症的急性梗阻型。该疾病较为少见，多发于瘦长体型的青、中年女性。

【病因病理】

肠系膜上动脉从主动脉分出时与第 1 腰椎的夹角平均为 30°～42°，该角的顶点到十二指肠中点的距离平均为 10cm。造成十二指肠梗阻与这两者有关，夹角越小、距离越短，梗阻发生的可能性越大。另外，肠系膜上动脉分出后向右下斜行，所以只有肠系膜上动脉最近端部分才是直接跨过主动脉及椎体的。因此，梗阻发生的因素是综合性的，即肠系膜上动脉起始处呈一窄角伴有异常高位且固定的十二指肠（Treitz 韧带过短）；或在十二指肠横跨椎体处和主动脉远端有此动脉的异常走行的跨越。

引起慢性十二指肠淤滞症的原因尚有环状胰腺、内脏下垂及腹腔内粘连对肠系膜的牵拉等。

【诊断】

（一）临床表现

突出的症状：长期反复发作的餐后上腹慢性绞痛，有时也有急性发作。伴有上腹饱胀，隐痛、钝痛，以及嗳气、恶心和呕吐。呕吐物含有胆汁和隔餐食物；呕吐常发生于餐后 2～3h 或夜间，吐后症状暂缓解。病人进食后站立或坐位易诱发呕吐；病人常能发现发作时采取某种体位可减轻症状，如俯卧位或左侧卧位、胸膝位、前倾坐位、将双膝放在颌下等。发作时上腹部可偶见胃蠕动波及震水音。病程迁延者，可出现营养不良、消瘦、贫血等症状。

（二）X 线钡餐检查

X 线钡餐检查可确定诊断。胃十二指肠明显扩张但幽门通畅。可见十二指肠有频繁的蠕动和逆蠕动，钡剂在十二指肠横部末端突然遇阻，不易进入空肠，采取某种体位（如头低足高位、左侧卧位、俯卧位等）则钡剂顺利通过。

（三）鉴别诊断

注意鉴别引起十二指肠横段或上升段排空障碍的其他病变，如环状胰腺，十二指肠癌肿、结核、克罗恩病等。这些病变的 X 线征象与肠系膜上动脉压迫明显不同，易于识别。另需鉴别者尚有先天性巨十二指肠症及硬皮症伴有的十二指肠扩张，此类疾病的排空障碍是动力性的，不难区别。

【治疗】

（一）内科治疗

发作时予以禁食、鼻胃管减压或洗胃、解痉药物、静脉补液及营养治疗。症状缓解后进稀软易消化食物，少食多餐，餐后采取俯卧位或左侧卧位。下床活动时可用腹带以防止内脏下垂。

（二）手术治疗

1. 十二指肠悬韧带松解术 适用于十二指肠悬韧带过短者。

2. 十二指肠空肠吻合术 在横结肠系膜下将空肠与十二指肠二、三段交界处作侧侧或端侧吻合，效果确切。

3. 胃空肠吻合术 仅在病人全身情况极差时考虑，一般不宜采用。

十五、胃　扭　转

胃扭转偶见于 X 线钡餐报告，多数无须手术处理，临床上应对此有所认识。

【病因病理】

胃扭转按发病的急缓分为急性和慢性两类。

急性胃扭转与固定胃的解剖结构异常有关，如较大的食管裂孔疝、膈疝、膈膨出、内脏下垂、胃大小弯的韧带过长、十二指肠外侧腹膜过松等。而剧烈呕吐、急性胃扩张、胃巨大肿块、胸腔负压的急剧改变等则是急性胃扭转的诱因。

慢性胃扭转多继发于膈、胃本身及上腹邻近器官病变，如穿透性溃疡、肝脓肿、膈创伤等造成的粘连可将部分胃壁固定于异常位置而形成扭转的形态。

按扭转方向的不同，胃扭转可分为系膜轴及器官轴两型。前者较常见，胃以从小弯中点至大弯的连线为轴心（横轴）发生扭转，造成胃前后壁对折，使胃形成两个小腔。器官轴型则胃以从贲门至幽门的连线为轴心（纵轴）扭转。两种类型的扭转程度一般在180°以下。

【诊断】

（一）临床表现

胃扭转的症状和体征取决于发作是急性还是慢性，扭转程度为完全性还是部分性。急性胃扭转三联征为上腹局限膨胀性疼痛、重复性干呕和不能将胃管插入胃内。慢性胃扭转则可无任何症状，或有类似于胃十二指肠溃疡或慢性胆囊炎的症状，往往有多次反复的急性发作史。

（二）X 线检查

急性胃扭转时的 X 线片常可见宽大气液平面的胃泡阴影，有时可见左膈升高（膈膨出、膈疝等）。钡餐检查可偶然发现慢性胃扭转。系膜扭转型的 X 线特征是两个有液平面的胃腔以及幽门和贲门在相近平面。器官轴扭转型则见胃大小弯倒置，胃底液平面不与胃体相连，胃体变形，幽门向下。有时尚可发现与扭转有关的相应病变。

【治疗】

偶然发现的无症状或症状很轻的慢性胃扭转一般无须手术治疗。

急性胃扭转或慢性胃扭转急性发作时应先试行放置胃管。若能置入胃内，则将胃内大量的气、液体吸出，急性症状缓解后再进一步检查确定治疗方案。若不能插入胃内，则应及早手术。

手术方式：若能肯定引发胃扭转的病因，则针对病因处理。如胃病变的胃部分切除术，粘连索带的松解分离术，膈疝的修补术等。胃固定术适用于非此类病变所致者，视术中情况将胃分别固定于前腹壁、空肠、肝圆韧带或横结肠系膜等处。

十六、急性胃扩张

急性胃扩张系指胃因强烈的刺激而发生反射性麻痹，张力消失，大量液体和气体潴留而排空障碍，引致胃和十二指肠上段极度急性膨胀的一种综合征。大都发生于饱餐和腹部手术后，也可发生于因慢性消耗性疾病长期卧床的患者。

【病因病理】

胃肠壁原发性麻痹：如手术过度牵拉；腹膜后血肿或引流物、炎症的刺激；暴饮暴食后胃壁过度扩张；腹腔内炎症或损伤；剧烈疼痛；情绪波动；毒血症及以缺钾为主的电解质紊乱等都可反射性引起胃壁平滑肌麻痹。十二指肠受压梗阻：十二指肠横部被小肠系膜及肠系膜上动脉压迫于脊柱及腹主动脉之间。如消瘦（腹膜后脂肪少）、长期卧床病人易于受压。

实际上，临床常见的发病是这两种机制的并存。扩张的胃向下压迫增加了机械性梗阻的因素，胃十二指肠内容物的积聚又刺激黏膜分泌更多的液体，进一步加重了胃十二指肠的麻痹和扩张，如此恶性循环。

胃扩张后，胃壁变薄、水肿、胃张力下降，胃黏膜糜烂、坏死、出血，甚至发生溃疡、大出血及胃穿孔。同时，大量液体丧失导致水、电解质及酸碱平衡紊乱，甚至周围循环衰竭。

【诊断】

（一）临床表现

典型症状为上腹膨胀和溢出性呕吐。呕吐物为含胆汁的液体，可多达 3～4L，呕吐后腹胀不减。体检可见腹部膨胀，以左上腹为明显；有压痛和轻度肌紧张，胃区有振水音，肠鸣音减弱或正常。可因水电解质丢失而出现全身表现甚至休克昏迷。若并发胃穿孔或急性胃黏膜撕裂，则可出现腹膜炎或上消化道大出血。

（二）辅助检查

1. 实验室检查　血红蛋白升高，有低钠血症、低钾血症及高氮血症。二氧化碳结合力及非蛋白氮上升，白细胞计数一般无明显增高。

2. X 线检查　腹部平片可见膨大的胃泡及胃区宽大的液平面，侧位片上可见充气扩张的十二指肠。

3. B 超　显示胃扩张，胃腔充满液体。

（三）鉴别诊断

1. 急性腹膜炎　有腹膜刺激征，无极度胃扩张表现。

2. 肠梗阻　X 线立位片可见多个液平，有肠梗阻的阵发性腹部绞痛症状。

3. 良性幽门梗阻　可有溃疡病史和症状，一般不会出现血流动力学改变；呕吐物多不含胆汁。

4. 急性胃炎　腹胀不显著，呕吐后腹痛减轻。

5. 急性胃扭转　根据特征性干呕、X 线检查的特殊表现可资鉴别。

【治疗】

1. 一般治疗　①立即放置鼻胃管吸出胃内全部液体，用温等渗盐水洗胃并禁食，持续胃肠减压；②纠正血容量不足、水电解质紊乱和酸碱失衡；③病情好转 24h 后，可于胃管内注入少量液体，如无潴留，方可开始少量进食。

2. 手术治疗　指征：①饱餐后胃内容物无法吸出。手术后发生者一般禁忌手术。②合并胃穿孔或大量胃出血者。③胃功能长期不能恢复，稍进食即扩张潴留，静脉长期营养不能维持者。手术以选用简单有效的方法为原则。如胃腔冲洗，暂时性胃造口术；胃有需切除病灶时可选用不同范围的胃切除术。

第十章 肠 疾 病

一、肠 梗 阻

肠梗阻（intestinal obstruction）指不同病因导致肠内容物在肠道中通过受阻，是常见的急腹症。肠管长度达 6～7m，引起梗阻的原因也多种多样，因而肠梗阻的临床病象复杂多变，不仅表现为肠道局部病理及功能障碍，并继发全身一系列病理生理改变，甚而危及生命。

【分类】

下述分类在肠梗阻的病程中可因一定的条件而互为转化。

（一）按发生的基本原因分类

1. 机械性肠梗阻　肠腔内外的机械性原因所致的阻塞。

（1）肠腔堵塞：如蛔虫团、粪石、胃石、异物、大胆石、肠套叠、放射性损伤等所引起的肠腔狭窄。

（2）肠管受压：如肠扭转、粘连带压迫、嵌顿疝、肠外肿瘤压迫等。

（3）肠壁病变：如肠道肿瘤、肠炎性疾病、先天性巨结肠等。

2. 动力性肠梗阻　因神经反射或毒素刺激致肠壁平滑肌功能紊乱而导致的梗阻。

（1）麻痹性肠梗阻：如急性腹膜炎、腹部大手术、腹膜后血肿或感染所致的肠麻痹。

（2）痉挛性肠梗阻：如肠功能紊乱、慢性铅中毒时的肠痉挛。

3. 血运性肠梗阻　因肠管血运障碍（肠系膜血管栓塞或血栓形成）所致的肠管失却功能。

（二）按肠壁有无血运障碍分类

1. 单纯性肠梗阻　无肠壁血运障碍。

2. 绞窄性肠梗阻　有肠壁血运障碍。

（三）按梗阻部位高低分类

1. 高位肠梗阻　指空肠上段以上的梗阻。

2. 低位肠梗阻　指回肠末段和结肠的梗阻。

（四）按发病的急缓分类

1. 急性肠梗阻　发病较急，进展较快。

2. 慢性肠梗阻　发病较缓，进展较慢；可呈反复发作。

（五）按梗阻的程度分类

1. 完全性梗阻　梗阻为完全性。

2. 不完全性（部分性）梗阻　梗阻为不完全性。

（六）其他

闭袢性梗阻：某段肠管两端完全阻塞，称闭袢性梗阻，如肠扭转、嵌顿疝、绞窄性内疝等所形成的肠梗阻。

【病理】

（一）肠管的病理变化

梗阻上段肠管蠕动增强，肠腔积气积液而膨胀；高度膨胀时，肠壁变薄并继而出现肠壁血运障碍，甚至坏死、穿破。

（二）全身性病理生理改变

1. 因呕吐、肠腔积液、腹膜渗出等致大量体液丧失而引起水、电解质紊乱和酸碱失衡。

2. 梗阻肠段细菌的大量繁殖及细菌移位造成感染（腹膜炎）及中毒。

3. 以上两大病理生理改变的进一步发展，导致休克，急性呼吸、循环衰竭及肾功能不全，终致多器官系统功能衰竭。

【诊断】

（一）临床表现

肠梗阻的四大临床表现是腹痛、呕吐、腹胀、停止自肛门排气排便。这四大表现可因肠梗阻的原因、部位、是否为绞窄性、发病的急缓等而有程度的不同。

1. 腹痛 机械性肠梗阻为阵发性绞痛；剧烈的持续性腹痛提示有绞窄性病变；与阵发性腹痛相伴随的体征有肠型、肠蠕动波及肠鸣音亢进（连续高亢的肠鸣音、气过水音、金属音）。麻痹性肠梗阻则腹痛不显著，肠鸣音减弱甚至消失。

2. 呕吐 早期为反射性呕吐。后期则视梗阻部位的高低而有呕吐程度及吐出物的不同：梗阻部位越高，呕吐出现越早、越频繁，吐出物主要为胃和十二指肠内容物，味酸而苦；低位梗阻时呕吐出现较晚且少，吐出物可呈粪样，带甜味；麻痹性肠梗阻时的呕吐多呈溢出性；若呕吐物呈棕褐色或为血性，提示肠管血运障碍。

3. 腹胀 腹胀的程度与梗阻的部位及病程的长短有关。高位肠梗阻无明显腹胀；腹胀不对称提示肠扭转等闭襻性梗阻。

4. 停止自肛门排气排便 完全性肠梗阻发生后多无排气排便。但应注意，梗阻早期及高位梗阻，肠内残余的粪便及气体可自行或在灌肠后排出。血性黏液便提示绞窄性肠梗阻及肠套叠、肠系膜血管栓塞等血运性肠梗阻。

（二）辅助检查

1. 实验室检查 ①病程后期，可有因缺水、血液浓缩所致的血红蛋白值及血细胞比容升高，尿比重升高。②白细胞计数及中性粒细胞比例升高。③血气分析可有酸中毒表现。④呕吐物及粪便检查有血性成分。

2. X线检查 腹部X线透视或平片观察，积气肠襻及多个阶梯样液平面是肠梗阻的X线特征，一般梗阻形成后4~6h，即可查出肠腔内积气。直立体位检查有困难时，也可取侧卧位。可疑低位梗阻（如回结型肠套叠、乙状结肠扭转、结肠肿瘤等）时，可考虑作钡灌肠检查。

（三）鉴别诊断

肠梗阻的诊断过程，实际上是一系列鉴别诊断的组合。

1. 是否有肠梗阻 根据腹痛、呕吐、腹胀、停止自肛门排气排便这四大症状，腹部肠型或蠕动波、肠鸣音亢进等体征，以及腹部X线检查结果，一般可作出判断。临床的难题在于上述临床表现可因梗阻的原因、部位、是否为绞窄性、发病的急缓等而有相当程度的不同。发病急骤、症状剧烈的绞窄性肠梗阻有时就难以与其他急腹症鉴别。

2. 机械性与动力性肠梗阻的鉴别 机械性肠梗阻除典型的临床症状外，X线检查表现为梗阻肠段上方积气积液；梗阻以下肠襻，特别是结肠，即便至晚期亦不至于出现明显气液平面。麻痹性肠梗阻腹胀较显著，但多无阵发性腹部绞痛且肠鸣音减弱甚至消失；X线检查显示大、小肠普遍胀气并伴有许多大、小不等的液平。痉挛性肠梗阻系由神经反射导致暂时性肠痉挛，应用解痉剂多可缓解。

3. 梗阻部位的高低 高位小肠梗阻的特点为呕吐出现早而频繁，但腹胀不明显；低位小肠梗阻（远段回肠）则以腹胀为主而呕吐较晚、次数少，可吐出粪样物。X线片上，充气肠襻位置高，液平少，肠黏膜皱襞显著者提示高位小肠梗阻；液平多，呈"阶梯状"排列，遍及全腹而结肠无充气者，多为低位小肠梗阻；结肠梗阻腹胀极为显著，呕吐很晚才出现，X线片示充气肠袢位于腹部外围，以盲肠胀气最显著，并可见结肠袋影。

4. 梗阻程度是否完全 完全梗阻则完全停止排便排气，症状明显且典型。不完全性肠梗阻则多有慢性致梗阻因素存在，症状不明显，可反复发作，可有排气排便，X线片见肠袢充气、扩张均不明显，结肠内往往有气体存在。

5. 肠梗阻病因鉴别 病因判断应根据年龄、病史、体检、X线检查等多方面分析。临床上粘连性肠梗阻最为常见，以往有腹部手术、创伤、炎症病史者应多考虑。绞窄性肠梗阻以肠扭转居多；小儿要想到肠蛔虫、肠套叠；青少年患者常见原因是肠粘连、嵌顿疝；而老年人要想到结肠肿瘤、乙状结肠扭转或粪块阻塞等。有风湿性心脏病史患者应考虑肠系膜血管栓塞；结核病患者，应考虑到肠粘连或结核性腹膜炎引起的肠梗阻。

【治疗】

（一）基本治疗

1. 禁食、胃肠减压 一般使用较粗口径的鼻胃管，若采用 M-A 管并能放置至梗阻部位则效果更好。有效的胃肠减压能减少肠腔内积液积气，降低肠腔内压，从而改善肠壁血循环，减轻腹胀，减少肠腔内细菌和毒素量。

2. 纠正水电解质紊乱和酸碱失衡 输液的种类和容量应根据呕吐情况、缺水类型及程度、血液浓缩程度、尿量及尿比重、血电解质测定、血气分析及中心静脉压监测情况综合分析计算。不但要补充呕吐、胃肠减压等外丢失量，还要充分考虑到渗出至肠腔、腹腔等所谓"第三间隙"的内丢失量。要注重酸中毒的纠正及钾的补充。病程后期尚应注意血浆或全血的补给。

3. 防治感染和中毒 适时合理应用抗生素可防止因梗阻时间过长而继发的多种细菌感染（如大肠杆菌、芽孢杆菌、链球菌等）及细菌毒素的产生。一般选用以抗革兰氏阴性杆菌为主的广谱抗生素。

4. 对症处理 适当应用镇静剂、解痉剂；麻醉性止痛剂只能在确定手术治疗后使用。

（二）手术治疗

对各种类型的绞窄性肠梗阻（如嵌顿疝、肠扭转、肠系膜血管梗死等），肿瘤、先天性肠道畸形等所致的肠梗阻及非手术治疗无效者应手术治疗。具体手术方法要根据梗阻的病因、性质、部位及病人的全身情况而定。总的原则是在最短的时间内，以最简单的方法解除梗阻或恢复肠道通畅。

1. 解除梗阻因素 如粘连松解术，肠套叠、肠扭转复位术，肠切开异物取出术等。

2. 肠切除肠吻合术 肿瘤、坏死肠袢、炎性狭窄等应予切除。小肠肠段切除应同时吻合重建。肠袢坏死的判断：①肠壁已呈黑色；②肠管塌陷，已失去张力和蠕动能力，或肠管麻痹扩张，对刺激无收缩反应；③相应的肠系膜终末小动脉无搏动；④可疑坏死肠袢经肠系膜根部普鲁卡因封闭、热敷等处理或回纳腹腔观察 10～30min 后无好转征象。

3. 旁路手术 对梗阻病因病变既不能简单解除，又不能切除者，如已浸润固定的晚期肿瘤、黏结成团的肠袢等，可作梗阻近、远端肠袢的侧侧吻合术。

4. 肠造口或肠外置术 全身情况极差的急性结肠梗阻，特别是左半结肠梗阻，宜分期手术处理。一期手术先行梗阻近侧肠造口（盲肠、横结肠、乙状结肠造口）；病变若能简单切除，则可切除，远侧断端可予封闭（需确认其远侧无梗阻因素），也可同时提出作双口造口。全身情况一般尚可，或经过适当准备者，一期右半结肠切除可以考虑。

（三）非手术解除梗阻疗法

对单纯性、不全性、粘连性肠梗阻，可试行非手术疗法解除梗阻：①中医药治疗，如峻泻剂、大承气汤、针灸疗法等。②经胃管注入生植物油脂。③低压空气灌肠复位肠套叠。④经乙状结肠镜插管复位乙状结肠扭转。⑤腹部按摩或颠簸疗法等。非手术疗法治疗期间，应密切观察，若症状体征无好转甚而加重，应中转手术治疗。

对麻痹性或痉挛性肠梗阻除基本治疗外，主要针对病因治疗。

二、肠 结 核

结核杆菌在肠道所引起的慢性特异性感染称肠结核。多见于青壮年，女性患病略多于男性。肠结核所致的肠管狭窄、炎性肿块及肠穿孔需外科治疗。

【病理】

肠结核多继发于肺结核，不少病例与腹腔结核、肠系膜淋巴结结核并存。肠结核好发部位为回肠末段和回盲部。肠结核在病理形态上可分为溃疡型和增生型两类，混合型则为这两型病变相互掺杂。

溃疡型肠结核：多发于回肠末段。病理特点为肠壁淋巴小结的干酪性坏死、脱落而形成沿肠管横轴发展的深浅不一、大小不等的溃疡。易引起局部粘连、狭窄、内外瘘等并发症。

增生型肠结核：多局限于回盲部。病理特点为黏膜下大量结核性肉芽肿和纤维组织增生而致肠管壁增厚及变硬。易形成局部包块。

【临床表现】

（一）症状

1. 全身症状 食欲缺乏、体弱、消瘦、午后低热、盗汗等。增生型者全身症状较轻。

2. 腹部症状 ①以右下腹和脐周为著的慢性腹部隐痛，常于进食后加重而排便后减轻；②腹泻或腹泻与便秘交替；③病变侵及结肠后大便含黏液及脓血；④发展至肠梗阻时，有阵发性绞痛；⑤肠穿孔时有相应的急性腹膜炎症状。

（二）腹部体征

右下腹轻度压痛，肠鸣音活跃；增生型者多可在右下腹扪及固定的有轻度压痛的包块；合并肠梗阻时右下腹可有肠型、肠鸣音亢进等体征。

【诊断】

除了应做血常规、红细胞沉降率、胸部X线平片等一般检查外，还需做X线钡餐或钡剂灌肠检查，纤维结肠镜检查可发现结肠乃至回肠末端的病变，并可做活组织检查。

【治疗】

（一）内科抗结核治疗

常用药物有异烟肼，日剂量0.3～0.4g；利福平，日剂量0.45～0.6g；乙胺丁醇，日剂量0.75～1.0g；对氨基水杨酸（PAS），日剂量8～12g；链霉素，日剂量0.75～1.0g。采用2联或3联用药，除PAS宜分次口服外，其余口服药均可一次顿服。疗程6个月至1年。同时注意支持疗法及护肝治疗。

（二）外科治疗

1. 适应证 ①回盲部增生型结核包块；②肠梗阻；③急性穿孔；④保守治疗无效的大出血；⑤肠外瘘。

2. 术前准备 对有活动性肺结核或其他肠外结核者应进行一定疗程的抗结核治疗；加强支持治疗，改善全身情况。

3. 手术原则 视病变部位及局部病理改变作相应的肠段切除、右半结肠切除或引流术等。术后继续抗结核治疗。

三、伤寒肠穿孔

肠穿孔是伤寒病的严重并发症，发生率为 2%～3%，死亡率较高。

【病理】

肠伤寒病变最显著部位为末段回肠。肠壁的淋巴结发生坏死，黏膜脱落形成与肠纵轴相平行的溃疡。穿孔与溃疡均多在伤寒病程的 2～3 周形成。80%的穿孔发生在距回盲瓣 50cm 以内；多为单发，多发穿孔占 10%～20%。

【诊断】

（一）临床表现

1. 伤寒病的临床表现 ①持续性高热；②表情淡漠；③相对缓脉；④脾肿大；⑤皮肤玫瑰疹。

2. 肠穿孔症状及体征 ①病程 2～3 周后，突发右下腹痛，迅速弥散至全腹；②右下腹及全腹明显压痛；③肠鸣音消失；④部分病例穿孔前有腹泻或便血史。

（二）辅助检查

1. 实验室检查 白细胞计数迅速升高；血清肥达反应阳性；大便伤寒杆菌阳性。

2. X 线检查 腹部平片或透视约 2/3 病例可发现气腹。

【治疗】

伤寒肠穿孔确诊后应及时剖腹手术。手术原则为行穿孔修补缝合，并应对术中发现的其他肠壁菲薄接近穿孔病变处——作浆肌层缝合，以防术后新的穿孔。对病变严重或多发穿孔，可考虑缝合穿孔后加作病变近侧回肠插管造口术。肠切除应严格限制于穿孔过多、并发肠道大出血、病人全身情况允许等少数病例。术后均应放置引流。

术后继续伤寒病的治疗。

四、阿米巴病肠穿孔

严重的肠阿米巴病可发生较深的溃疡而引致肠穿孔，发生率为 1%～4%，死亡率较高。

【病理】

肠阿米巴病的溃疡一般较浅，但有急剧痢疾症状者溃疡较深易于穿孔。穿孔多位于盲肠、阑尾及升结肠，其次为直肠、乙状结肠交界处。穿孔常很大，可为单发或多发，常伴有成片肠壁坏死；但有的穿孔也很小，或为慢性穿孔，以局限性腹腔感染和脓肿为病理表现。

【诊断】

（一）临床表现

1. 肠阿米巴病表现 易发生肠穿孔的肠阿米巴病多为急重型（暴发型）。恶寒、高热；腹泻每日达 10 次以上，大便为水样，奇臭；里急后重和腹部压痛明显；常伴有失水、脉速等毒血症症状。直肠指诊可扪及直肠黏膜溃疡病变及指套有脓血便附着。

2. 肠穿孔表现 ①突发右下或左下腹痛，迅速弥散至全腹；②全腹明显压痛；③肠鸣音消失。

（二）辅助检查

1. 实验室检查 白细胞计数迅速升高；大便或直肠指诊指套附着物涂片找阿米巴滋养体阳性。

2. X 线检查 腹部平片或透视约 1/2 病例可发现气腹。

【治疗】

急性阿米巴病肠穿孔应及时手术处理。若全身情况允许，应将病变明显的肠段切除，近、远两断端均作造口，不宜作一期吻合。若全身情况极差或局部病变不易切除，可将穿孔处结肠外置造口。腹腔均应放置引流。

术后继续抗阿米巴及抗感染治疗。

五、急性出血坏死性小肠炎

急性出血坏死性小肠炎（acute haemorrhagic necrotizing enteritis）是一种好发于小肠的局限性急性出血性炎症，以急性腹泻、便血、发热、呕吐及腹胀为主要临床表现，重症者出现败血症、中毒性休克或肠穿孔等并发症。

【病因和发病机制】

病因尚未完全清楚，有关因素如下。

1. 感染　C 型厌氧性魏氏梭状芽孢杆菌能产生一种蛋白质外毒素，称 β 毒素，现认为与本病发病有关。该菌为一专性厌氧菌，其产生的 β 毒素影响肠壁微循环，使肠黏膜充血、水肿、坏死甚至穿孔。

2. 胰蛋白酶减少或活性减低　胰蛋白酶能降解魏氏梭状芽孢杆菌产生的 β 毒素，对防止本病的发生起到重要的作用。长期低蛋白饮食，进食大量甘薯、大豆等含有耐热性胰蛋白酶抑制因子的食物，可使胰蛋白酶活性和浓度降低。

3. 饮食不当使肠道生态学发生改变，有利于魏氏梭状芽孢杆菌大量繁殖，并有利于 β 毒素致病。

4. 变态反应　由于本病起病迅速发生肠出血、坏死，病变肠组织血管壁内纤维素样坏死及嗜酸性粒细胞浸润，有学者认为本病的发生与变态反应有关。

【病理】

病变主要在空肠和回肠，有时可累及结肠。肠道病变范围可局限，亦可为多发性，主要为坏死性炎性病变。肠黏膜广泛出血，斑片状或大片坏死，溃疡形成，坏死表面覆盖灰绿色假膜，病灶周围有大量嗜酸性粒细胞、中性粒细胞及单核细胞的浸润，自黏膜下层开始，随病变的扩大，可向肌层及浆膜层发展，甚至溃疡穿孔引起腹膜炎。肠外器官有时亦发生病变，如腹腔血性浑浊渗液、肺水肿、肺出血和颅内出血等。

【诊断】

（一）临床表现

1. 发病以夏秋季多见，儿童、青少年发病多于成年人。

2. 症状　①骤起发病。②急性腹痛，多呈持续性隐痛伴阵发性加剧，以上中腹和脐周为甚。③腹泻和便血，腹泻每日数次至 10 余次，黄色水样便或血水便，甚至有鲜血便或暗红色血块；便中可混有糜烂组织，有腥臭味。④恶心、呕吐，呕吐物可为胆汁、咖啡样或血水样。⑤全身中毒症状：起病时可有寒战、发热，一般 38～39℃，少数可更高。全身虚弱无力、面色苍白，重者神志不清、抽搐、昏迷，并有酸中毒和中毒性休克等症状。

3. 腹部体征　腹胀显著，压痛明显，可有反跳痛。肠鸣音一般减弱；有腹水时可叩出移动性浊音。

（二）实验室检查

1. 白细胞计数升高，可达（12～20）×10⁹/L，中性粒细胞增多伴核左移，甚至出现中毒颗粒。

2. 粪便检查有血便或隐血试验强阳性，有脓细胞。

（三）X 线检查

腹部平片可见肠腔明显充气、扩张及液平面。动态观察可发现肠壁积气、门静脉积气，以及腹腔积液或积气征象等。

（四）鉴别诊断

1. 中毒性菌痢　7～9 月多见，但其他月份均可发生。突然发热、腹痛腹泻及脓血黏液便，大便涂片和细菌培养有助于确诊。

2. 急性克罗恩病 亚急性起病，高热寒战，右下腹痛、腹泻，常无脓血黏液便，约 1/3 病例可出现右下腹或脐周腹块。诊断依靠胃肠钡餐、钡剂灌肠和内镜检查。

3. 肠套叠 一般情况较好，无频繁腹泻，常可触及腊肠样包块。

【治疗】

（一）内科治疗

主要是支持疗法，纠正水和电解质紊乱，控制感染和防治休克。

1. 一般治疗 卧床休息、禁食，腹胀明显者可作胃肠减压。

2. 纠正水电解质紊乱及肠外营养治疗 补液应以葡萄糖为主，占 2/3～3/4，生理盐水占 1/4～1/3；肠外营养治疗可使胃肠分泌减少；大量便血者应补给全血。

3. 控制感染 首先应用广谱抗生素、甲硝唑，再根据细菌培养结果选择相应抗生素。

4. 抗休克 有休克发生则应及时按休克治疗，迅速扩容，保持有效循环血量，改善微循环，并适当应用血管活性药物，酌情使用肾上腺皮质激素。

5. 抗血清治疗 采用魏氏梭状芽孢杆菌抗血清 42 000～85 000 U 静脉注射，有较好疗效。

（二）手术治疗

1. 适应证 ①有明显腹膜炎表现，或腹腔穿刺有脓性或血性渗液，怀疑有肠坏死或肠穿孔；②反复大量肠出血，保守治疗无效；③肠梗阻及腹膜炎表现经非手术治疗不能缓解，反而加重；④不能排除其他需手术解决的急腹症。

2. 手术方式

（1）肠坏死、穿孔、大出血：若病变较集中或局限，可作病变肠段切除术；若病变过于广泛或全身情况太差，应避免作过多小肠切除，可将病变最严重部分切除并作肠造口，留待二期手术处理。

（2）术中若无肠坏死、穿孔、大出血等病变发现，可用 0.5% 普鲁卡因作肠系膜根部封闭。

3. 术后应继续进行积极的内科治疗。

六、克 罗 恩 病

克罗恩病（Crohn 病）是一种病因未明的肠道非特异性炎性疾病。以往的一些命名如"末端回肠炎""局限性肠炎""节段性肠炎"均仅意指其某一部分病理特点。本病以腹痛、腹泻、腹块、发热及肠瘘等为临床特征；常伴有肠外损害；发作缓解交替出现，病程迁延难愈，并有多种并发症。

【病因】

1. 感染 采用 PCR 方法在该病肠组织中发现副结核分枝杆菌，但未能证实为本病病因。

2. 免疫 半数以上患者血中可检测到结核抗体、循环免疫复合体及补体 C_2、C_4 升高。本病常出现肠外损害，如关节炎、虹膜睫状体炎等，用激素治疗后症状缓解，说明可能是自身免疫性疾病。但免疫作用的确切机制尚不明确。

3. 遗传 部分病例有阳性家族史，15% 患者的血缘家族患有此病。

【病理】

克罗恩病可侵犯胃肠道的任何部位，但主要累及末段回肠。病变肠段的分布多呈节段性，和正常肠曲的分界清楚。

炎性病损可波及肠壁各层。浆膜充血、水肿，有纤维素性渗出物；黏膜水肿使黏膜隆起呈铺路卵石状；肠系膜亦可有水肿、增厚及淋巴结肿大；病变进展后肠黏膜面可出现许多裂隙状纵行溃疡，可深达肌层，并融合成窦道；肠壁的增厚可形成环形或长管状狭窄。溃疡可穿孔引起局部脓肿，或穿透至其他肠段、器官、腹壁而形成内、外瘘。

【诊断】

（一）临床表现

病史多较长，临床症状及体征与主要病变所在部位有关。腹痛、腹泻、发热为常见症状。

1. 腹痛　常位于右下腹或脐周，一般为痉挛性阵痛，多不严重；餐后疼痛可加重，排便后可暂时缓解；持续性腹痛预示炎症性病变有所进展。若有穿孔、肠梗阻等并发症则有相应急腹症表现。

2. 腹泻　稀便，多无脓血或黏液；病变侵犯结肠下段或直肠可有黏液血便及里急后重。

3. 发热　间歇性低热或中等度发热，当病情加重或出现并发症则可呈高热。

4. 腹部包块　以右下腹与脐周多见，肿块边缘不清楚，大小不一，质地中等、有压痛。

5. 全身症状　乏力、纳差、消瘦、贫血及低蛋白血症。

6. 肠外表现　关节炎、结节性红斑、口腔溃疡、慢性活动性肝炎、血管炎、虹膜睫状体炎、胆管周围炎等。

（二）辅助检查

1. 实验室检查　①贫血、红细胞沉降率增快、白细胞计数升高。②粪便隐血试验阳性，有时可见红细胞、白细胞。

2. X 线检查　胃肠钡餐检查主要表现是节段性肠道病变，呈"跳跃"现象，多见于回肠末段与右半结肠，病变黏膜皱襞粗乱、有裂隙状溃疡、呈鹅卵石症，肠腔轮廓不规律，单发或多发性狭窄，瘘管形成，或息肉与肠梗阻的 X 线征象。

3. 结肠镜检查　可见整个结肠至回肠末端，黏膜呈慢性炎症，铺路卵石样改变，裂隙状溃疡、肠腔狭窄、炎性息肉等，病变呈节段分布，组织活检有非干酪性肉芽肿形成。

（三）诊断标准

世界卫生组织制定的克罗恩病诊断标准：①非连续性或区域性肠道病变；②肠黏膜呈铺路卵石样表现或纵行溃疡；③全层性炎性肠道病变伴肿块或狭窄；④结节病样非干酪性肉芽肿；⑤裂沟或瘘管；⑥肛门病变，有难治性溃疡、肛瘘或肛裂。凡具备上述①②③者为疑诊；再加上④⑤⑥之一者可以确诊；如具有④，加上①②③中的两项者，也可确诊。确诊的病人均应排除有关疾病。

（四）鉴别诊断

1. 溃疡性结肠炎　有腹痛、腹泻、脓血黏液便，伴里急后重，较少发热，病变主要累及直肠、乙状结肠，呈弥漫性，肠黏膜糜烂或浅表溃疡形成。

2. 肠结核　多有肠外结核，病变主要位于回盲部，不呈节段性分布，结核菌素试验阳性，抗结核治疗有效。

3. 急性出血坏死性肠炎　好发于青少年，有地区性和季节性，发病急骤，常有不洁饮食史，腹痛以左上中腹为主，解血便或血水样便，中毒症状明显，病变以空肠为主，也可呈节段性分布，但病程短，复发少见。

【治疗】

内科治疗为主，外科主要治疗其并发症。

（一）内科治疗

1. 一般治疗　病变活动期卧床休息，高营养低渣饮食。纠正水、电解质紊乱，解痉、止痛和控制继发感染有助于症状缓解。宜补充各种维生素及微量元素。贫血严重或低蛋白血症者可输血或白蛋白。

2. 柳氮磺胺吡啶（SASP）和 5-氨基水杨酸（5-ASA）　SASP 在肠内经细菌分解为 5-ASA 与磺胺吡啶，前者为有较成分。治疗剂量 SASP 每日 4～6g，分 4 次口服，症状改善后渐减为每日 1～2g，维持 1～2 年。病变限于直肠、乙状结肠者，可用 SASP 或 5-ASA 灌肠，每日 2g。口服 5-ASA 由于大部分在近端小肠被吸收，结肠内浓度低，达不到治疗目的。近年来已推出 5-ASA 缓释剂，能保持回肠和结肠中有效药物浓度，效果较好。

3. 肾上腺皮质激素 适用于活动期患者，尤其以小肠病变为主伴有肠外表现者。一般口服给药，泼尼松 40～60mg/d，2 周后渐次减量至 5～15mg/d，再渐减至停药。直肠、左半结肠病变者，可用激素保留灌肠。长期应用激素应注意不良反应。

4. 免疫抑制剂 硫唑嘌呤，1.5mg/（kg·d），分次口服，疗程约 1 年。但应定期复查白细胞和血小板。

5. 肠外营养治疗 近年来肠外营养对炎症性肠病的治疗作用越来越引人注意。全肠外营养治疗可使肠道完全处于静止状态，从而抑制肠道炎症反应，使症状缓解，病变修复。一般每日补充非蛋白质热卡 1800kcal，糖与脂肪供能比为 1∶1，氮 10g/d；疗程在 3～4 周及以上。

（二）手术治疗

1. 适应证 ①急性肠穿孔；②完全性肠梗阻；③严重肠道出血不能控制者；④慢性穿孔形成腹腔脓肿，肠内、外瘘及瘘管者；⑤严重肛门及肛周病变；⑥难以与癌瘤、结核鉴别者；⑦内科长期治疗无效者。

2. 手术方式 应切除病变近远端正常肠管 10cm，端端吻合。若局部病理情况不允许一期切除吻合，则应在病变近侧正常肠管 10cm 处切断，远切端缝闭，近切端与病变远侧的正常肠管（多为横结肠）端侧吻合，病灶留待二期手术处理。注意不应作单纯回肠横结肠侧侧吻合的捷径手术（以免病灶仍受肠内容物刺激）。也有人将远切端作腹壁造口用作术后灌注治疗。因误诊为阑尾炎等剖腹探查发现此病时，若无需手术处理的并发症存在，不应作肠切除术，也不应作附带性阑尾切除术。

七、溃疡性结肠炎

溃疡性结肠炎（ulcerative colitis）是直肠和结肠的非特异性炎性疾病，原因不明。发病年龄以 20～40 岁居多。临床上以腹泻、黏液脓血便、腹痛和里急后重为主要症状，病情轻重不等，活动期与缓解期反复交替发作。

【病因】

（一）感染因素

病毒感染或某些细菌感染如溶血性大肠杆菌、变形杆菌及肠道厌氧菌感染可能与本病有关。

（二）免疫异常

血液中可检测到结肠抗体、循环免疫复合物；已发现一些细胞因子和炎症介质与本病发病有关。

（三）遗传因素

本病发病率在种族之间有较大差异，常有家族性，但国人遗传因素不突出。

（四）精神因素

部分患者有焦虑、紧张及自主神经功能紊乱，可能为本病反复发作的诱因或继发表现。

【病理】

病变主要位于直肠和乙状结肠，亦可上升累及降结肠乃至整个结肠。炎症主要集中在黏膜层，也可累及黏膜下层。病灶呈连续的非节段分布。早期病变为黏膜弥漫性炎症，广泛充血、水肿、出血、糜烂，可形成隐窝脓肿，细小脓肿融合产生溃疡，纵行发展则溃疡面呈大片融合，因而溃疡常较深较大，甚至发生穿孔。在结肠炎症反复发作、修复过程中，肉芽组织增生，常出现炎性息肉，由于纤维瘢痕形成，可导致结肠缩短、结肠袋消失和肠腔狭窄。少数患者有腺上皮癌变。

【诊断】

（一）临床表现

1. 症状 多数起病缓慢，少数急骤，发作诱因常为精神刺激、疲劳、饮食失调、继发感染。

（1）腹泻：为主要症状，腹泻轻重不一，轻者每日 2～3 次，重者 1～2h 一次，多为糊状便，混有黏液、脓血，常有里急后重。

（2）腹痛：一般不太剧烈，部位多局限在左下腹或下腹部；常为阵发性痉挛性疼痛，有腹痛－便意－便后缓解规律。

（3）全身症状：病程较长者，常有乏力、食欲缺乏、消瘦、贫血等；急性发作期常有低热或中等发热，重症可有高热、心率加速等全身毒血症状及水、电解质紊乱等。

（4）肠外表现：主要为关节疼痛、皮肤病变（结节性红斑、坏疽性脓皮症）、肝损害和眼病（急性眼色素层炎、虹膜炎、巩膜炎）等，其发生率较克罗恩病为低。

2. 体征 部分病例可触及肠壁增厚或痉挛如硬管状的降结肠或乙状结肠；结肠扩张者有腹胀、腹肌紧张、腹部压痛或反跳痛。

3. 中毒性巨结肠 发生率约 2%。全部或一段结肠显著扩张，表现为持续性腹痛、腹部压痛、肌紧张及严重的全身性中毒症状，如发热、神志改变等。

（二）辅助检查

1. 血液检查 贫血常见，急性发作期有中性粒细胞增多，红细胞沉降率增快。病程长者血浆总蛋白及白蛋白降低。

2. 粪便检查 黏液脓血便，镜检见大量红细胞、白细胞和脓细胞。

3. 免疫学检查 活动期 IgG、IgM 常增高，部分患者抗大肠黏液抗体阳性；淋巴细胞细胞毒试验阳性。

4. 结肠镜检查 发作期可见黏膜呈细颗粒状，弥漫性充血、水肿，脆性增加易出血；常见肠壁有糜烂和溃疡，附有黏液和脓性渗出物；晚期有肠壁增厚，肠腔狭窄，假性息肉形成。

5. X 线检查 钡剂灌肠可见结肠黏膜粗糙不平，皱襞紊乱，边缘不规则，呈锯齿状，晚期可见结肠袋消失，肠壁变硬僵直、肠管缩短失去张力如"铅管"状；炎性息肉者可见充盈缺损。

（三）诊断标准

1993 年全国慢性非感染性肠道疾病学术研讨会制订的本病诊断标准如下：

1. 临床方面 具有慢性腹泻、黏液血便、腹痛、呈慢性反复发作性或持续性、伴有不同程度的全身症状。少数患者仅有便秘或不出现血便，亦应加以重视。既往史及体检中要注意关节、口腔、眼、浆膜、皮肤、肝脾等肠道外的临床表现。

2. 纤维结肠镜检查所见 ①受累结肠黏膜呈现多发性浅表溃疡，伴有充血、水肿；病变多由直肠起始，往往累及其他结肠，为弥漫性分布。②肠黏膜外观粗糙不平，呈现细颗粒状，组织脆弱易于出血，或可覆盖有脓性分泌物，似一层薄苔附着。③结肠扭袋往往变平或变钝，以至消失，有时可见到多个大小不等的假性息肉。

3. 结肠黏膜活检病理变化 呈现炎症性反应，同时常可见到黏膜糜烂、隐窝脓肿、结肠腺体排列异常及上皮改变。

4. 钡剂灌肠所见 ①结肠肠管缩短，结肠袋消失，或结肠呈管状外观。②多发性溃疡或多发性假性息肉表现。③结肠黏膜粗糙、紊乱或可见细颗粒样变化。

在排除菌痢、阿米巴痢疾、血吸虫病、肠结核等特异性感染性结肠炎与肉芽肿结肠炎、放射性结肠炎的前提下，可参照以下标准予以诊断：

（1）根据临床方面和乙状结肠镜或纤维结肠镜检查之①、②、③三项中之一项和（或）黏膜活检可以诊断为本病。

（2）根据临床方面和钡剂灌肠所见①、②、③三项中之一者可以诊断为本病。

（3）临床表现不典型，但有典型的肠镜检查或钡剂灌肠典型改变者可以诊断为本病。

（4）临床方面有典型症状或有典型既往史，而此次乙状结肠镜、纤维结肠镜或钡剂灌肠检查无典型变化者，应列为"疑诊"，予以追踪检查。

（四）鉴别诊断

1. 慢性细菌性痢疾 常有急性细菌性痢疾史，粪便或内镜检查所取得黏液脓血培养，可分离出痢疾杆菌，抗菌治疗有效。

2. 慢性阿米巴肠病 该病主要以近端结肠为主，粪便中可找到溶组织阿米巴滋养体或包囊，抗阿米巴治疗有效。

3. 大肠癌 钡灌肠及结肠镜检可以鉴别。

4. 克罗恩病 克罗恩病与溃疡性结肠炎的鉴别见表 10-1。

表 10-1 克罗恩病与溃疡性结肠炎的鉴别

项目		克罗恩病	溃疡性结肠炎
症状与体征	发热	常见	较少见
	腹痛	较重，常在右下腹或脐周	较轻，常在下腹或左下腹
	腹块	常见	少见
	粪便	一般无黏液及脓血	常有黏液及脓血
	里急后重	少见	常见
	中毒性巨结肠	无	可有
X 线检查	受累肠段	节段性，以回肠末段及邻近结肠为主	结肠受累，以直肠、乙状结肠为主
	肠腔狭窄	多见	少见
	瘘管形成	多见	极少见
结肠镜检	部位	可见近段结肠病变	常见直肠、乙状结肠病变
	分布	病变肠段之间黏膜正常	病变弥漫分布
	黏膜病变	卵石样隆起，线、沟状溃疡	出血、糜烂与浅溃疡
	黏膜脆性	一般不增加	增加，轻触易出血
	癌变	罕见	可见

【治疗】

（一）内科治疗

1. 一般治疗 病变活动期卧床休息，高营养低渣饮食。纠正水、电解质紊乱。补充各种维生素及微量元素。贫血严重或低蛋白血症者可输血或白蛋白。对腹痛患者可酌情用抗胆碱能药物，但不宜多用，以免促发急性结肠扩张。腹泻严重者可谨慎试用地芬诺酯或洛哌丁胺。

2. 柳氮磺胺吡啶（SASP）和 5-氨基水杨酸（5-ASA） SASP 在肠内经细菌分解为 5-ASA 与磺胺吡啶，前者为有较成分。治疗剂量 SASP 每日 4～6g，分 4 次口服，症状改善后渐减为每日 1～2g，维持 1～2 年。病变限于直肠、乙状结肠者，可用 SASP 或 5-ASA 灌肠，每日 2g。也可使用栓剂。

3. 肾上腺皮质激素 适用于重型或暴发型或 SASP 治疗无效的轻、中型患者。泼尼松 30～40mg/d，分 3～4 次口服，病情控制后渐减至 10～15mg/d，维持半年左右停药。重型患者常用氢化可的松每日 200～300mg 静脉滴注，1 周后改为泼尼松口服，病情控制后再逐渐减量。也可用琥珀酸氢化可的松 50～100mg/d，分 1～2 次保留灌肠，病情好转后改为每周 2～3 次，1～3 周为一个疗程。长期应用激素应注意副作用。

4. 免疫抑制剂 硫唑嘌呤，1.5mg/（kg·d），分次口服，疗程约 1 年。但应定期复查白细胞和血小板。

5. 肠外营养治疗 近年来肠外营养对炎症性肠病的治疗作用越来越引人注意。全肠外营养治疗可使肠道完全处于静止状态，从而抑制肠道炎症反应，使症状缓解，病变修复。一般每日补充非蛋白质热卡 1800kcal，糖与脂肪供能比为 1∶1，氮 10g/d；疗程在 3～4 周及以上。

（二）手术治疗

1. 适应证 ①急性肠穿孔；②急性中毒性结肠扩张；③严重肠道出血不能控制者；④重症病例在严格内科治疗下病情继续迅速恶化者；⑤内科长期治疗无效，难以维持近正常生活者；⑥癌变或可疑癌变者；⑦脓肿或瘘管形成。

2. 手术方式 以切除全部病变肠段为原则。视病变肠段范围可选用结肠段切除、右半结肠切除、直肠和左半结肠切除、全结肠切除、全大肠切除等术式。是否采用一期手术，应视病人全身情况、术前准备及局部病理情况而定。急性中毒性结肠扩张者，除回肠造口外，还应加作横结肠或乙状结肠造口减压术。

八、肠系膜血管缺血性疾病

此类疾病较少见，临床常因认识不足而误诊。发生广泛肠梗死坏死者，预后凶险，死亡率很高。临床上因病因的不同，可分为三类（表 10-2）。

表 10-2　三类肠系膜血管缺血性疾病的鉴别

项目	急性肠系膜上动脉栓塞	肠系膜上动脉血栓形成	肠系膜上静脉血栓形成
病因	心肌梗死后的附壁血栓，心瓣膜病，心房颤动，心内膜炎，主动脉粥样硬化	动脉硬化性阻塞或狭窄	腹腔感染，门静脉高压，真性红细胞增多症，血高凝状态，血管损伤
诊断	早期：突发剧烈腹痛，恶心呕吐频繁，白细胞计数可达 20×10^9/L 以上；但腹部平软，轻度压痛，肠鸣音活跃或正常，而呈现症状与体征分离现象。但若栓塞范围广泛，也可早期出现休克 晚期：腹胀渐趋明显，腹部压痛、腹肌紧张，血便，腹腔穿刺液呈血性 选择性动脉造影有助诊断	常先有慢性肠系膜上动脉缺血的征象，如饱餐后腹痛，以致病人不敢进食而日渐消瘦，伴有慢性腹泻等肠道吸收不良症状。突然导致急性完全性血管闭塞时，则表现与急性肠系膜上动脉栓塞相似 选择性动脉造影有助诊断	先多有腹部不适，症状发展较慢，数日至数周后突然剧烈腹痛，持续性呕吐，呕血，便血，腹胀，腹部压痛，肠鸣音减弱，腹腔穿刺液呈血性，常有发热及白细胞计数升高 多普勒超声有助诊断
治疗	血管扩张剂* 溶栓治疗** 尽早手术取栓 坏死肠管切除术 术后继续抗凝治疗***	血管扩张剂* 溶栓治疗** 血栓内膜切除术 肠系膜上动脉-腹主动脉搭桥术 坏死肠管切除术 术后继续抗凝治疗	尽早切除受累的肠管及系膜 术后继续抗凝治疗 溶栓治疗**

　*血管扩张剂：肠系膜上动脉造影发现有栓塞或血管痉挛时，即以输液泵经导管向动脉内持续输入罂粟碱（30～60mg/h），如有血管扩张，则继续输入药物，并连续拍片，待狭窄血管恢复正常后停用。输注药物过程中若血管狭窄持续存在或出现腹膜刺激征，则需手术治疗。**溶栓治疗：常用药物为尿激酶、链激酶等。若能在发病 48h 内经血管造影导管直接注入至血栓部位则效果更佳。但全身应用有可能导致大出血。***抗凝治疗：术后立即静脉滴注肝素 5000～7000U，每 8h 一次，7～10d 后改为口服双香豆素，并维持 3 个月。

九、短肠综合征

短肠综合征（short-bowel syndrome）系指小肠广泛切除后的严重吸收不良（腹泻、脂肪泻、体重减轻、营养不良等）综合征。

【病因病理】

一般认为小肠切除 70% 以上，或切除小肠 50% 且同时切除回盲瓣，或成人保留小肠不足 120cm

谓之小肠广泛切除。小肠大量切除常见的病因有急性肠扭转、坏死性肠炎、绞窄性疝、肠系膜上动脉栓塞、肠系膜上静脉血栓形成、肿瘤、克罗恩病、外伤等。广泛性小肠切除后的主要病理生理变化是吸收面积的丢失和小肠排空过速，并可因肠源性高草酸尿并发尿路结石、胆盐吸收障碍引起胆结石。吸收障碍的发生与程度取决于：

1. 小肠切除的长度　切除 30%无症状，切除 50%出现吸收不良，如切除 80%以上将出现严重的吸收障碍，甚至危及生命。

2. 切除的部位　空肠切除过多造成对乳糖、水溶性维生素、脂肪、蛋白质等的吸收障碍，回肠切除后可引起维生素 B_{12}、胆盐吸收障碍。

3. 回盲瓣是否保留　回盲瓣有三个功能：①减少排便次数；②保证小肠对消化物质充分吸收；③防止结肠细菌向小肠内生长繁殖。回盲瓣若被切除则产生严重腹泻。

广泛小肠切除后的代偿机制主要是剩余小肠的适应性代偿，包括长度的延长、管腔变粗、黏膜肥厚增生、绒毛变长、腺凹加深、黏膜上皮细胞数量增加，有效吸收面积可增加 2～3 倍。

【诊断】

（一）临床表现

第一期（腹泻期）：持续 2～10 周，表现为严重腹泻，每日腹泻量可达 5～10L。严重的吸收障碍致体液和电解质紊乱，营养负平衡，免疫功能低下。

第二期（适应代偿期）：持续数月至 1 年。腹泻减轻，水电解质紊乱有所好转，而营养素的吸收不良表现突出，患者可有脂肪泻、疲乏无力、体重下降、手足搐搦、骨痛、骨软化、紫癜及周围神经病变乃至精神症状。

第三期（恢复期）：又称稳定期，多在术后 1～2 年进入此期。临床已无明显脂肪泻，可耐受通常易消化的食物，全身情况稳定，体重低于正常水平，轻度贫血等。

（二）辅助检查

1. 血液检查　可有贫血和血清钾、钠、钙、镁、白蛋白、胆固醇等浓度降低，以及凝血酶原时间延长。

2. 小肠功能检查　粪脂定量测定、血清胡萝卜素测定、维生素 B_{12} 吸收试验、D-木糖吸收试验等。

3. 小肠液细菌培养　一般超过 10^5/ml，为细菌生长过度。

4. 胆盐浓度测定　血中结合胆盐浓度下降甚至缺乏。

5. X 线小肠钡剂造影　可估计和观察剩余小肠的长度及代偿功能。

【治疗】

（一）非手术治疗

第一期治疗：

1. 严格监测每日入出量，纠治水、电解质紊乱和酸碱平衡失调。

2. 禁食、全肠外营养治疗。

3. 可静脉滴注法莫替丁、奥美拉唑等，以抑制高胃酸分泌。

4. 可酌情选用洛哌丁胺、蒙脱石散、考来烯胺，以抑制肠蠕动、减轻腹泻。

第二期治疗：为防止肠黏膜萎缩，宜早期开始肠内营养治疗。腹泻量小于每日 2500ml 时就应开始经口进食。从糖盐水开始，依次过渡到肠内营养制剂、要素饮食、清淡半流质饮食、低脂半流质饮食。宜用中链甘油三酯代替 50%～75%的食物脂肪，补充多种维生素及矿物质，暂禁用乳糖制品。有高草酸尿患者，可限制水果、蔬菜入量。如残肠内有过多细菌生长者，可用氨苄西林、甲硝唑等抗生素治疗。

第三期治疗：饮食以高糖、高蛋白、低脂半流质或软食为主。避免高渗饮料，补充矿物质和维生素。

（二）手术治疗

术后持续吸收不良而严格非手术治疗效果不佳时，可考虑手术。应当指出，不应在广泛小肠切除的同时作短肠的补救性手术，因对残存小肠的代偿功能难以足够估计，且在肠切除时作这类手术将会抑制小肠的适应性改变。一般宜在前次手术6～12个月以后再考虑。

手术方式分延缓小肠排空、增加吸收面积及小肠移植三类。小肠延长术、肠黏膜替补术等增加吸收面积的术式尚处于研究阶段，小肠移植也远非确切的治疗手段。目前临床多用且有效的为多种延缓小肠排空的手术。

1. 逆蠕动小肠段间置术 取带蒂残肠末段10cm，反转后吻合。

2. 小肠人工瓣膜成形术 利用肠管自身套叠或制作残端乳头形成一阻止肠内容物通过的瓣膜样结构。

3. 再循环肠袢 见图10-1。

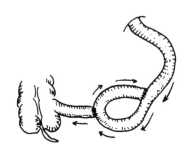

图10-1 再循环肠袢示意图

4. 顺蠕动结肠段间置术 切取带蒂结肠段15～20cm，按顺蠕动方向置于小肠中。

十、肠 息 肉

肠息肉系指从肠黏膜表面突出至肠腔内的息肉状病变。

【病理】

肠道的任何部位均可发生息肉，但大肠息肉发病率明显高于小肠，就大肠而言，越接近肛端，发生率越高。息肉可为单个或多个；息肉大小可自数毫米至数厘米；息肉可有长达数厘米的蒂，也可广基无蒂地贴附于黏膜表面。

肠息肉从病理组织学上大致分为4类：

1. 腺瘤性息肉 为最常见的一类。息肉由腺上皮增生形成，故又称为真性息肉。乳头状腺瘤、绒毛状腺瘤等亦包括在此类之中。

2. 炎性息肉 肠黏膜长期受炎症刺激而增生形成，如溃疡性结肠炎、克罗恩病、血吸虫病等疾病中发生的息肉样病变。

3. 错构瘤息肉 幼年型息肉、黑斑息肉病的息肉等属于此类。

4. 其他 如黏膜肥厚增生所形成的增生性息肉，黏膜下淋巴滤泡增生而致的息肉等。

肠息肉的常见并发症为出血、感染、癌变（一般认为达2cm左右的息肉应警惕恶变），较大的息肉因导致蠕动异常可诱发肠套叠。

【诊断】

（一）临床表现

无并发症的小息肉常毫无症状。息肉渐大后，常可出现反复发作的腹部隐痛，黑便或血便；诱发肠套叠者出现相应症状。大肠息肉特别是直肠息肉较早出现大便黏液增多、黏液便、黏液血便、血便等症状。炎性息肉的临床表现则与其原发病有关。

（二）辅助检查

1.X 线检查 较大的小肠息肉可经小肠 X 线钡餐造影发现；结肠钡剂灌肠可显示大部分的结肠息肉。

2. 内镜检查 直肠镜、乙状结肠镜及纤维结肠镜检查是大肠息肉大体观察及组织学活检的最佳手段。

【治疗】

1. 无症状的小息肉可密切随诊观察。

2. 炎性息肉以治疗原发病为主。

3. 距肛缘 30cm 以内的息肉可经乙状结肠镜切除。有蒂者可用圈套器套扎蒂部后切除；基底部较宽者则需使用电灼。较高部位的结肠息肉可经纤维结肠镜切除。

4. 有症状的小肠息肉、可疑恶变的结肠息肉以及难于经内镜处理的结肠息肉应行剖腹手术，作息肉单纯切除或肠段切除。

十一、肠 息 肉 病

肠息肉病系指以肠道广泛发生数目非常多的息肉，且各具其特殊临床表现的一组综合征。此类综合征多与遗传因素有关。

黑斑息肉病（Peutz-Jeghers 综合征）

本症又称多发性消化道息肉综合征，以黏膜皮肤色素沉着和胃肠多发性息肉为特征。

【病因病理】

本病系遗传性疾病，其遗传方式为常染色体显性遗传，可隔代遗传。据报道家族中发病率约为 36%，多为双亲与子女同胞间同时发病，且大多为儿童或青年发病，亦有在老年时才发现。其息肉特点是具有错构瘤的典型组织学表现。其上皮组织与所在部位的上皮相同，但外形呈隆起状；镜下可见黏膜下层中有分支的平滑肌束。有 2%～3% 的病例发生癌变。

【诊断】

（一）临床表现

1. 色素沉着 主要分布在口唇（下唇更多）和颊黏膜，其次是手指及足趾（背、掌两面均有）。龟头、阴唇等处亦有波及者。色素沉着斑呈淡褐、深褐、黑褐和蓝黑色不等，对称散在性分布，可为圆形、椭圆形或不规则形，直径 0.2～0.3cm，不高出皮肤表面。

2. 胃肠道息肉 部位很广泛。小肠息肉较多见，其次为结肠，胃息肉较少见。息肉数目多少不一，大小不等，多者可达数百枚，大者直径可达 3～4cm。胃肠道的首发症状为便血，腹痛或腹痛合并便血。腹痛常见原因是并发肠套叠。

3. 约不到 5% 病人仅有肠息肉而无色素沉着，另有 5% 仅有色素沉着而无肠息肉。

（二）辅助检查

内镜检查可见胃肠多发性息肉，可形成团聚的肿块，质软，呈红色或带紫色斑点。组织活检为错构瘤表现。胃肠钡剂检查可见胃肠道多发息肉征象。

【治疗】

1. 色素沉着不必治疗，必要时可试行激光、二氧化碳冷冻等疗法。

2. 本病息肉癌变率低，故无症状者可密切观察，定期随诊。部分胃和结肠息肉，可经胃镜或结肠镜行电凝切除。如发生出血或肠套叠等并发症，应及时手术。对个别孤立、较大的息肉可经肠壁切开切除，对密集于某一肠段的多发息肉引发反复腹痛者，可作肠段切除。

家族性结肠息肉病

家族性结肠息肉病又称家族性结肠腺瘤性息肉病，为一种少见的遗传性大肠息肉病。大多有家族史，属常染色体显性遗传，以几乎 100%的癌变率为临床特征。

【病理】

家族性结肠息肉病大多从 12 岁左右开始出现，初起部位多在乙状结肠和直肠。随年龄增长，息肉渐多渐大，且向结肠近侧蔓延。至 20 岁左右时息肉多已遍及全大肠；大肠全切除标本平均有1000 枚左右息肉，息肉大小不等，直径可从数毫米至数厘米不等。本病只累及大肠而不侵犯小肠。

镜下组织学结构为息肉状腺瘤，部分可有绒毛状形态。

本症息肉的癌变率极高，几乎达 100%。癌变多发生于 30 岁左右，多先从直肠、乙状结肠发生，但本病的癌变具有明显的多中心性，且发病早、发展快、易扩散，预后极差。

【诊断】

（一）临床表现

症状多于 20 岁左右出现，常见症状为大便带血、便次增多、黏液血便等，部分病人甚至排便时有息肉脱出至肛外。全身症状如乏力、消瘦、贫血等亦较常见。直肠指诊可触及状如葡萄串样息肉。

（二）辅助检查

直肠镜、乙状结肠镜、结肠镜检查均可见大肠壁上充斥着大小不等的息肉，甚至难于看到正常黏膜。

【治疗】

鉴于家族性结肠息肉病最终必然发展为癌，因此诊断一经明确，即应手术治疗。

1. 大肠全切除术及永久性回肠末端腹壁造口 根治效果确切。

2. 全结肠切除及回肠直肠吻合、直肠息肉电灼切除或损毁术 保留了直肠肛管的排便功能，但直肠内的息肉往往难于防止复发及癌变。

Gardner 综合征

Gardner 综合征为 Gardner 和 Richard 于 1953 年首先报道，也是一种常染色体显性遗传性疾病，比家族性结肠息肉病更少见。

Gardner 综合征的临床特征为除结、直肠息肉病外，还可先后伴发以下病症的一种或数种：①主发于上、下颌骨的骨瘤或骨疣；②上皮性囊肿；③软组织纤维瘤；④硬纤维瘤；⑤手术后的肠系膜纤维瘤病。

Gardner 综合征的息肉亦为癌变率很高的腺瘤性息肉，但发病与家族性结肠息肉病有所不同，前者在结、直肠内比较分散，还可见于小肠；息肉可迟至 30～40 岁才出现。

Gardner 综合征的治疗原则与家族性结肠息肉病相同。

Turcot 综合征

Turcot 综合征系 Turcot 等于 1959 年首次报道，又称神经胶质瘤-息肉综合征。

Turcot 综合征罕见，临床以大肠多发性腺瘤，合并中枢神经系统肿瘤为特殊征象。有家族史，属常染色体隐性遗传疾病。

Turcot 综合征的息肉亦为癌变率很高的腺瘤性息肉，故其息肉的治疗原则与家族性结肠息肉病相同；肠外肿瘤的处理与其他无息肉病者相同。

Cronkhite-Canada 综合征

Cronkhite-Canada 综合征为 Cronkhite 和 Canada 于 1955 年报道。本症多在中年以后发病，平均发病年龄为 62 岁。临床特征为胃肠道多发息肉，合并指甲萎缩，脱发，皮肤色素沉着以及腹泻和营养不良。但此综合征的胃肠道息肉并不一定全属腺瘤性息肉而可以为错构瘤性息肉，严格地说，此症不应包括于家族性息肉病类。

十二、小 肠 肿 瘤

小肠肿瘤的发病率远较消化管其他部位为低，占胃肠道肿瘤的 1.4%～5%。据国内资料统计，小肠肿瘤以恶性肿瘤居多，约占 3/4，良性肿瘤约占 1/4。男女发病率约 1.64：1，发病年龄多在 40 岁以上。

【分类与病理】

（一）小肠良性肿瘤

小肠良性肿瘤按发病率的高低排列，依次为腺瘤＞平滑肌瘤＞脂肪瘤＞血管瘤，纤维瘤、神经纤维瘤、淋巴管瘤等均罕见。按发生部位则排列依次为回肠＞空肠＞十二指肠。

1. 小肠腺瘤 较多见于十二指肠，可为大小不一的单发息肉样病变，亦可成串并累及全部小肠。绒毛乳头状腺瘤容易癌变。

2. 小肠平滑肌瘤 好发于回肠，多单发。可分腔内、壁间及腔外三种生长方式，以前者多见。肿瘤呈扩张性生长，常因血供不足发生溃疡、糜烂、出血，少数可有囊性变或穿孔。15%～20%的平滑肌瘤发生恶变。

3. 小肠脂肪瘤 好发于回肠末端，为起源于黏膜下的界线明显的脂肪组织肿块。常为单发，血管丰富的脂肪瘤称为血管脂肪瘤。

4. 小肠血管瘤和血管畸形 血管瘤源自黏膜下血管丛和淋巴组织，亦可来自浆膜下血管，以空肠居多，可分为毛细血管瘤、海绵状血管瘤、混合性毛细血管瘤，单发时形如息肉突入肠腔，弥漫浸润血管瘤则形态多样化且累及范围广。血管畸形则是由于肠壁黏膜下层小动脉、小静脉扩张、扭曲变形，毛细血管呈簇状增生并形成沟通。血管瘤和血管畸形的临床表现特点为反复无痛性、间歇性出血，常为自限性。

（二）小肠恶性肿瘤

小肠恶性肿瘤以腺癌、类癌、平滑肌肉瘤及恶性淋巴瘤为多，脂肪肉瘤、纤维肉瘤少见。约半数发生在回肠，其中以类癌最多见，十二指肠与空肠均以腺癌为主。

1. 小肠腺癌 约占小肠恶性肿瘤的半数，发病部位以十二指肠最多，尤以降部为著。组织学分为腺癌、黏液腺癌及未分化癌，以分化较好的腺癌为多见。淋巴结转移较早。

2. 小肠类癌 见本章类癌部分。

3. 小肠平滑肌肉瘤 可为原发，亦可继发于平滑肌瘤的恶变。主要经血行转移至肝，其次通过淋巴或腹膜种植转移。

4. 小肠淋巴肉瘤 原发性小肠恶性淋巴瘤中以淋巴细胞肉瘤最常见，其次是网状细胞肉瘤和霍奇金病。发病部位以回肠为多。

【诊断】

（一）临床表现

1. 腹痛 为最常见的症状。多为隐痛、胀痛，并发肠梗阻时则为阵发性剧烈绞痛。

2. 肠道出血 一般为间断发生的柏油样便或血便；长期小量反复出血常不易被察觉，但急性大出血也并不多见。

3. 肠梗阻 因肿瘤诱发的肠套叠为最多见的梗阻原因，有时还可诱发肠扭转。肠套叠往往为慢性复发性。另外，肿瘤引起的肠腔狭窄及对邻近肠管的压迫也是肠梗阻的原因。

4. 腹内肿块 多见于来源于间叶组织的肿瘤。一般肿块活动度较大。

5. 肠穿孔 多见于小肠恶性肿瘤。急性穿孔表现为急性弥漫性腹膜炎，慢性穿孔则可形成内瘘或肠外瘘。

6. 类癌综合征 多见于肠道类癌并肝转移者。主要表现为阵发性面、颈部和躯体上部皮肤潮红，腹泻，哮喘；常因进食、饮酒、情绪激动、按压肿瘤等而诱发。

（二）辅助检查

1. X 线钡餐小肠造影可发现较大的向腔内生长的肿块；小肠气钡双重造影可提高小肿瘤的诊断率。

2. 选择性腹腔动脉造影对多血管性肿瘤如平滑肌瘤、血管瘤、血管畸形有定性和定位诊断价值。

3. 纤维小肠镜已逐步进入临床。

4. 同位素核素扫描（ECT）可发现处于急性出血状态的肿瘤，但定位性诊断价值较小，可作为血管造影的先期检查。

5. 怀疑类癌可作尿中 5-羟吲哚乙酸测定。

6. B 超、CT 可明确腹部肿块的性质及与肠管的关系。

7. 必要时可剖腹探查。

【治疗】

1. 小的或带蒂的良性肿瘤可作肠壁楔形切除术。

2. 较大的或局部性多发肿瘤作肠段切除术。

3. 恶性肿瘤应作连同肠系膜及区域淋巴结在内的根治性切除术。术后辅助化疗或放疗。

4. 对无法切除又已导致或将要导致肠梗阻的肿瘤，作短路性小肠侧侧吻合术。

十三、结 肠 癌

结肠癌为消化道常见的恶性肿瘤，在我国发病率次于胃癌和食管癌，居第 3 位，年死亡率 10/10 万左右。近年来发病率有上升趋势。发病年龄以 41～50 岁为高峰期。

【病因】

结肠癌的病因迄今尚未十分明确，以下因素可能与发病有关：①高脂低纤维饮食。高脂饮食可增加大肠内与致癌的多环芳香烃结构类似的胆酸、中性胆固醇及其代谢产物的滞留量；另外高脂低纤维饮食可使大肠中的厌氧菌（含有一种多环芳烃形成的关键酶）量增多。②环境因素：结肠癌具有明显的地区分布性，地区发病率差别可达 20 倍。③约 10% 的大肠癌与遗传有关，均为常染色体显性遗传。④家族性结肠息肉病为公认的癌前疾病。⑤其他高危因素：腺瘤状息肉、结肠血吸虫病、溃疡性结肠炎及盆腔接受过放射治疗等。

【病理】

（一）结肠癌大体形态分型

1. 肿块型 瘤体较大，突向肠腔内，易发生溃烂、出血、继发感染；但此型一般生长较慢，向周围浸润程度较小，转移也较晚。此型较多见于右半结肠。

2. 浸润型 肿瘤在肠壁内浸润扩展，癌肿内纤维组织反应显著，质地较硬，转移发生较早，易引起肠腔狭窄及肠梗阻；此型多见于左半结肠。

3. 溃疡型 肿瘤向肠壁深层生长并向周围浸润，早期即可有溃疡，边缘隆起，底部深凹，易发生出血、感染、穿透。此型为结肠癌最常见类型。

（二）组织学分类

1. 腺癌（包括乳头状腺癌及管状腺癌），最常见，约占 80% 左右。

2. 黏液癌及印戒细胞癌。

3. 未分化癌。

4. 其他，如腺棘癌、腺鳞癌等。

（三）临床病理分期

我国对 Dukes 分期法的补充：

A 期　　　癌局限于肠壁内

A_0 期　　癌局限于黏膜内

A_1 期　　癌穿透黏膜肌层达黏膜下层

A_2 期　　癌累及肠壁肌层但未穿透浆膜层

B 期　　　癌穿透肠壁但无淋巴结转移

C 期　　　癌穿透肠壁且有淋巴结转移

C_1 期　　淋巴结转移仅限于结肠壁或结肠旁

C_2 期　　转移至系膜及系膜根部淋巴结

D 期　　　已有远处转移或腹腔转移，或肿瘤已广泛侵及邻近脏器导致无法切除

【诊断】

（一）临床表现

结肠癌进展较慢，早期多无症状；当癌肿体积增大至一定程度或有继发性病变时才出现症状，且其症状与癌肿部位有关。

1. 排便习惯与大便性状改变　常为较早出现的症状，表现为排便次数增加、腹泻、便秘，粪便带血、黏液或脓血便。

2. 腹痛　也是较早出现的症状，常为隐痛或胀痛，疼痛部位亦多不恒定。

3. 腹部肿块　多为癌体本身，有时可为梗阻近侧肠腔内的积粪。

4. 肠梗阻　晚期并发梗阻时表现为慢性低位不全梗阻症状。左半结肠癌有时以此为首发症状。

5. 全身症状　贫血、消瘦、乏力、低热等肿瘤中毒症状。

右半结肠癌常以全身症状、贫血、右侧腹部肿块为主要表现，其血便为血与粪便混合物，呈红褐色，较少发生肠梗阻；左半结肠癌则由于肠腔相对狭小，易出现腹痛及肠梗阻，血便常附于粪便表面呈鲜红色。

（二）辅助检查

1. 实验室检查

（1）大便潜血检查：仍是目前筛查大肠癌的常用方法。近年来用人血红蛋白制备抗血清作免疫潜血试验，能提高诊断率。

（2）血常规检查常示贫血。

（3）癌胚抗原（CEA）：特异性不高。对监测术后复发有一定的参考价值。

2. 乙状结肠镜及纤维结肠镜检查　是结肠癌最好的确诊方法，能直视病变以及同时作活组织检查。

3. 结肠 X 线钡气双重对比造影　可清晰显示肠道的肿物、溃疡及狭窄等病变。漏诊率与肠道准备满意与否及操作者的技术水平有关。与结肠镜检查联合可提高诊断率。

（三）结肠癌早期诊断要点

凡中年以上有下列表现而又原因不明者，应疑及结肠癌：①近期内出现排便习惯改变或持续性腹部不适；②粪便带血、黏液；③进行性贫血及体重减轻；④腹部肿块。

【治疗】

（一）手术治疗

基本原则是进行肿瘤所在肠段及其相应的肠系膜和所属区域性淋巴结的切除。手术方法和范围取决于肿瘤的部位和浸润范围。

1. 结肠癌根治性切除术　见小肠结肠手术部分。

2. 结肠癌并发急性肠梗阻的手术原则

（1）右半结肠癌：①一般可作右半结肠切除一期回肠横结肠吻合术。②若病人全身情况不允许，先作盲肠造口，病变留待二期手术切除。③若病变已不能切除，可将回肠末段切断，近切端与横结肠端侧吻合，远切端作回肠断端造口。

（2）左半结肠癌：①一般应分期手术，先作横结肠袢式造口，再行二期手术根治性切除。②若肿瘤切除无困难且病人全身情况允许，可将病变切除。切除后可按三种方式处理：部分经严格选择的病例可作一期吻合；吻合再建后将吻合口段外置，二期手术还纳；两断端并作双造口，或近切端造口、远切端缝闭，二期手术重建。

（二）其他治疗

1. 经结肠镜治疗 有蒂的结肠腺瘤癌变可经结肠镜用高频电凝切除。但若切除标本病理检查证实癌组织累及腺瘤根部则应剖腹行根治性切除。

2. 化学药物治疗 常用的为氟尿嘧啶，0.75g/d（12mg/kg），连续5d静脉滴注；后剂量减半，隔天1次；每疗程总剂量8~10g。丝裂霉素6~10mg/w，一次静脉滴注，40~60mg为一疗程。术后亦可参考此方案进行辅助化疗，但剂量宜酌减。

3. 免疫及其他疗法 近年来有许多免疫调理及免疫增强药物进入临床，疗效尚难肯定。此外，配合中医药治疗可增强机体免疫力和抗病能力。

十四、肠道类癌

肠道类癌（carcinoid）起源于肠嗜铬细胞，也称之为嗜银细胞瘤。肠嗜铬细胞为一类胺前体摄取与脱羧细胞（amine precursor uptake and decarboxylation cell），简称APUD细胞，是胃肠道分布最广的内分泌细胞，故肠道类癌也是一种APUD瘤（apudoma）。本病并不十分少见。病人以中年居多。

【病理】

多种脏器如支气管、卵巢、胆道、胰腺等都可以发生类癌，但胃肠道最为多见。胃肠道类癌约半数发生在阑尾，其余好发部位依次为小肠、直肠、十二指肠、胃、结肠。

类癌细胞内含嗜铬亲银颗粒，属神经内分泌肿瘤细胞，能产生具有生理活性的血清素（即5-羟色胺）、胰舒血管素和组胺、缓激肽、儿茶酚胺等多种胺肽类激素，其中产生类癌综合征的主要物质是血清素和缓激肽，其次为组胺。

类癌肉眼外观为黏膜下灰黄色、边缘清楚的小结节状突起，质硬、光滑、可推动，直径多小于1.5cm。阑尾类癌常见在阑尾末端形成环绕管腔的黄色环状增厚，少数侵及肌层和浆膜层。类癌常单发，亦可多发，多中心生长，以回肠多见。镜下类癌细胞密集成群，常排列成菊花状，核在周围呈栅状排列，这种结构是类癌的典型病理表现。类癌的良恶性并不取决于细胞形态，而以有无转移为判断标准。胃肠道类癌的转移率与肿瘤的大小有关，肿瘤越大，转移率越高。

【诊断】

（一）临床表现

多数类癌系手术标本的偶然发现。较大的类癌或有坏死、破溃等继发病变者可有各相应部位良性肿瘤同类病变的症状，如腹痛、黑便、血便、肠梗阻等。全身症状多因类癌转移所致。

类癌综合征：胃肠道类癌细胞所分泌的多种胺肽类生理活性物质，经门静脉入肝后被降解失去活性，因而不引起症状。而肝内转移性类癌所分泌的此类物质则直接进入体循环，以致发生称为类癌综合征的显著的全身症状。一类为发作性症状，每次发作持续数分钟：皮肤潮红、面、颈部和上躯体皮肤呈深红色改变，常因进食、饮酒、情绪激动、按压肿瘤等而诱发；腹泻；哮喘；血压波动、血管舒张性虚脱。另一类为持续性症状：面部毛细血管扩张；面部和肢体水肿；糙皮病样皮肤表现；心瓣膜病。

（二）实验室检查

1. 全血 5-羟色胺（5-HT）浓度测定　正常值为 0.1～0.3mg/L，0.5～3mg/L 有诊断意义。

2. 尿 5-HIAA（尿 5-羟吲哚乙酸）　正常值为 2～10mg/24h，大于 50mg/24h 有诊断意义。

3. 尿组胺　正常值为 23～90μg/24h，胃类癌可达 4.5mg/24h。

【治疗】

（一）手术治疗

类癌及类癌综合征的治疗是完全切除原发病变和肝内转移灶，但姑息性切除也有较好的 5 年存活率，故手术应力争多切除癌组织。一般认为对于未侵犯肌层及直径小于 2cm 者可行局部切除；已侵犯肌层或直径大于 2cm 者，应按胃肠道癌的根治术要求切除。

（二）辅助治疗

1. 类癌对放疗及化疗均不敏感，但对骨转移引起的疼痛有效，常用药物为氟尿嘧啶、阿霉素等。

2. 减轻类癌综合征症状　①血清素合成抑制剂 2-甲基多巴，每日 2g，分 3～4 次口服。②5-羟色胺拮抗剂：赛庚啶 4～8mg，每日 3 次；二甲麦角新碱，2～4mg，每日 3～4 次，长期应用对类癌综合征伴发严重纤维化（腹后壁、心脏及肺）有效。③平喘可口服二羟丙茶碱，每次 0.1～0.2g，每日 3 次；或氨茶碱每次 0.1～0.2g，必要时缓慢静脉注射；亦可用沙丁胺醇喷雾。④人工合成的生长抑素奥曲肽能有效控制症状，使肿瘤缩小，并且为治疗类癌危象（低血压或高血压，长时间皮肤潮红、神志恍惚或昏迷）的有效药物，紧急情况下可 0.1～0.5mg 静脉注射，每 8h 一次，直到症状控制，改为皮下注射，每次 0.1mg。⑤肾上腺皮质激素、干扰素等也有缓解症状的效果。

十五、缺血性结肠炎

直至 20 世纪 60 年代，才将结肠局限性缺血所致的病变单独列为一项疾病，并命名为缺血性结肠炎（ischemic colitis）。

【病因病理】

缺血性结肠炎指原因不肯定、自发性、局限性的结肠缺血，一般不包括血栓形成、栓子栓塞等病因明确、累及范围较广泛的结肠缺血。本病多见于中老年。缺血性结肠炎可发生于结肠的任何部位，但以肠系膜上、下动脉交接的部位，如结肠脾曲及直肠乙状结肠交接部最常见。近年来发现本病发病与口服避孕药有关。

缺血性结肠炎病变严重程度与缺血范围、程度、持续时间及侧支循环的建立有关。缺血程度较轻或时间较短，炎症及坏死可局限于黏膜层，血供改善后可完全修复；若坏死深及肌层，愈合过程中将有较多瘢痕形成，肠管可有不同程度的狭窄；若肠壁全层坏死，则将引起肠穿孔及急性腹膜炎。

【诊断】

（一）临床表现

典型的临床表现为患有心血管疾病的老年病人突发腹部绞痛，以左下腹部多见，并多在 24h 内出现大便次数增多及血便；检查腹部相应部位可有压痛，肛门指检时指套上有血迹。病程多为自限性，轻者可在数日内恢复，重者则腹泻、便血症状持续较长时间，但无加重趋势。若表现为急腹症，腹痛剧烈、腹膜刺激征明显，并有发热、脉快、白细胞计数升高及休克征象者，则示肠壁全层坏死并急性腹膜炎。

（二）辅助检查

1. 实验室检查　可有白细胞计数升高，血液浓缩，肠坏死者腹腔穿刺可获得血性渗液。

2. 钡灌肠检查　发病早期的典型 X 线征为黏膜下出血所造成的指压痕征。后期的影像有结肠袋轮廓改变、肠管狭窄、溃疡龛影等。

3. 结肠镜检查 为明确诊断的有效手段。可见黏膜轻度非特异性炎症或多发性溃疡或有血痂；活检有典型的缺血坏死，黏膜下水肿，出血和毛细血管扩张。

（三）鉴别诊断

该病依据典型病史及 X 线、结肠镜检查可明确诊断。有时需与溃疡性结肠炎、结肠克罗恩病相鉴别。鉴别要点：病情变化快，多为一过性、可逆性改变，几天内复查结肠镜可见明显改善。

【治疗】

（一）保守治疗

保守治疗适用于无腹膜刺激征、全身情况较稳定者。包括禁食、补液、应用抗生素，密切观察病情变化。对并存病给予必要处理。发病与口服避孕药有关者应停药。

（二）手术治疗

1. 急性腹膜炎 急诊剖腹切除坏死肠管；坏死肠管切除后，一般作结肠造口，个别情况较好者也可考虑一期吻合再建。

2. 肠狭窄肠梗阻 择期行结肠部分切除术。

十六、肠 道 憩 室

肠管的囊状膨出称憩室。依憩室壁的组织结构是否包含肠壁的全层可分为真性及假性憩室两类。憩室既可为先天性异常，也可后天性获得。临床上无并发症的憩室常无明显症状，因而可不予治疗。有并发症的憩室的治疗原则为手术切除。

空肠回肠憩室、Meckel 憩室和结肠憩室的鉴别见表 10-3。

表 10-3 空肠回肠憩室、Meckel 憩室和结肠憩室的鉴别

	空肠回肠憩室	Meckel 憩室	结肠憩室
病理	直径 1～25cm 不等 多见于老年人 多为假性憩室，肌层缺如	为卵黄管退化不全的先天性畸形 为真性憩室，常含有异位组织 发生率 1%～2.5% 男女之比约为 2:1 长 1～12cm 不等 多距回盲瓣 10～100cm	多见于老年人 多为假性憩室，肌层缺如 多发于左半结肠，尤其乙状结肠 直径 1～5cm 不等 多发者又称结肠憩室病
并发症	憩室一般并发症* 较长大者可发生盲袢综合征**	憩室一般并发症* 憩室消化性溃疡，大出血 憩室自身扭转 憩室内肿瘤 较长大者可发生盲袢综合征**	憩室一般并发症* 结肠憩室炎 结肠憩室病并发大出血
检查	腹部平片有时可见含气囊袋影 钡餐检查有时可发现憩室	钡餐检查有时可发现憩室	钡灌肠可显示憩室，多者可状如葡萄串
治疗	单纯憩室切除术 小肠部分切除术	憩室及回肠楔形切除术 回肠部分切除术	结肠憩室炎及结肠憩室病并发大出血均应先保守治疗；无效时再考虑手术。术式有穿孔缝合，引流，肠造口，肠段切除等

*憩室一般并发症：①憩室炎及穿孔，可因异物、肠石、浓厚食物填充而引起。穿孔则可致弥漫性腹膜炎、腹腔内脓肿或肠袢间内瘘等。②出血，炎症发展引发出血。③肠梗阻，可因炎性粘连、肠扭转或胀大憩室压迫等引起。

**盲袢综合征：任何肠道病变引起肠内容物在某一仅有单一出口的腔道内长期淤滞，并发细菌过度繁殖，都可引发本症。其主要临床表现为体重丢失、腹泻、巨幼红细胞性贫血和多种维生素缺乏。

十七、肠 外 瘘

各种原因所致的肠道与肠道、其他空腔脏器、体表之间的病理性通道称为肠瘘。临床依其是否有通向体表的外口而分为内瘘和外瘘，若有内、外瘘交杂则称为混合瘘。本节仅述及肠外瘘。

【分类】

1. 高位、低位肠瘘 距 Treitz 韧带 100cm 以内者为高位肠瘘，余者为低位肠瘘。

2. 端瘘、侧瘘 肠道连续性完全中断，肠内容物全部由瘘口外溢者称为端瘘（完全瘘）；肠壁部分缺损，肠道连续性仍然保持，肠内容物部分或大部分仍可从近侧进入远侧肠道者称为侧瘘。若侧瘘远侧有梗阻，肠内容物全部由瘘口外排者称为功能性端瘘。

3. 高排出量、低排出量瘘 日排出量超过 500ml 者为高排出量瘘，反之为低排出量瘘。

4. 管状瘘、唇状瘘 肠壁缺损与体表瘘口之间有完整瘘管形成者为管状瘘；肠壁缺损直接开口于体表，肠黏膜外翻如唇状者称唇状瘘。

【病理生理】

肠瘘对机体的病理生理性干扰主要包括以下四个方面。

1. 消化液的丢失导致机体水、电解质和酸碱平衡失调。全消化道每日外分泌量达 8000ml 之多，经肠外瘘的水、电解质丢失量是相当惊人的，高位小肠端瘘可每日丢失 4～5L。肠瘘的部位不同，所造成的电解质紊乱也有所不同。瘘的部位越高，丢失的肠液中 Cl⁻越多，故易导致低钠、低钾、低氯及代谢性碱中毒；而低位小肠瘘则多致低钠、低钾代谢性酸中毒。

2. 营养不良 ①富含营养素的肠液大量丢失；②机体处于高代谢状态；③摄入不足。

3. 局部及全身性感染 弥漫性腹膜炎、局限性腹腔脓肿、腹壁深部感染及全身性感染。

4. 消化液的腐蚀作用 ①瘘口周围组织及皮肤糜烂及继发感染；②腐蚀血管导致腹内或消化道出血。

这四个方面的损害程度与肠瘘的部位、类型、大小等因素有关。高位、高排出量瘘为害尤烈。这四个方面的紊乱且可互为因果，形成恶性循环。

【诊断】

（一）临床表现

结合肠瘘的病理过程，各期临床表现特点如下：

1. 腹膜炎期 肠管破裂肠内容物外溢后，腹腔腹膜的炎症反应程度与肠内容物的性质与量有关，即与瘘的部位与瘘口的大小有关。高位高排出量瘘易导致弥漫性腹膜炎，低位低排出量瘘则往往表现为局限性腹膜炎。此期多出现在术后 3～5d，如十二指肠残端破裂、胃肠吻合口瘘，肠吻合口瘘、肠修补处破裂等均多于此时段内发生。临床可表现为突然剧烈腹痛或持续性钝痛加重，全腹或局限性压痛、腹肌紧张，肠鸣音减弱，体温升高等。若手术野放置有引流，可见有肠内容物自引流管或引流物旁溢出。

2. 局限性腹内脓肿期 腹膜炎症反应激起腹腔纤维素性渗出及网膜和周围器官粘连，从而使漏液局限、包裹形成局限性脓肿。此期可持续 1～2 周。腹膜炎症状体征持续存在，但渐减轻，腹部压痛亦渐趋局限，并可出现位置深在、边缘不清的腹部包块。

3. 瘘管形成期 腹内脓肿经引流或自行经切口等处破溃后，可渐在肠壁缺损处与体表瘘口之间形成一瘘管。瘘管周围组织的坚实化视机体的全身情况，需时 2～4 周。此期临床表现以水、电解质紊乱及酸碱平衡失调和营养不良为主。

4. 瘘管闭合期 瘘管周围组织炎症渐消退，纤维组织增生，瘘管渐闭合。此期全身情况渐改善，瘘排出量渐减少。

（二）辅助检查

口服活性炭、亚甲蓝，瘘管造影，钡餐检查等对确定肠瘘的部位，瘘管的走行、大小，以及远侧肠道情况等有益。腹部 B 超检查有助于证实腹水以及局限性腹腔脓肿的定位。

（三）诊断要点

1. 消化道瘘的早期线索 ①术后恢复期中持续性发热；②术后恢复期中突发腹痛或腹痛转剧；③腹部恒定存在的压痛，且渐扩散；④引流管或引流物旁有肠液或口服染料等外溢；⑤切口异常渗液；⑥术后恢复不顺利，腹痛、腹胀、肠鸣音持续低弱；⑦B超示腹腔异常积液。

2. 高位与低位小肠瘘的鉴别 ①漏出液胆汁样着色多为高位瘘；②流量大的瘘多为高位瘘；③外溢带粪臭气味液者多为低位瘘；④对皮肤腐蚀性大者为高位瘘。

【治疗】

肠瘘的治疗原则可概括为"引-堵-补"三字诀，即早期积极地充分引流、控制感染；中期适当封堵，减少肠液丢失，并积极进行营养治疗；后期对不能自行闭合者手术修补。

（一）早期治疗

早期治疗包括腹膜炎期、局限性腹内脓肿期及瘘管形成早期的治疗。

1. 建立通畅的引流 ①若漏出液能经前次手术放置的引流管或经切口顺畅流出，全身及局部情况有终止恶化趋势，则加强对此引流的管理，必要时可更换双套管持续负压吸引。②无引流物或引流效果不佳者，应尽快剖腹。手术以清除腹水、安置足够及有效的引流为原则。任何企图缝闭瘘口的作法都是徒劳的。引流管（一般宜采用双套管）顶端应尽量靠近瘘口，管径要足够粗，以最短路径引出。③引流管要经常冲洗（1～2 次/日）以保持通畅。④十二指肠残端瘘应作十二指肠插管造口，还可考虑同时作胃造口。⑤根据瘘口的部位及医疗条件，可考虑同时作营养性空肠造口以备下一步作肠内营养治疗。

2. 控制感染 首先针对肠道内常见菌种如革兰氏阴性杆菌及厌氧菌，选择第二、三代头孢菌素及甲硝唑等，强调足量及广谱，然后再根据腹腔脓液或血培养及药敏试验结果选择合适抗生素。

3. 纠治水、电解质紊乱及酸碱平衡失调

（1）减少消化液及消化酶的分泌量，以减少丢失量及减轻腐蚀作用：瘘的初期，此点极为重要。具体措施：①禁食，经鼻胃管或胃造口持续胃液引流。禁食及胃引流的时间长短视病人全身情况及瘘局部情况而定。②应用生长抑素，如奥曲肽 0.1mg，每日 4 次静脉或皮下注射，1 周后可结合瘘的流量渐减至每日 3 次或 2 次，直至停药。③应用 H_2 受体阻滞剂以减少胃酸及胃液的分泌。④全肠外营养。

（2）纠正缺水及电解质紊乱：每日补液量应包括生理需要量、前日丢失量及累积丢失量等三部分。具体补多少、补什么应根据每日出入量记录、脉率、血压、血生化测定及血气分析结果综合分析计算。重症者尚应随时根据中心静脉压、血生化及血气分析监测结果调整输液量、成分及速率。

4. 营养治疗 此阶段的营养应以全肠外营养为主。初期以代谢支持为原则，总热量以 35kcal/（kg·d）为度，蛋白质量以 2.0～3.0g/（kg·d）为宜，非蛋白质热卡（NPC）与氮的比例（热氮比）以 100∶1 为宜，脂肪乳剂占 NPC 的比例可达 50%～70%。待全身应激反应及高分解代谢状态消退后，改以营养支持为中心。总热量 30kcal/（kg·d），蛋白质量以 1.0～1.5g/（kg·d）为宜，NPC 与氮的比例以 150∶1 为宜，脂肪乳剂占 NPC 的比例为 30%～50%。

5. 瘘口周围皮肤保护 ①氧化锌软膏、Karaya 树胶等涂敷。②加强护理，及时更换敷料，或用一次性人工肛门袋收集肠液及保护瘘口周围皮肤。

（二）中期（瘘管形成期）治疗

1. 根据病人全身及瘘的局部情况，继续进行抗感染、补液、放置引流管及瘘口管理等治疗。

2. 营养治疗 此期营养治疗应从全肠外营养逐步过渡到部分肠外营养加部分肠内营养，最后实现全肠内营养。一旦患者从腹膜炎期解脱出来，全身情况有所改善，肠道消化吸收功能有所恢复，即应开始此营养治疗转换。

（1）对高位肠瘘，已安置了营养性空肠造口导管者，应适时经导管灌注肠内营养制剂。未留置此种导管者，若瘘管很短、瘘口又够大，可试行经瘘口向远侧肠道插入头端带气囊的导管（可自制），借肠蠕动将气囊渐向肛端推进，达到一定深度后（最少20cm），即可用以灌注。

（2）对低位小肠瘘，可早于高位瘘恢复管饲饮食及经口进食；结肠瘘应鼓励及早恢复经口进食。

（3）管饲饮食应注意灌注的"三度"，即营养液的浓度、温度及灌注速度，避免腹泻的发生。

3. 瘘管封堵

（1）目的与指征：为减少肠液外流，促进瘘管、瘘口的自然封闭愈合，可在全身及局部感染已控制，病人体质有所恢复，瘘管周围组织已较坚实，并确认远侧肠道通畅的情况下对瘘管、瘘口进行适当的封堵。

（2）封堵方法：①较深的管状瘘（肠黏膜不能窥见者）可采用细长凡士林纱条填塞，对管径细小者也可用医用黏合胶直接封堵。②较浅或瘘口较大的管状瘘可采用医用黏合胶敷贴式法（图10-2）或乳胶片内堵外封法（图10-3）。③唇状瘘可用乳胶片内堵外压法（图10-4）。

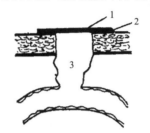

图 10-2　管状瘘黏合胶敷贴式封堵法示意图

1. 橡胶薄膜；2. 黏合胶；3. 瘘管

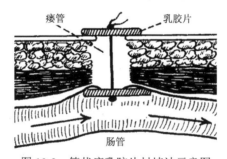

图 10-3　管状瘘乳胶片封堵法示意图

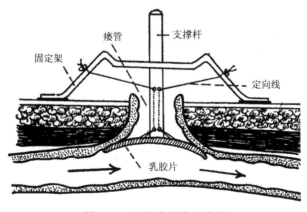

图 10-4　唇状瘘封堵示意图

（三）后期治疗

近半数的肠瘘经上述治疗可在 1 个月内自然闭合，另有 10%可在 2～3 个月内愈合，剩下约

40%可能需再次补救性手术才能治愈。

手术时机及适应证一定要严格掌握：①全身情况明显改善；②经 2～3 个月治疗，腹内感染已完全消退，肠瘘周围组织水肿、渗出、粘连等已吸收松解；③已作过适当的封堵治疗无效；④确认远侧肠道通畅，或远侧肠道不通畅的原因已经影像学检查证实为需手术矫治；⑤结肠瘘应作结肠准备。

常需手术矫治的肠瘘：①端瘘及功能性端瘘，原则上应尽早手术，但最早也应在 6 周以后。②唇状瘘，瘘口过大、瘘管很短的管状瘘。③瘘管内壁已上皮化。④与腹内较大的未充分引流的脓腔相通或相邻。⑤合并复杂性内瘘。⑥内口肠壁有病理因素（结核、克罗恩病、肿瘤等）。

手术方法：①肠瘘内口肠壁楔形切除术；②肠段切除吻合术；③肠瘘旷置术，适用于肠瘘与周围肠袢黏结成团难以分离者，待瘘愈合 3 个月后再手术切除旷置肠袢。

第十一章　阑尾疾病

一、急性阑尾炎

自 1886 年 Fitz 首先予阑尾炎（appendicitis）命名，1889 年 McBurney 提出外科治疗本病的观点以来，急性阑尾炎一直是外科最常见的急腹症。

【病因】

阑尾为一细长而管腔狭小的盲管，阑尾腔的机械性梗阻是诱发阑尾急性炎症的主要病因。阑尾腔阻塞后，黏液分泌增多，腔内压力升高血运发生障碍，阑尾壁充血、水肿甚至坏死、穿孔。此外胃肠道疾病（急性胃肠炎、炎性肠病、血吸虫病等），直接蔓延至阑尾，或引起阑尾管壁肌肉痉挛，使血运障碍引起炎症。同时，在机体或局部抵抗力降低时，阑尾也可因细菌入侵而引起炎症。

【病理】

1. 急性单纯性阑尾炎　表现为黏膜充血、水肿，中性粒细胞浸润，黏膜面可能出现小的出血点和溃疡。浆膜面也可充血水肿。

2. 急性化脓性阑尾炎　亦称蜂窝织炎阑尾炎，此时炎症加重。阑尾肿胀显著，浆膜面高度充血，有脓性渗出物附着，壁内可有小脓肿形成，腔内亦有积脓，阑尾周围肠腔内有稀薄脓液，形成局限性腹膜炎。

3. 坏疽及穿孔性阑尾炎　病变进一步加重，阑尾壁坏死或部分坏死，呈暗紫色、灰黑色。穿孔的部位多在阑尾近端，若在穿孔前已被大网膜包裹，便形成阑尾周围脓肿，否则穿破至腹腔引起急性弥漫性腹膜炎。

【诊断】

（一）临床表现

1. 症状

（1）腹痛：多起于上腹部或脐周，多为持续性钝痛，可有阵发性加重；数小时乃至 24h 后，腹痛转移并固定在右下腹部。这种转移性右下腹痛是急性阑尾炎的典型症状。阑尾位置不同，其腹痛部位也有区别，如盲肠后位疼痛在侧腰部，盆腔位阑尾炎疼痛在耻骨上区，高位阑尾炎疼痛在右上腹部等。在急性腹痛过程中，一旦腹痛突然减轻，常为阑尾穿孔（阑尾腔内压力锐减所致），但全身症状和局部体征并不减轻，并且疼痛减轻后不久又逐渐加剧。

（2）胃肠道症状：恶心、呕吐常出现在病程早期，盆腔位阑尾炎可刺激直肠、膀胱引起腹泻、尿痛症状。弥漫性腹膜炎时可致麻痹性肠梗阻。

（3）全身反应：早期可有乏力、头痛等。急性单纯性阑尾炎，体温一般在 37.5～38℃，化脓性常伴寒战、高热、体温在 38.5℃以上。如并发门静脉炎可出现黄疸。老年人反应性低，体温可不太高，小儿体温多在 38℃以上。体温升高一般发生在腹痛以后。

2. 腹部体征

（1）右下腹压痛：炎症仅局限于阑尾本身时，压痛点通常位于麦氏点（McBurney 点，右侧髂前上棘与脐连线中外 1/3 交界处）或兰氏点（Lanz 点，两侧髂前上棘连线的中右 1/3 交界处），一旦炎症扩散至阑尾以外部分，压痛范围随之扩大，但仍以阑尾部位压痛点为最剧。相应部位可有反跳痛。

（2）腹肌紧张：早期检查时有右下腹肌肉抵抗感，若有穿孔和腹膜炎时，则出现右下腹肌强直，范围扩大。

3. 其他体征

（1）间接压痛（Rovsing 征）：左下腹部加压时，结肠内气体被挤入盲肠，刺激发炎的阑尾而引起右下腹痛。

（2）腰大肌试验：病人取左侧卧位，右腿伸直或过度后伸，发生盲肠后位急性阑尾炎时，腰大肌因受刺激而致痛。

（3）直腿抬高试验：用手按压在右腰部压痛点，病人的右腿伸直抬高，若为盲肠后位阑尾炎，阑尾处疼痛感加剧。

（4）闭孔内肌试验：患者平卧，右腿屈曲，转动髋关节，可引起下腹痛，见于阑尾盆腔位靠近闭孔内肌。

（5）右下腹三角形皮肤感觉过敏区（Sherren 三角区）：急性阑尾炎早期，阑尾腔梗阻时，右下腹的第 10～12 胸神经分布点范围内有皮肤过敏现象，通常在髂嵴最高点，右耻骨结节和脐孔构成的三角形内，称 Sherren 三角。在阑尾已穿孔或坏死后，皮肤过敏现象可随即消失。

（6）Deaver 征：深呼吸或咳嗽时引起右下腹痛。

（7）直肠指诊：盆腔位阑尾炎时，直肠右前壁有触痛；如有盆腔脓肿时，可触及痛性肿块。

（二）辅助检查

1. 实验室检查　白细胞总数及中性粒细胞升高。单纯急性阑尾炎白细胞计数在 12×10^9/L 左右，中性粒细胞在 80% 以上；化脓性、坏疽性阑尾炎白细胞计数在（15～20）$\times 10^9$/L 左右，中性粒细胞在 95% 以上。

2. X 线检查　对不典型急性阑尾炎有一定帮助，具体表现：①回肠末端反射性肠腔积气积液；②阑尾区条索状气影；③部分病人可发现阑尾结石；④阑尾穿孔后部分病人可产生气腹，肠管扩张、积气、积液明显。

3. B 超检查　用加压超声探头检查，可发现急性阑尾炎阑尾呈低回声的管状结构，压之形态不改变，僵硬，横切面呈同心圆似的"靶"样结构图像，并以此特征作为急性阑尾炎的超声诊断标准。B 超对坏疽及穿孔阑尾炎显示困难，但作为一种特异、安全的辅助手段，尤其适用于可疑急性阑尾炎或诊断困难的病人，特别是儿童、妇女及老年人。

（三）鉴别诊断

如果阑尾在正常解剖位置，转移性腹痛、右下腹压痛、反跳痛即是诊断急性阑尾炎的可靠依据。但仍有一部分病例，临床症状及体征不典型，诊断有困难，极易误诊。在鉴别诊断时应注意与下述情况区别。

1. 妇科疾病

（1）卵巢滤泡破裂：多发生在青年妇女。右侧卵巢滤泡破裂出血刺激腹膜可引起右侧腹痛，但无转移性右下腹痛，腹痛为突然发生伴阴道流血，疼痛部位先开始于一侧，很快扩散到整个下腹部，出血量大时，发展全腹痛。腹腔穿刺可抽出新鲜血液。症状多发生在两次月经之间，即前次月经后 12～14d。

（2）黄体破裂：症状和体征同滤泡破裂，腹痛发生在月经中期以后，即下次月经前 14d 以内。

（3）卵巢囊肿蒂扭转：为突然发生上腹部及脐周痛，伴恶心呕吐。压痛部位较阑尾位置低，多在耻骨上偏右或偏左。妇科检查发现包块与子宫相连，宫颈触痛剧烈。

（4）右侧输卵管妊娠破裂：可突然发生剧烈腹痛，大出血时可出现休克症状，病人有肛门下坠感，全腹压痛，近期有停经及阴道流血史。腹腔穿刺及阴道穹后部穿刺抽出新鲜血液，尿 hCG 等妊娠试验阳性。

（5）急性输卵管炎（输卵管积脓或积液破裂）：多发生于已婚妇女，疼痛位于左右下腹部，位置偏低，无转移性腹痛。发病多在月经前，白带过多，阴道内有脓性分泌物。

2. 右下肺肺炎、胸膜炎 早期体温升高，常有上呼吸道感染病史，病人咳嗽、胸痛、呼吸急促，听诊有啰音、胸膜摩擦音，右下腹压痛轻微，全身症状明显。胸片具有鉴别诊断意义。

3. 急性肠系膜淋巴结炎 多见于儿童，常伴有上呼吸道感染症状或病史，先发生高热后有腹痛，右下腹压痛广泛稍偏内侧，无转移性腹痛。

4. 急性胃肠炎 主要表现为腹痛、腹泻、恶心、呕吐、便后腹痛减轻。压痛范围广泛，无肌紧张。大便常规有红细胞、脓球。

5. 胃、十二指肠溃疡穿孔 可有溃疡病史，急腹痛一开始就剧烈，且持续存在，主要位于上腹部及右上腹部，右下腹虽有压痛但不如穿孔部位压痛明显，肝浊音界消失，腹部X线片可见膈下游离气体。

6. 急性胆囊炎 当胆囊位置较低或阑尾位置较高时，急性阑尾炎与急性胆囊炎相混淆。发病前有高脂餐史，无转移性右下腹痛，疼痛向肩部放射，如伴有胆结石，可有阵发性绞痛、黄疸、尿中胆红素阳性。

7. 肠蛔虫症 小儿多见，腹痛位于脐周，部位不固定，为阵发性。腹软无固定压痛点，无肌紧张，可扪到蛔虫团，不固定。

8. 腹型紫癜 腹痛的发生是由于腹膜或肠系膜广泛点状出血所致。为阵发性剧烈绞痛，多在脐周或下腹部，无转移性腹痛、肌紧张。有药物过敏史，皮肤、口腔黏膜有出血点。

9. 先天性回肠憩室（Meckel 憩室）炎或穿孔 因憩室位于回肠末端，发生炎症时与急性阑尾炎难以鉴别。主要症状有下腹中部及右下腹部疼痛、压痛、腹肌紧张、白细胞计数升高。无转移性右下腹痛。

10. 克罗恩病 多发生在回肠末端，症状和体征与急性阑尾炎相似，但无转移性右下腹痛。过去有反复发作病史，有腹泻和便中带血症状，全身中毒症状较阑尾炎重。

11. 右侧输尿管结石 为阵发性绞痛，并向会阴部放射，肾区有明显叩击痛，尿中有红细胞，腹部X线片可见结石影。

【治疗】

（一）手术治疗

急性阑尾炎诊断一经明确，应及早手术治疗。

1. 急性单纯性阑尾炎 阑尾切除术。

2. 急性化脓性或坏疽性阑尾炎 阑尾切除术；视术中情况可在腹腔或切口内留置引流物。

3. 阑尾周围脓肿 脓肿无局限趋势应作脓肿引流术；阑尾切除与否视局部病理状况而定。

（二）非手术治疗

1. 适应证 ①急性单纯性阑尾炎，有其他手术禁忌者。②阑尾周围脓肿已有局限趋势，并中毒症状不重者。待脓肿消散后3个月，再考虑阑尾切除。

2. 治疗方法 ①卧床休息，流质饮食或禁食、补液；②应用有效抗生素（庆大霉素、氨苄西林及甲硝唑联合用药）；③右下腹热敷或局部理疗，促进炎症消散和吸收；④可辅以中医药、针灸等治疗。

二、几种特殊的急性阑尾炎

老年人急性阑尾炎

【特点】

1. 老年人反应低下，发病时症状不典型，腹痛、压痛、肌紧张等症状、体征均较轻。

2. 老年人防御能力弱，急性炎症易扩散，病情发展快，以急性炎症表现至阑尾化脓、坏疽、穿孔、脓肿形成，在数天内可发生。

3. 老年人常伴发动脉硬化、糖尿病、肾功能不全等，使病情更趋复杂、严重。

【治疗】

急性阑尾炎一般治疗原则也适用于老年人，力争早期诊断、早期手术、注意老年人伴发内科疾病的处理。术后防止肺部并发症及静脉内血栓形成。

妊娠期急性阑尾炎

【特点】

妊娠期阑尾和盲肠被胀大子宫推向外上方，妊娠 3 个月时阑尾基底部位于髂嵴下 2 横指，5 个月时达髂嵴水平，8 个月时达髂嵴上 2 横指，分娩 10d 后回到原处。阑尾因移位受压发炎机会增多，发病多在妊娠后 6 个月内。

1. 妊娠早期急性阑尾炎　在妊娠最初 3 个月，急性阑尾炎的临床表现与一般急性阑尾炎相同。

2. 妊娠中晚期急性阑尾炎　随着子宫逐渐增大，盲肠与阑尾位置发生改变，触痛点也随之升高。妊娠晚期，阑尾被增大子宫覆盖，压痛常位于右侧腰部，腹前壁压痛不明显。当阑尾穿孔并发腹膜炎时，腹肌紧张也可不明显。由于阑尾刺激引起子宫收缩，可致早产，同时妊娠时，子宫把大网膜、小肠推向一侧，大网膜难以包裹阑尾，阑尾穿孔后，引起弥漫性腹膜炎的危险性增加。因此，早期诊断非常重要。

【治疗】

1. 妊娠早期（1～3 个月）急性阑尾炎与一般阑尾炎一样，症状轻者可采用非手术治疗。症状重者在加强保胎基础上手术治疗。原因是手术可致流产。

2. 妊娠中期（4～7 个月）急性阑尾炎的治疗同上，症状轻者非手术治疗，症状重者手术治疗。理由是手术牵拉子宫可引起早产。

3. 妊娠晚期（8 个月以上）阑尾炎，多数人主张一经确诊立即手术。

4. 尽量不用腹腔引流，加强术后护理，应用广谱抗生素，加强保胎以防流产、早产。

异位急性阑尾炎

1. 高位阑尾炎（肝下阑尾炎）　阑尾发炎时，患者感右侧脐旁及右上腹痛，腹部压痛与肌紧张也以右上腹最明显。临床上需与急性胆囊炎、十二指肠球部溃疡相鉴别。

2. 盲肠后（腹膜外）急性阑尾炎　腹痛开始在上腹部或脐周，继而转移到右下腹或右腰部。右侧腰部明显压痛，前腹壁检查只有轻微压痛，但反跳痛明显。腰大肌试验阳性，右输尿管受累，尿中有少量红、白细胞，髂腹股沟神经受累，股前方阴囊部出现疼痛。

3. 盆腔急性阑尾炎　开始亦为上腹部、脐周痛，后转移至腹下部及两侧，往往局限于髂窝部，压痛点、肌紧张位于耻骨上方或腹膜间韧带以上。如阑尾靠近膀胱、直肠可引起尿痛、尿频、大便次数增加，直肠指诊及阴道指诊盆腔右壁有触痛。

4. 右侧腹部、腹中部阑尾炎　少见，症状类似典型阑尾炎，但转移性痛位于右侧腹部或中腹部，压痛、反跳痛、肌紧张亦以右下腹明显。

三、慢性阑尾炎

【病因病理】

大多数慢性阑尾炎是急性阑尾炎消退后留下来的病变或由于阑尾腔内有粪石、虫卵等异物或扭曲、粘连等致管腔狭窄，发生慢性炎性变化。病理表现为在黏膜和浆膜层可见到以小淋巴细胞、嗜酸性粒细胞为主慢性炎性细胞浸润及纤维组织增生，阑尾管腔狭窄或闭锁周围有粘连形成。

【临床表现】

1. 腹痛　常为慢性右下腹痛，腹痛可为间歇性发作或持续性隐痛或不适。间歇性腹痛多见，且常有典型的急性阑尾炎发作史，以后有多次右下腹痛发作。剧烈活动、饮食不节可诱发。

2. 胃肠道功能障碍　上腹部不适、食欲缺乏、腹痛、便秘、大便次数增加等。

3. 体征　右下腹局限性压痛，位置固定，经常存在。

4. X 线钡餐　如果出现阑尾变形、形态扭曲、边缘毛糙及分节状改变，单个或多个充盈缺损等征象，可确诊为慢性阑尾炎。

【诊断】

应认识到慢性阑尾炎的诊断相当困难。诊断上应从以下 4 点分析：①有过典型急性发作史；②右下腹有一经常存在和位置固定的压痛点；③X 线钡餐征象；④排除其他疾病可能。

【治疗】

慢性阑尾炎的治疗是行阑尾切除术。但术前必须确诊，否则就不能保证疗效，甚或加重病情，而使病情复杂化。术中发现阑尾外观正常，应探查邻近脏器，以明确诊断。

四、阑尾黏液囊腺瘤

原发性阑尾黏液囊腺瘤是上皮来源肿瘤，于 1842 年由 Rokitamsk 首次报告。临床上传统地将其分为良性和恶性两种。

【病理】

（一）阑尾黏液囊肿

阑尾黏液囊肿也称阑尾良性黏液瘤，在黏液囊腺瘤中 80% 属此型，其发生多由于阑尾先天异常或后天慢性炎症狭窄造成阑尾腔梗阻，梗阻腔内在无细菌生长、无异物存在和无炎性反应的情况下，黏膜细胞继续分泌黏液物质，积存于腔内形成黏液囊肿，因此它不是肿瘤而是一种潴留性囊肿。按囊肿梗阻部位和囊肿形成位置可分为两型：①全阑尾型；②终端型。

（二）原发性阑尾恶性黏液囊腺瘤

原发性阑尾恶性黏液囊腺瘤是阑尾源性真正肿瘤。其外观与良性黏液囊肿相似，组织病理上则为恶性表现。其破裂后可直接在腹腔内播散，种植形成腹膜假性黏液瘤。不过腹膜假性黏液瘤也可由卵巢黏液瘤和黏液癌种植腹腔引起。

【诊断】

临床上无特异表现，瘤体较小者可无任何症状、体征，可在腹部其他手术时偶然发现。较大者可诉右下腹部出现无痛性包块或右下腹不适。有症状者临床上酷似急、慢性阑尾炎或阑尾周围脓肿。恶性黏液囊腺瘤并发腹膜假性黏液瘤可有大量流注性腹水、腹胀、肠粘连、肠梗阻甚至肠瘘等症状。

准确的术前诊断依赖于对本病有足够的认识和高度警惕性，遇到以下情况应考虑到本病可能性：①年龄在 40 岁以上；②右下腹长期隐痛、腹泻，抗炎及对症治疗无效而明显加重者。③持续存在右下腹无痛性肿块，药物抗炎治疗 1 月余肿块无明显变化或有增大者，无恶液质及并发急性阑尾炎表现，女性排除妇科疾病者。④B 超提示有下腹出现单发混合性或内容物黏稠的囊性占位病变，无肝、局部淋巴结转移。⑤下消化道气钡双重造影时阑尾不显影，回盲部黏膜无明显破坏，有壁外受压征象或回盲部移位情况者。⑥腹腔镜检查：回盲部无阑尾或阑尾尖端可见包膜完整、呈膨胀性生长的肿瘤，或发现多个大小不等的囊性肿物，排除腹腔包虫病者。

【治疗】

局限于阑尾的恶性黏液囊腺瘤，且无血行或淋巴结转移者，只需切除阑尾，而无须作区域淋巴结清扫；如术中见病变累及盲肠或囊壁周围有浸润，或累及其他肠管、大网膜者，需行回盲部切除或右半结肠切除及受累脏器切除；术中切勿切开瘤体探查或穿刺瘤体，以防发生腹膜假性黏液瘤。对腹膜假性黏液瘤应尽量切除，同时切除大网膜、阑尾甚至卵巢（如有可疑病变）。如术中黏液瘤破裂应尽量吸尽内容物，然后用 2%碘酊烧灼，再用噻替哌冲洗，以预防发生腹膜假性黏液瘤。

恶性黏液囊腺瘤未合并腹膜假性黏液瘤者，手术治疗预后较好，否则复发率很高。

五、阑 尾 类 癌

阑尾类癌是阑尾中最常见肿瘤，约占阑尾肿瘤的 88%。因其起源于肠腺底部的嗜银细胞，故又称嗜银细胞瘤、嗜银细胞癌。

【病理】

典型的病变位于阑尾黏膜下，小而硬的灰黄色结节样肿块，可单发或多发，直径多小于 2cm，可浸润肌层或浆膜。其一般累及阑尾远侧部分，并可直接侵入邻近脂肪、淋巴组织，并可转移至肝脏、肺、脑和骨。

【诊断】

临床表现与急性阑尾炎相似，大多是在阑尾切除术中偶然发现。

【治疗】

一般行阑尾切除术即可。如有下述适应证可行右半结肠切除术：①类癌直径大于 2cm；②术中发现淋巴结转移；③阑尾切除残端仍有瘤细胞。如出现转移灶则作相应治疗。

六、阑 尾 腺 癌

阑尾壁与结肠壁相似，故其腺癌在组织学、生物学行为上均与之相似，又称阑尾结肠型腺癌。腺癌可有区域淋巴结转移，但血行转移少。

【病理】

大体上依肿瘤生长方式可分为息肉型、浸润型、溃疡型。临床上可仿照 Dukes 分期法分为四期：

A 期　癌组织局限于阑尾壁内。

B 期　癌组织浸出阑尾壁。

C 期　阑尾周围淋巴结转移。

D 期　远隔脏器或组织转移。

腺癌以淋巴转移为主，其次是血行转移。

【诊断】

无特异临床表现。可无症状，也可因阑尾腔梗阻而引发急性阑尾炎、阑尾脓肿、慢性阑尾炎等感染症状或为右下腹包块、急性肠梗阻表现。也可因广泛转移才被发现，甚至在剖腹手术时才发现。

【治疗】

主要是手术治疗，手术方式有单纯阑尾切除术、右半结肠切除术、姑息性肿瘤切除术三种。右半结肠切除术手术适应证：①病变已超过黏膜下层；②阑尾切缘有癌组织残留；③肠系膜有淋巴结转移。

本病预后与癌细胞分化程度、浸润深度及有无淋巴结转移有关，但总的预后不良。

第十二章　肝　脏　疾　病

一、原发性肝癌

原发性肝癌是指来源于上皮组织的肝脏恶性肿瘤。其发病率较高,在世界范围内居男性最常见恶性肿瘤的第 7 位,居女性的第 9 位;在我国居男性恶性肿瘤的第 3 位,仅次于胃癌、食管癌,在女性中则居第 4 位。原发性肝癌可发生于任何年龄,但以中壮年为多见。原发性肝癌的发病有一定的地区差异,在世界范围内以非洲撒哈拉一带和东南亚地区最常见,在我国,东南沿海地区发病率高于西北和内陆地区。

【病因】

原发性肝癌的病因至今尚不十分明确,可能与下列因素有关:

1. 乙型肝炎病毒（HBV）　一般说来,多个不同人群中 HBV 和肝癌之间的相关性研究已证实肝癌的发病率与 HBsAg 携带者的流行率呈正相关。而 HBV 感染先于肝癌发生的明确证据,以及各实验室研究的生物学可信性,都表明 HBV 和肝癌之间呈因果关系。

2. 黄曲霉素　是由黄曲霉菌产生的真菌霉素,主要有四类:黄曲霉素 B_1 和黄曲霉素 B_2,黄曲霉素 G_1 和黄曲霉素 G_2。动物实验证明黄曲霉素有很强的致癌作用,尤以黄曲霉素 B_1 的作用最显著,但对人的致癌作用证据尚不足。不过,流行病学研究表明,随着饮食中黄曲霉素水平的增加,肝癌的发生率也随之增高。

3. 肝硬化　肝硬化与肝癌的关系密切。资料表明肝癌患者中肝硬化的发生率为 84.4%,而且肝硬化绝大多数属于结节型坏死后肝硬化。

4. 其他　遗传因素是值得进一步探讨的病因之一。另外较多致癌性强的化学物质如亚硝胺类化合物可以诱发原发性肝癌,其他,如酗酒、口服避孕药及饮食中微量元素的缺乏等都可能与肝癌的发生有关。

【病理】

原发性肝癌大体形态可分为三型,结节型、巨块型和弥漫型,其中以结节型为多见。结节型肿瘤大小不一,分布可遍及全肝,多伴有较严重的肝硬化。本型手术切除率低,预后较差。巨块型呈单发的大块状,直径可达 10cm 以上,也可由许多密集的结节融合而成,局限于一个区域,肿块呈圆形,一般比较大,有时可占据整个肝叶。此型肝癌肝硬化多较轻。弥漫型肝癌较少见,有许多癌结节散布全肝,呈灰白色,肉眼不易与肝硬化结节相鉴别,此型发展迅速,预后差。

从病理组织来看,原发性肝癌可分为三类:肝细胞型、胆管细胞型和二者同时出现的混合型。肝细胞型占绝大多数,为85%以上,癌细胞呈圆形或多角形,核大、核仁明显,胞质丰富呈颗粒状,癌细胞排列成索状或巢状。胆管细胞型较少见,细胞多呈立方形或柱形,排列成大小不一的腺腔。混合型最少见,癌细胞形态部分似肝细胞,部分似胆管细胞,有时混杂,界线不清。

原发性肝癌极易侵犯门静脉和肝静脉引起血行转移,肝外血行转移至肝门淋巴结者最多,其次为胰周、腹膜后、主动脉旁及锁骨上淋巴结。此外,向横膈及附近脏器直接蔓延和种植性转移也不少见。

【诊断】

（一）临床表现

原发性肝癌起病隐匿,早期症状和体征不明显,当出现自觉症状时则多已至晚期。肝癌常见的临床表现是肝区疼痛,肝大或有包块,食欲减退,消瘦、乏力,黄疸、腹胀等全身及消化道症状。

发生肺、骨、脑等脏器转移者，可产生相应症状。少数病人可有低血糖症、红细胞增多症、高血钙和高胆固醇血症等特殊表现。

（二）实验室检查

1. 肝功能检查 对肝癌的诊断意义不大，但有助于了解肝功能损害的程度，如肝功能不正常时，对肝癌来说多属晚期或合并严重肝硬化，实施手术治疗的机会不大。

2. 血清酶学检查 各种血清酶对原发性肝癌的诊断都缺乏专一性或特异性。早期患者阳性率极低，且有较多假阳性，据国内资料显示，肝癌患者中血清氨基转移酶升高者占 36%～40%，碱性磷酸酶增高者占 65.6%，γ-谷氨酰转肽酶增高者占 93.5%，血清碱性磷酸酶与乳酸脱氢酶的某些同工酶的测定阳性率为 84.3%。这些酶对肝癌的辅助诊断有一定的帮助，但早期诊断价值不大，如能结合其他检查则可提高肝癌的确诊率。

（三）特殊检查

1. 免疫学检查 主要用于肝癌肿瘤标志物甲胎蛋白（AFP）的检测。AFP 是在胚胎时肝实质细胞和卵黄囊中合成的，存在于胎儿血清中，而正常成人血清中一般不存在这种蛋白，即使有也极其微量。但当发生肝癌时，血清中又出现了这种蛋白。肝癌具有合成 AFP 的能力，对诊断原发性肝癌提供了有力依据。

目前常用的 AFP 检测方法是抗原抗体结合的免疫反应方法。临床上常用的琼脂扩散和对流免疫电泳法灵敏度较低，但特异性高，肝癌的阳性率＞80%，而放射免疫法则较灵敏，可有 90% 的肝癌病人显示不同程度 AFP 升高。

单项 AFP 诊断肝癌的标准：放射免疫法测定 AFP＞400ng/L，持续 4 周，并能排除妊娠、活动性肝病、生殖腺胚胎源性肿瘤及转移性肝癌者，即可诊断肝癌。

2. B 超检查 自用于原发性肝癌的诊断以来，肝癌的诊断、早期发现及术后 5 年存活概率均得到了提高。目前，B 超已成为肝癌检查中不可缺少的手段，特别是对 AFP 阴性病人或小肝癌的诊断。

肝癌的超声图像依肿瘤形态可分为结节型、巨块型和弥漫型三种。①结节型：肿瘤与非肿瘤间界线清晰，轮廓可识别，该型肿瘤可为单发或多发。②巨块型：肿瘤通常较大，直径在 5cm 以上。巨大癌块周围常伴有多个小的卫星结节。肝癌轮廓尚可识别，略呈球形，中心易坏死、出血、液化。③弥漫型：瘤体形态不清晰，边缘模糊，肿瘤与非肿瘤的界线不清楚，肿瘤轮廓不易识别。

肝癌的超声回声有低回声型、强回声型、等回声型和混合型四型。①低回声型：肿块回声比肝实质回声为低，常见于小肝癌及转移性肝癌。②强回声型：癌肿内部回声明显增强，形成类圆形强回声团块，边缘欠清，多见于脂肪变性及部分钙化的肝细胞型肝癌和部分转移性肝癌。③等回声型：癌肿回声与周围肝组织相似，仅在边缘区见低回声环，常见于结节型肝癌。④混合型：瘤体内强、弱回声混合镶嵌，分布不均，可能因在同一肿瘤中出现各种组织学改变所致。此型常见于大肝癌和大的转移性肝癌。

3. 肝血管造影 肝血管造影能清晰显示肝动脉、门静脉和肝静脉的解剖图，随着超选择性插管技术的改进，肝血管造影可为诊断肝癌提供最明确的信息。

由于肝肿瘤血供主要来自动脉，因而常应用 Seldinger 法经股动脉插管，作超选择性肝动脉造影。正常肝实质与肿瘤的血供不同，为肝癌的诊断提供了简单有效的方法。肝动脉造影初期，正常肝实质与肿瘤均显影，随后正常肝实质中的造影剂立即被大量不显影的门静脉血流稀释或冲走。但肿瘤由于缺乏门静脉血流冲洗而成为多血管的团块，典型肝癌具备以下血管造影表现：肝动脉扭曲变形，血管增多，新生血管，肿瘤染色和血管湖。肝动脉造影可以确定病变部位、大小、数目和分布范围，从而可估计手术的可能性和选择最适合的手术方法，特别是对小肝癌的定位诊断，是目前最优的方法。

4. CT　行肝脏 CT 扫描时，肝肿瘤几乎总是表现为低密度块影，有时也表现为等密度块影，极个别可呈高密度块影。衰减密度值与周围肝脏相似的肿瘤，无论肿瘤大小均难以以 CT 平扫所发现，因此，一般需增强扫描。在肝癌的动态 CT 扫描图像中肿块出现瞬间增强表现的约占 3/4。在动态 CT 扫描中，瘤体在动脉为主相中出现弥漫性增强，其后在门静脉主相时其密度变大。而纤维包膜则在门静脉主相时出现环状增强，其后增强持续的时间可长达数分钟。原发性肝癌还可见瘤内有分隔及局部肝胆管扩张等征象。动态扫描早期可见血管中断、破坏等异常现象。

5. 磁共振成像（MRI）　可准确了解腹部及肝脏的正常与病理解剖情况。正常肝组织一般呈中等信号强度。肝血管血流速度快，在未注射造影剂时呈低信号强度，而一般来说，肝癌的组织弛豫时间 T_1 与 T_2 均延长，肝癌组织于 T_1 加权像上表现为低信号，T_2 加权像上为高信号，质子加权像则与正常肝组织差别不大。由于正常肝组织与肝癌的组织弛豫时间 T_1 与 T_2 的差别较显著，因而 MRI 对肝癌的诊断亦十分容易。

6. 肝脏核素显像　肝脏的网状内皮系统细胞主要是肝血窦中的库普弗细胞，有吞噬异物的功能，将半衰期较短的 γ 放射性核素，如 ^{99m}Tc、^{113m}In 或 ^{196m}An 等胶体微粒静脉注射入血液循环后，其中绝大部分被库普弗细胞吞噬，于是正常肝组织聚积放射活性而显影。若有肝癌发生引起肝组织破坏，则库普弗细胞随之消失，出现放射性缺损或稀疏区（即冷区）。肝脏核素显影的另一种动态观察方法是利用肝实质细胞摄取和排泄代谢物质的功能，用放射性核素标记这些物质作显影剂，如 ^{99m}Tc-HIDA、^{113m}In-玫瑰红等，可连续观察图像，当肝癌引起肝组织破坏时，则出现放射性缺损或稀疏的冷区。肝脏核素显像对肝癌诊断的阳性符合率较高，但对于直径小于 3cm 的肿瘤则不易检出。

7. X 线检查　腹部透视或拍片可见肝阴影扩大。肝右叶的癌肿常可见右侧膈肌升高，活动受限或呈局限性凸起。位于肝左叶或巨大的肝癌，X 线钡餐检查可见胃和横结肠被推压的现象。

8. 肝穿刺活组织检查　有确定诊断意义。对中晚期肝癌，可在 B 超引导下进行穿刺，但对小肝癌帮助不大，同时，肝穿刺活组织检查有导致出血、肿瘤破裂和针道转移等危险，故现在临床上已很少使用。

（四）诊断标准

1. 病理诊断

（1）肝组织学检查证实为原发性肝癌者。

（2）肝外组织的组织学检查证实为肝癌者。

2. 临床诊断　有乙型肝炎或丙型肝炎等肝病病史，AFP≥400ng/ml，超声、CT 或 MRI 检查发现肝实质性肿块，且具有肝癌典型影像学表现者，即可做出临床诊断。

（五）鉴别诊断

原发性肝癌在诊断过程中，应与下列疾病相鉴别。

1. 继发性肝癌　继发性肝癌病情发展较缓慢，AFP 检测一般为阴性，多无肝炎病史或肝硬化表现，除肝脏病变症状外，多有原发病灶的相应症状。主要鉴别方法为检查肝脏以外器官有无原发癌肿病灶。

2. 肝硬化　肝硬化病史较长，多有肝炎史，经休息后症状可缓解，早期肝稍大，后期可缩小变硬，有肝硬化的体征，如脾大、食管-胃底静脉曲张、蜘蛛痣、肝掌等，AFP 阴性或低浓度阳性。B 超、CT、肝动脉造影及动态 AFP 均有助于鉴别。

3. 肝脓肿　急性肝脓肿一般较易鉴别，慢性肝脓肿有时较难鉴别，但肝脓肿多有阿米巴或细菌感染史及相应的临床表现。B 超检查为液性暗区，肝穿刺吸脓能确诊。

4. 肝包虫病　多见于牧区，有牛、羊、犬等接触史，病史长，患者全身情况好，常不伴肝硬化，Casoni 试验和补体结合试验常为阳性，AFP 为阴性。但肝泡状棘球蚴病有时不易鉴别，需病理检查确诊。

5. 肝脏良性肿瘤 通常发病缓慢，病史长，不伴肝硬化，全身情况好，AFP 阴性。常见的为肝血管瘤、肝腺瘤。B 超、CT、肝动脉造影有助于鉴别。

6. 邻近肝区的肝外肿瘤 腹膜后软组织肿瘤如右肾、右肾上腺、胰腺的肿瘤以及胃、胆囊等器官的肿瘤可在上腹部出现肿块，并推压肝脏，有时难以鉴别。常需借助 AFP 检测，B 超、CT、选择性动脉造影等特殊检查。必要时行剖腹探查，方能明确诊断。

【治疗】

早期诊断，早期治疗，根据不同病情进行综合治疗，是提高疗效的关键。肝癌的综合治疗，包括手术治疗、化学药物治疗、无水乙醇瘤内注射、免疫治疗及中医中药治疗等。而手术治疗是肝癌的最有效治疗方法。

（一）手术治疗

肝癌的各种治疗方法中，以手术切除的效果最好，故凡有手术指征和具备条件的患者，应不失时机地争取手术切除，暂不符合手术条件者，应创造条件行 II 期手术。

1. 适应证 根据定位和定性诊断结果，肝癌诊断明确，肿瘤位置明确，有可能切除者；无黄疸、腹水，心肺及肾功能无严重损伤，估计能耐受手术，肝功能代偿良好，血清总蛋白在 6g 左右，A/G 比例为（3～2）：1，凝血酶原时间正常。AFP 500μg/ml 持续 1 个月或 AFP＞200μg/ml 持续 2 个月不伴活动性肝病，同时排除妊娠及生殖腺畸胎瘤，也应争取手术探查。

2. 禁忌证 ①肝癌已有远处转移，如肺、骨、脑等处的转移；②病变为弥漫型或第一、二肝门已受侵犯；③病人有明显的黄疸、腹水、水肿或恶病质；④合并有严重的肝硬化或肝功能有严重的损害；⑤合并有明显的门静脉高压，如食管-胃底静脉曲张等；⑥有严重的出血倾向，凝血酶原时间低于 50%。

3. 手术方法 由于肿瘤的性质和所处的位置不同，手术方式和范围也不同。手术方式的选择取决于病人的全身情况，肿瘤大小、部位，肝硬化的程度及有无肝功能的代偿情况等。肝切除范围和手术切除的种类，临床上常用的有：①局部切除或楔形切除；②肝段或联合肝段切除；③肝叶切除；④半肝切除；⑤右三叶或左三叶切除，手术切除应力求最小的手术范围和最小的手术危险性而获得较好的远期效果。切除时距肿瘤边缘 2～3cm 即可，有时甚至可能仅贴着肿瘤边缘切除。对无肝硬化的肝脏切除其体积 70%～80%时，余肝仍能增生代偿，但对有肝硬化时，切除范围不应超过全肝的 50%。

对术中不能行手术切除的肝癌，可视具体情况，采用肝动脉结扎或经肝动脉栓塞、射频、液氮冷冻、激光气化、微波治疗等。特别是肝动脉结扎和经肝动脉栓塞术，可使肿瘤缩小，部分病人可获得二期手术切除，提高手术疗效。

除手术切除肝癌外，肝移植亦可用于治疗肝癌，但远期疗效不甚理想。

（二）化学药物治疗

1. 全身化疗 多通过周围静脉给药，常用药物有氟尿嘧啶、丝裂霉素、阿霉素、顺铂等，但全身化疗效果较差。

2. 肝动脉插管化疗 手术中可经胃网膜右动脉或胃右动脉插管化疗，肝动脉插管化疗可与肝动脉结扎配合使用，以提高疗效。此外，用微型动脉化疗泵行肝动脉插管后埋植于皮下间歇性注射化疗药物可取得较好的效果。

3. 门静脉化疗 由于门静脉血供在肝癌生长中的重要作用和肝癌细胞对门静脉系统的易侵入性，经门静脉系统注入化疗药物可选择性进入并作用于肿瘤生长最活跃的细胞，特别在肝癌伴有门静脉癌栓的情况下，门静脉化疗更有其特殊价值。术中常可经胃网膜右静脉插管将微泵植入皮下，间歇给药。亦可与肝动脉结扎、肝动脉插管化疗联合施行。

4. 经肝动脉栓塞和化疗 常采用 Seldinger 技术。将导管经股动脉超选择性地置入肝左动脉、肝右动脉内进行栓塞，同时进行化疗。经栓塞化疗后肿瘤坏死、液化、缩小，其中一部分原不可切除的大肝癌可变为可切除的肝癌。

（三）无水乙醇瘤内注射

对于肿瘤直径小于 2cm、结节总数不超过 3 个的小肝癌而又无法手术切除者，可在 B 超引导下经皮穿刺将无水乙醇注射入瘤体，可使肿瘤脱水，凝固，坏死。此方法安全有效，一般需要重复注射数次。

（四）免疫治疗

目前治疗原发性肝癌的免疫方法主要是非特异性免疫治疗，其原则是用单克隆抗体等免疫手段提高机体免疫功能，调节机体免疫状态。常用的有卡介苗、短小棒状杆菌等微生物制剂，或转移因子、干扰素、肿瘤坏死因子及白细胞介素等生物制剂。

（五）中医中药治疗

多根据不同病情采取辨证施治，从整体观念出发，以扶正培本为主，着重调动机体的抗病能力。对不能切除的肝癌可采用中药治疗和化学药物治疗结合，使肿瘤在一定程度上受到抑制，发展缓慢。

（六）复发性肝癌的治疗

术后 2 年内为复发的高峰期，应密切随访，监测复发情况，以利于早期亚临床发现，予以再手术有可能获得再根治机会。文献报道，肝癌切除术后 2～3 年内复发多为原发灶播散，而手术几个月后复发，则多为首次手术未彻底切除，术后残癌继续生长所致。

对于亚临床期，肝内复发的治疗中比较成熟的治疗为再切除、经导管动脉内化疗栓塞（TACE）和经皮无水乙醇注射（PEI）。对于肝功能代偿的病人，单个肝内小复发灶适合再切除。再切除的术式均为局部切除。再切除的次数可多达 3～4 次。PEI 适合于不宜作再切除的直径在 3cm 以下和 3 个结节以下的复发灶。由于肝功能差不能再切除的较大复发灶，或复发为多个病灶，可用 TACE。有报道认为，TACE 与 PEI 合并治疗优于单纯 TACE。肝外转移则采用全身治疗或局部放射治疗。

上述各种方法，多以综合应用效果为好。

二、继发性肝癌

继发性肝癌又称转移性肝癌，系由全身各脏器的癌肿转移至肝脏形成。继发性肝癌在西方国家多见，其发病率远高于原发性肝癌；在我国二者较为接近。

【发病机制】

肝脏是极为适宜于肿瘤细胞生长的器官，其中以胃肠道肿瘤最易发生肝转移，常见的为结肠直肠癌、胃癌、胆囊癌、胰腺癌等，这与肝脏接受门静脉系统的血流灌注有关。因肝脏接受门静脉和肝动脉双重血供，凡经血行播散的脏器恶性肿瘤，均可循肝动脉进入肝脏，原发灶多为乳腺、肺、肾、甲状腺、鼻咽部的肿瘤，另外尚有一些内脏器官恶性肿瘤经淋巴转移或直接蔓延侵犯肝脏。

【病理】

继发性肝癌转移至肝脏的数目、大小和部位极不一致，少时只有 1～2 个微小结节；多时全肝布满无数结节。小的转移瘤肉眼不可见，大的直径可达 20cm 以上。继发性肝癌组织可位于肝中央，亦可位于肝表面，结节中央可坏死出血，数个结节可融合成一个大肿块。继发性肝癌很少伴有肝硬化，此与原发性肝癌截然不同。继发性肝癌的病理组织学变化，与原发性病变相同，常能显示其来源。

【治疗】

1. 手术治疗 凡原发性癌灶可切除或已切除者,对继发性肝癌可考虑同期手术切除。其指征:①转移灶限于单一肝叶;②原发灶已得到控制,无他处转移;③无肝硬化;④肿瘤位置、患者年龄与健康状况适合于手术。亦可分期手术,第一次只切除原发癌肿,术后经一段时间化疗或放疗后癌肿有些缩小,病人一般情况好转,再行二期手术切除。

2. 对不能手术的肝转移癌,尚可采用 ①经皮选择性肝动脉栓塞术;②经动脉灌注化疗;③中西医结合治疗。

三、肝 损 伤

在腹部创伤中,肝损伤较为常见。肝脏是腹腔最大的实质性器官,质地脆而缺乏弹性,尽管位于右侧膈下和季肋深面,受到胸廓和膈肌保护,但仍可在肋骨无损伤的情况下发生肝创伤。人自高处坠落,暴力虽未直接伤及肝脏,但仍可因惯性的反冲及应力作用,使肝脏发生严重的撕裂伤。在肝脏因病变而肿大或变性时,受外力作用更易受损伤。

肝损伤后常伴有严重的出血性休克,因胆汁漏入腹腔引起胆汁性腹膜炎和继发感染,如处理不及时或不当,后果严重。

【肝外伤分类】

根据致伤的原因不同可将肝损伤分两大类:①开放性损伤,因锐性外力如利刃、枪弹或弹片贯穿胸腹壁而损伤肝脏。②闭合性损伤,多因钝性外力如打击、挤压、车祸、爆震或高处跌伤等原因使肝脏受到间接冲力作用而损伤。

按临床所见我们将肝外伤分为下列五度:

Ⅰ度:肝包膜撕裂和实质破裂深度不足 1cm。

Ⅱ度:肝实质破裂深度在 1～3cm,包膜下血肿不超过 10cm 或肝周围型贯通伤。

Ⅲ度:肝实质破裂深度在 3cm 以上,包膜下血肿达 10cm 或更大,或为中央型贯通伤。

Ⅳ度:肝一叶损坏,或较大的中央型血肿。

Ⅴ度:肝后腔静脉损伤,广泛的肝双叶损伤。

根据临床需要,将下列情况定为严重肝损伤:①有重大肝实质破坏,长 10cm、深 3cm 以上;②多发性中等度破裂,有或无血肿;③星状破裂;④肝静脉和肝后腔静脉损伤。

【病理】

肝外伤的主要病理改变是肝组织破裂出血、胆汁外溢和肝组织坏死。大量出血导致循环血量减少,出现不同程度的休克。呼吸运动可以加重创伤组织撕裂出血。胆汁外渗引起腹膜刺激征和继发性胆汁性腹膜炎。大量血液和胆汁积聚于第三间隙,引起脉速、电解质紊乱,可能有代谢性酸中毒、肾衰竭和休克肺等。肝中央型破裂系中央的实质破裂,肝表层组织损伤不明显,因此可以形成巨大的肝内血肿,造成较广泛的肝组织坏死和创伤性胆道出血。肝包膜下血肿大小不等,有时可容纳 2000～3000ml 血液。

一般而言,肝右叶遭受创伤的概率较左叶高出 5～6 倍。因右肝膈面向前上方呈穹隆状,且右肝的表面积和体积均较肝左叶大,下胸及上腹部受挤压伤时,右肝受向上的折力,下胸部肋骨骨折或前腹壁创伤时,肝右叶首当其冲。在所有的肝损伤中,右膈顶部伤占 38%～42%。

【诊断】

(一)临床表现

肝损伤的临床表现取决于肝损伤的病理类型及范围。损伤程度及病理类型不同,肝外伤的临床表现也不尽一致,主要表现是腹腔内出血和腹膜刺激征。

肝表浅裂伤出血和胆汁外渗不多,甚至无胆汁明显外渗,在短期内多能自行停止,临床上一般仅有上腹部疼痛，可随时间推移症状减轻或消失。

中心型肝挫裂伤或贯通伤，多有广泛的肝组织碎裂和肝内较大的胆管及血管断裂，腹腔内有较多的血液和胆汁，病人可有不同程度的休克、腹部剧痛、腹肌紧张、腹部压痛，同时常伴有恶心、呕吐、脉速、面色苍白等，这些症状如不处理可随出血量的增多、胆汁外溢增加而加重。

严重肝脏裂伤或合并大血管损伤时，由于大出血，伤员往往在短期内即出现严重休克及意识不清、腹壁逐渐膨隆、脉细速、呼吸困难等，如处理不及时常因失血过多而死亡。

肝包膜下血肿和中心型破裂因血液和胆汁局限在肝包膜下或肝实质内，无腹肌紧张时，可触及右上腹局限性压痛包块，肝大明显，叩诊肝浊音界扩大，伤员呈进行性贫血。如血肿继发感染则出现肝脓肿的临床表现。

肝外伤的同时可伴有右下胸皮肤擦伤和皮下淤血，也可能因肋骨骨折产生皮下气肿、疼痛及肠鸣音减弱或消失等腹膜刺激征。如腹腔内有大量出血和胆汁，可有明显的移动性浊音。血液、胆汁刺激膈肌可引起呃逆和右肩牵涉痛。腹腔内大量积血时，直肠指检时直肠膀胱陷凹饱满并有触痛。

在注意肝外伤的同时，要注意检查其他合并伤，避免因漏诊而延误治疗，导致严重后果。

（二）辅助检查

1. 腹腔穿刺　是目前临床上最常采用的一种安全、有效和操作简便的诊断方法，诊断阳性率可达90%左右。如为闭合性损伤，包膜下出血或腹腔内出血量少时，腹腔穿刺诊断可能有困难。

2. 腹腔穿刺灌洗术　Elering和Fischer积极主张采用腹腔穿刺灌洗术，尤其是对少量腹腔内出血者在诊断上很有帮助。其方法是用18号粗针在腹直肌外侧的腹部四个象限内穿刺。如能抽出不凝固血液，即为阳性。如抽不出血液，则用细导管经穿刺针插入腹腔内，进行抽吸。如仍抽吸不出血液，则用无菌等渗盐水经导管注入腹腔内（每次用量按20ml/kg体重计算），适当摇动伤员腹部，使溶液均匀散布于腹腔，2～3min后，再将液体吸出，进行检查。若液体完全澄清，则为阴性。若红细胞>0.1×10^{12}/L，胆红素>2.73μmol/L，白细胞>0.5×10^9/L者为阳性，说明有腹腔内出血可能，但是否有手术适应证还需结合外伤、临床表现和其他检查综合分析判定。

3. B超检查　对于肝包膜下血肿、中央型肝挫伤和腹腔内积血积液的诊断有较确定的价值。

4. 实验室检查　定时检查红细胞计数、血红蛋白和血细胞比容等。在肝损伤早期，红细胞计数、血红蛋白和血细胞比容可能接近正常，但随着病情的发展，腹腔内出血量增多，上述指标会逐渐下降。白细胞早期即可升高，损伤后10h内，可升高150%～300%。血清谷丙转氨酶（GPT）、谷草转氨酶（GOT）值在损伤后几小时即可升高，因GPT选择性地在肝内浓缩，损伤后大量释放出来，所以GPT较GOT更具有特殊诊断意义。

5. X线检查　对肝损伤的诊断不如腹腔穿刺迅速、简单、直接、可靠，但有些疑难病例，如发现右下胸肋骨骨折、右侧膈肌抬高，肝脏阴影增大变形，升结肠阴影向内侧移位，均提示肝损伤内出血的可能。

还有一些特殊的检查方法，如选择性肝动脉造影、放射性核素肝扫描、CT、MRI等对危重伤员不能采用，但对休克不明显、全身状况较好或损伤后有并发症者有一定帮助，如肝内血肿、膈下感染、肝组织缺血坏死、胆道出血、肝脓肿等，常需要借助这些方法作进一步的检查及病灶定位。

对某些病情复杂的伤员，高度怀疑有肝破裂时，应采取积极态度，及时施行剖腹探查。

【治疗】

（一）复苏

肝外伤休克的发生率为15%～16%，因此严重肝外伤治疗的首要步骤是积极复苏。

1. 补液　是治疗严重肝外伤的重要措施之一，给乳酸盐林格液，经中心静脉或大的肢体静脉输入，因肝外伤可合并下腔静脉损伤，故输液通道以选择上肢静脉为好。由于低温不利于凝血，手术室需准备温箱，使液体升温至 40℃后输入，待血型确定后再输入全血。

2. 输血 是治疗肝外伤出血休克的重要措施，由于紧急补血量大，一般常用库存血，但可以引起输血有关凝血病，可给予成分输血或间断给予新鲜冰血浆，监测凝血酶原时间和凝血活酶时间，使之维持在正常范围。

3. 急诊剖胸阻断降主动脉术 早在十多年前已被大力推广应用，开始用于胸部贯通伤的临危病例，后逐渐扩大应用于出血性腹部外伤、严重肝外伤大量失血。此种术式对于抢救因大血管出血处于垂危状态的病例是合理的：①使有限的血容量再分配至上半身，改善心脏和脑的灌注；②减少进行性失血；③提供无血的手术野，易于显露腹部出血的血管。

（二）手术治疗

严重的肝外伤必须施行手术治疗，抢救肝外伤的基本原则：加强复苏；立即手术止血；清除失去活力的组织；积液、积血和胆汁的通畅引流；术后的支持处理。其核心是手术。

1. 切口选择 手术切口最好能避开开放伤口，另作切口进入腹腔，以保证伤口一期愈合。一般多采用右上腹旁正中或上腹部正中切口，为便于处理右肝损伤，可作经右侧第 7 或第 8 肋间的胸腹联合切口。上腹部正中切口：可以直接向盆腔延长，亦可向上延长，必要时沿胸骨中线劈开胸骨，可以更好地显露膈上及肝后腔静脉等。

2. 手术处理

（1）探查：开腹后首先吸尽腹腔内积血和胆汁，找到出血来源，必要时剪开镰状韧带、三角韧带甚至冠状韧带。在未判明肝伤口前，切忌牵拉或翻动肝脏，否则可使填压在下腔静脉或肝静脉撕裂伤口上的凝血块脱落或因翻动暴力撕大裂口，导致难以控制的大出血。手术时若肝创面已无出血，仍应探查裂口，因在这些裂口中可能有肝组织碎块、血凝块、深部活动性出血或胆管的损伤，若不处理，就可能发生严重的术后并发症。另外裂口周围有些肝组织是否已无血供，也需将裂口敞开才能查清。发现有活动性出血时，可以借助吸引器寻找出血血管，钳夹或缝合止血。如视野不清，可用纱布垫压迫暂时止血或暂时迅速阻断肝门，使手术野清晰以利探查。如阻断肝门后出血仍不能停止，要考虑有肝静脉或腔静脉的损伤，且病人濒危于休克状态，应急速地阻断上腹腹主动脉（腹腔动脉平面以上）。如见有大量静脉出血应阻断下腔静脉，准备进行全肝血流阻断后血管修补或肝切除术。

（2）伤缘整齐的浅刺伤、切伤或浅裂伤：已不出血者仅放置引流即可。如有活动性出血，用单纯间断缝合或间断褥式缝合将伤口闭合止血，对于一般较浅的肝损伤，均能达到止血目的。

（3）深裂伤：伤口深度在 3cm 以上者称为深裂伤，此深度常累及 Glisson 系统管道的三级分支。单纯缝合常不能奏效，缝合后表面看似出血停止，但深部常遗有死腔，极易继发性聚积血液、胆汁，术后可能并发感染和胆汁血症。如果腔内有较大的血管和胆管断裂而未处理，血液经死腔进入胆道，便可在临床上发生常见的周期性胆源性消化道出血，给术后的治疗造成极大的困难。深裂伤应在暂时阻断肝门控制出血的情况下，消除失活的肝组织及凝血块，敞开伤口，在直视下将较大血管、胆管一一结扎止血。然后再将伤口对口缝合，为了消灭死腔和压迫小血管的出血，伤口内可用带蒂的大网膜松松地填塞固定；我们更多推荐的是伤口边缘可用褥式或间断方式缝合，伤口敞开，不必对合，腔内放置橡皮管引流，可防止死腔的形成或减少感染发生。如直接止血困难，尤其在较大的星芒状裂伤病例，可试行阻断肝动脉，如能控制出血，则可结扎相应的肝固有动脉或其分支（左、右肝动脉），达到止血目的，再以带蒂大网膜松松地填塞或将肝伤口分边缝合。

对于低血压的病例，肝动脉结扎可引起肝灌注减少，导致肝缺血，产生肝坏死或脓毒症。因此不少人并不支持肝动脉结扎术，近年来热衷此手术者已减少。但是对中心型肝破裂和深部穿通性伤，一般止血方法效果不好时，仍可考虑选用选择性肝动脉结扎术。

暂时阻断肝门法即阻断肝门来控制肝实质的大出血，在肝损伤手术处理中有很大的实用价值。

阻断肝门可以作为一种寻找出血来源的方法，又可作为在控制肝实质出血下进行无血手术操作的有效措施，目前也广泛用于一般性肝切除手术，阻断肝门最简单的方法是以示指、拇指压迫，也可用导尿管、止血带或腔静脉钳阻断。常温下，阻断肝门时间 15～30min 是安全的。究竟阻断多长时间是安全的目前还不清楚。有的认为其安全期可达 1h 以上。但值得一提的是，有不同程度肝硬化病变者，则需根据情况而定。

（4）隧道状贯通伤：这种损伤的处理，构成外科的特殊问题，入口或出口常位于肝脏的后面、上面或裸区。首先要显露出口、入口。小口径的枪弹道损害较小，手术时出血多或有少量血液、胆汁渗出，除出口处明显的失活肝组织应切除止血外，弹道内无须清创，用吸引器吸去陈旧血块及胆汁后，如无大出血或胆汁溢出即证明未伤及大血管及胆道，只需在弹道两端（出、入口）各放入引流管，充分引流，在肝周再加引流即可。如出血不止，且血管较多，应打开死腔或隧道进行直视下止血或结扎相应的血管，或行肝叶切除术。总之隧道状贯通伤以引流为原则，不得填塞或行表浅缝合，以免遗留死腔，增加术后出现并发症的机会。

（5）肝断裂伤或粉碎性肝挫裂伤：这种肝损伤在临床上并不少见，肝损伤后常因巨大裂口，所剩肝连接部并不多，宜作肝切除，但必须明确切除的目的是止血或去除失活的肝组织，切面无须到达正常的肝组织。因而常采取非典型肝叶切除术，严格地说应该称为清创切除术，即切除失活组织，止血，通畅引流。

此类肝损伤伤员，在外伤、失血、休克的沉重打击下，机体状态常较差，难以承受较大手术负担，因此手术尽量避免再次大的创伤，采取克制性手术，只要求达到清创切除术的目的即可。事实上，有些肝叶切除术完全可以肝动脉结扎来代替，然后进行清创处理，包括肝叶切除、充分引流肝周区等。

（6）肝包膜下血肿：肝包膜下小的血肿虽然可以吸收，但也有扩大或破裂出血的危险，而且如不切开，难以估计肝实质的损伤程度和范围，所以，肝包膜下血肿不论大小，均应切开，表浅者用温盐水纱布垫压迫后，渗血可止，难以压迫止血的创面，可用电凝止血，表浅出血一般效果较好；深部裂伤，可按肝深裂伤处理，首先清除失活组织，在直视下结扎止血，缝合创面或创面直接引流。

（7）中心型肝破裂：剖腹后可见肝脏局部凸起或一叶、一段肿大变形，常合并包膜下血肿，借穿刺造影或术中 B 超证实诊断，如有死腔存在或肿大变形仍在发展等，应切开探查，在直视下止血，缝合血管和胆管后以带蒂大网膜充填或敞开后置橡皮管引流。如止血困难，可行肝动脉结扎，仍不能止血时，有必要作肝切除术。

（8）肝门损伤：肝门的肝动脉、门静脉撕裂伤常出现威胁生命的大出血，切开腹膜后即有大量血液及凝血块涌出，往往在尚未弄清情况前，伤员情况已迅速恶化。在此情况下应停止一切程序性腹内操作，迅速用左手经肝下小网膜孔控制肝十二指肠韧带阻断血流，吸尽腹腔内积血后可用静脉钳、导尿管或止血带阻断，阻断时间不超过 20min，间歇 2～3min，重复阻断，加速输血，待伤员情况好转后判明损伤部位进行处理。如为肝动脉出血，可直接结扎；如为门静脉出血，尽可能予以修补、血管移植或肠系膜上静脉-门静脉吻合。肝外胆管损伤，一般性裂伤可置入 T 形管引流，缝合后经 T 形管注水检查其他损伤遗漏的胆管。断裂伤时可作胆肠吻合术，重建胆汁的正常排泄出路。

（9）肝静脉和肝后腔静脉撕裂伤：肝静脉和肝后腔静脉损伤可引起致命的出血，这些大静脉壁薄，且被肝组织包绕，止血和修补均很困难，肝外伤伴下腔静脉损伤的死亡率高达 60%～100%。

这些大血管损伤诊断并不困难，当阻断肝门时，若大出血仍持续不止，应考虑到腔静脉或肝静脉的创伤。近年来人们采用肝后腔静脉气囊分流术：先用纱布填塞压迫出血处，阻断肝门，迅速游离右半结肠、十二指肠及胰头，向内侧牵拉，显露并游离出肾静脉以上的下腔静脉，在该处置止血带，在两条止血带间纵行切开下腔静脉，将预备好的顶端有 30ml 气囊的硅化分流塑料导管沿切口向上插入下腔静脉，顶端置于膈上，气囊内充气或注入生理盐水 30ml 以阻断下腔静脉近心端和压迫附近破裂肝静脉，末端置入下腔静脉内远心端，收紧止血带，至此，即阻断了全部肝血流，身体下半部的静脉血经腔静脉内的分流管回流入右心。也可以经大隐-股静脉插气囊导管至肝后腔静脉，导管（24 Fr）内径 4.8mm，外径 7.9mm，经动物实验证明，此种方法右心房排出量仅减少 30%，气囊导管法是有效的。但此类操作复杂，耗时久，出血多，患者难以忍受。有人仍主张采用清创后填塞法，待患者情况稳定后，再改用腔静脉钳钳夹出血处，然后修补损伤血管。

（10）填塞止血法：因纱布填塞止血违反外科清创引流原则，虽可达到暂时止血目的，但因纱布容易与创面肉芽组织交织，取出时易出血，取出后遗留下来的空腔，又是积液储脓的死腔。填塞的过程及凝血块硬化可导致周围组织压迫坏死，造成胆瘘、感染及再出血等，故受到许多学者的反对。但临床上至今仍因有些难以止住的出血用纱布填塞治疗取得较满意的效果。我们提出下列情况适用填塞疗法：①肝切开或选择性肝动脉结扎后有渗血；②肝叶切除后有渗血；③广泛性肝包膜下血肿；④广泛性双叶肝损伤；⑤医生的肝手术技能水平低及医院的设备条件差。

（11）肝外胆道减压引流术：严重肝损伤破裂时采用肝外胆管减压术，如胆总管 T 形管引流或胆囊造瘘术，作为手术处理中的一项原则，以防止胆瘘、胆汁性腹膜炎和继发性的延迟性出血。其理由是肝组织清创时只能将主要的胆管结扎，术后咳嗽、呕吐或使用止痛剂如吗啡等均能引起 Oddi 括约肌痉挛，使胆道内压力增高，可使未结扎小胆管胆汁溢出，形成胆汁性腹膜炎、胆瘘等。同时还可以通过 T 形管注水（用肠钳阻断胆管远端）检查肝创面有无遗漏未结扎的胆管，可以防止术后胆瘘或胆道出血等严重并发症。而 T 形管也可作为日后了解肝胆内部情况的一个造影检查途径。特别是上面提及的肝外伤对口缝合后，最严重并发症是术后胆道出血。主要是创面较大的胆管未结扎，对口缝合后又形成死腔，血块堵塞的血管因血块液化再次出血流入死腔经过漏扎的胆管进入消化道，形成周期性出血，因此经 T 形管加压注水检查创面胆管是一种有效的方法。

（12）引流问题：在大量的临床病例中我们发现除表浅的轻度肝外伤缝合后无明显渗血者无须放置引流外，一般重度肝破裂均需闭式引流。肝损伤放置腹腔引流是肝损伤手术处理死亡率明显降低的重要因素之一，可以减少渗出血液、胆汁在腹腔内聚积所致的感染，可以减少死腔的形成。引流管以橡皮胶管为宜。引流管在术后 3～4d 无渗出物时拔出。

（13）肝损伤的术后处理：除周围性肝浅表裂伤外，肝深部裂伤、断裂伤、广泛肝挫伤而行广泛的清创切除术，肝动脉结扎术，肝叶切除术或纱布、大网膜填塞术后，都有不同程度的代谢紊乱和肝功能损伤，凝血机制也会出现不同程度的障碍。这些与创伤程度、肝切除范围、失血量多少、休克时间长短和术后并发症有直接关系。

代谢紊乱在术后 5～7d 内最严重，一般在 3 周后才基本恢复。因而术后 5～7d 内应积极进行护肝治疗，防止出血、休克、感染、肠麻痹和肝衰竭。每天给予 200～250g 葡萄糖，即由静脉输入 10%葡萄糖溶液 2000ml 和 5%葡萄糖盐水 500ml，每 1000ml 液体中加入维生素 C 1g，每日肌内注射维生素 K 10～15mg 和维生素 B_1 100mg，给予广谱抗生素防治感染，持续胃肠减压，减轻腹胀，密切观察引流中有无血液、胆汁。必要时补充血浆白蛋白、血浆或鲜血，有利于肝功能恢复，注意水、电解质平衡，尤其要防止低血钾。术后尽量避免给予有损肝脏的药物。对有出血倾向或渗血严重伤员，除术中创面仔细止血和及时输血外，术后要给予大量维生素 K 和止血药物，必要时可输新鲜血和纤维蛋白原，以增加凝血作用。对有肝昏迷早期症状的伤员，应给予谷氨酸钠、谷氨酸钾或精氨酸并控制蛋白的入量。肝动脉结扎及肝叶切除患者术后要持续给氧。

四、细菌性肝脓肿

细菌性肝脓肿常指由化脓性细菌引起的感染，故亦称为化脓性肝脓肿。肝脏由于接受来自肝动脉和门静脉的双重供血，并通过胆道与肠道相通，故发生感染的机会很多。但由于肝脏有丰富的血液供应和网状内皮系统强大的吞噬作用，因而细菌性肝脓肿并不经常发生。

【病因】

引起细菌性肝脓肿最常见的菌种是大肠杆菌和葡萄球菌，混合感染次之，链球菌、产气杆菌少见，偶有厌氧菌感染。胆管源性者及经门静脉播散者以大肠杆菌最多见，其次为厌氧性链球菌。经肝动脉播散，以葡萄球菌尤其是金黄色葡萄球菌为常见。

细菌性肝脓肿是一种继发性病变。病原菌可由下列途径进入肝脏：

1. 胆道系统　这是目前最主要的入侵途径，也是细菌性肝脓肿最常见的原因。胆囊炎、胆管炎、胆管结石、胆管狭窄、胆管扩张或肿瘤阻塞、蛔虫、华支睾吸虫等所致的梗阻，化脓性炎症均可引起上行性感染，形成肝脓肿。

2. 门静脉系统　坏疽性阑尾炎、痔核感染、胰腺脓肿、肠炎、脐部感染及化脓性盆腔炎等可引起门静脉炎、脱落的脓毒性栓子进入肝脏，形成肝脓肿。但由于外科诊疗技术的发展和抗生素的临床应用，这种途径的感染已大大减少。

3. 肝动脉　机体内任何部位的化脓性疾病，如急性上呼吸道感染、亚急性细菌性心内膜炎、骨髓炎和痈等，病原菌均可由肝动脉进入肝脏，因机体的抵抗力下降，细菌在肝内繁殖形成多发性肝脓肿。

4. 腹内脏器感染的直接蔓延　如化脓性胆囊炎、急性胃十二指肠穿孔、膈下脓肿、肾周围脓肿等，病原菌可经淋巴系统侵袭肝脏。

5. 外伤后继发感染　尤其是开放性肝损伤时，细菌直接进入肝脏发生脓肿，闭合性损伤时肝内血肿容易导致内源性细菌感染，若有胆管断裂则感染的机会更多。

【临床表现】

细菌性肝脓肿表现为急性炎症过程，但临床表现常被原发疾病的症状所掩盖。由于肝脏的血运丰富，一旦发生化脓性感染，大量毒素进入血液循环，引起全身脓毒症反应。主要表现为寒战、高热，体温在38～40℃，脉率快，伴大量出汗，肝区疼痛是肝被膜呈急性膨胀和炎症刺激的结果。同时由于脓毒症反应病人有乏力、食欲缺乏、恶心和呕吐等症状。检查时常有肝大，肝区压痛。并发于胆道梗阻的病人，常有黄疸。其他原因的细菌性肝脓肿，一旦出现黄疸，表示病情严重，预后不良。

【诊断】

1. 实验室检查　白细胞计数明显升高，有核左移现象或毒性颗粒出现。谷丙转氨酶、碱性磷酸酶升高。肝功能也可出现异常。

2. X 线检查　可见肝脏阴影增大，右侧膈肌升高，活动受限，肋膈角模糊或胸腔有少量积液。

3. B 超检查　在临床上有重要的诊断价值，常可明确脓肿的大小、部位，单发还是多发，结合临床表现常是诊断肝脓肿的重要依据。当然还有 CT、MRI 等检查方式，但无 B 超简单、方便、安全和非介入性。细菌性肝脓肿应与阿米巴肝脓肿、肝癌、右膈下脓肿等相鉴别。结合病史、体征、临床表现和各种检查鉴别一般并不困难。

【治疗】

细菌性肝脓肿为一继发性疾病，如能早期确诊，早期治疗原发病灶和加强术后处理，这种疾病是可以预防的。早期肝脏感染，若及时给予大量抗生素，加强支持疗法，及时治疗原发病灶，常可防止肝脓肿形成。

1. 一般治疗　对于急性期肝脏感染，脓肿尚未形成或为多发性小脓肿，宜采取非手术疗法，即积极治疗原发病灶，同时使用大量抗生素和全身支持疗法，控制感染，积极补液，纠正水、电解质紊乱，给予多量维生素，多次小量输血、血浆纠正低蛋白血症，改善肝功能，增强机体抵抗力。

2. 手术治疗　脓肿切开引流是治疗脓肿的基本原则，如果脓肿形成，在一般治疗的同时，应积极进行脓肿切开引流术，常用的手术途径有以下几种。

（1）经腹腔切开引流：此种方法最常用，引流充分而有效，同时还可以探查原发的病灶并进行处理。对化脓性胆管炎病人，同时可作胆总管引流。

（2）腹膜外脓肿切开引流：位于肝右叶的前侧和左外叶的肝脓肿，与前腹膜紧密粘连，可采取前侧腹膜外进路引流脓液，以减少对腹腔的污染。

（3）后侧脓肿切开引流：位于肝右叶膈顶部或后侧的脓肿，可采用后侧腹膜外脓肿切开引流。病人取左侧卧位，左侧腰部垫一砂袋。沿右侧第12肋稍偏外侧作一切口，切除一段肋骨，在第1腰椎棘突水平的肋骨床作一横切口，显露膈肌，用手指沿膈后脂肪囊向上分离，显露肾上极与肝下面的腹膜后间隙直达脓肿。用穿刺针向手指方向刺入脓腔，抽得脓液后，用血管钳顺穿刺方向插入脓腔，排尽脓液，再用手指扩大引流，冲洗后，置入双腔负压引流管，再缝合伤口。对于慢性壁厚的肝脓肿，引流后脓壁不塌陷，长期留有死腔者；肝内一叶一段胆管结石反复感染致肝组织已严重毁损无功能者，可考虑作肝叶切除术。

五、阿米巴性肝脓肿

阿米巴性肝脓肿是肠阿米巴病最多见的并发症。其主要并发症为不规则长期发热，肝大并肝区疼痛，全身逐渐消耗和消瘦等。

【病因】

阿米巴性肝脓肿是由溶组织阿米巴所引起的。有的在阿米巴痢疾期形成，有的发生于阿米巴痢疾之后数周或数月，也有长达20～30年者。被阿米巴包囊污染的食物等经胃液消化，原虫在肠内释放并大量繁殖，侵犯结肠黏膜形成溃疡，常见于盲肠、升结肠等处，少数侵犯乙状结肠和直肠。

寄生于结肠黏膜的阿米巴原虫，分泌溶组织酶，消化溶解肠壁上的小静脉后，原虫侵入静脉，随门静脉血流进入肝脏。原虫也可以穿过肠壁直接侵入肝脏，或经淋巴管到达肝内，一小部分存活原虫在肝内繁殖，引起肝组织充血炎症，继而原虫阻塞门静脉末梢，造成肝组织局部缺血坏死，又因原虫产生溶组织酶，破坏静脉壁，溶解肝组织而形成脓肿。

【病理】

阿米巴性肝脓肿多为单发，脓腔多较大。脓肿分三层，外层早期为炎性肝细胞，随后有纤维组织增生形成纤维膜；中间层为间质；内层中央为脓液。脓液内充满溶解和坏死的肝细胞碎片和血细胞，典型的阿米巴性肝脓肿呈果酱色，较黏稠，无臭，一般是无菌的。阿米巴滋养体在脓液中很难找到，但在脓肿壁上常能找到阿米巴滋养体。

【临床表现】

本病的发展过程一般比较缓慢，急性阿米巴肝炎期较短暂，继之为较长时间的慢性期。主要为发热、肝区疼痛及肝大。体温多持续在38～39℃，常为弛张热或间歇热，在肝脓肿后期，体温可正常或低热。如继发细菌感染，体温可达40℃以上，伴有畏寒、多汗、食欲缺乏、腹胀、恶心、呕吐，甚至腹泻、痢疾等症状。病人伴体重减轻，衰弱乏力、消瘦、贫血等亦常见，10%～15%出现轻度黄疸。

肝区有明显叩击痛，较大的右肝脓肿可出现右下胸部膨隆，肋间饱满，局部皮肤水肿与压痛，肋间隙增宽，肝右下脓肿时可见右上腹膨隆，有压痛，右上腹肌紧张或扪及包块。少数病人可出现胸腔积液。

【诊断】

对有长期不规则发热，出汗，食欲不佳，体质虚弱，贫血，肝区疼痛，肝大，有压痛或叩击痛，特别是伴有痢疾病史者，应疑为阿米巴性肝脓肿。当然缺乏痢疾病史，也不能排除本病的可能性。下列几点对确诊具有重要意义：

1. 新鲜大便反复检查，寻找阿米巴包囊或滋养体。

2. 乙状结肠镜检查 发现结肠黏膜有特征性凹凸不平的坏死性溃疡，或愈合后的瘢痕，自溃疡面取材，可能找到阿米巴滋养体。

3. 肝脏 B 超检查 发现不均质的液性暗区，与周围肝组织分界清楚。

4. 超声定位肝穿刺 吸得典型的果酱色无臭脓液，有重要诊断价值。

5. 血液检查 白细胞计数增高，肝功能可正常，偶见谷丙转氨酶、碱性磷酸酶轻度升高，少数病人胆红素可增高。

6. 血清学检查 间接血凝法较灵敏，阳性率可达 90% 以上，故对阿米巴性肝脓肿的诊断有一定价值。

7. 诊断性治疗 经上述检查高度怀疑本病者，可试用抗阿米巴药物治疗，如治疗后临床症状、体征迅速改善，则可确诊。

【治疗】

阿米巴性肝脓肿病程长，消耗大，病人全身情况差，常有贫血和营养不良，在治疗上应给予高碳水化合物、高蛋白、高维生素和低脂肪饮食，纠正贫血，同时给予抗生素治疗，最重要的是应用抗阿米巴药物治疗，并结合穿刺抽脓，必要时采用外科治疗。

1. 药物治疗 甲硝唑对肠道阿米巴病及肠外阿米巴原虫有较强的杀灭作用。对阿米巴性肝脓肿和肝炎均有效。毒性小，疗效高，成人每次 400~800mg，每日 3 次，连服 5~7d 为一疗程。儿童每日 50mg/kg 体重，分 3 次服，连服 7d。疗效可达 96%。服药期间应禁忌饮酒，偶有恶心、腹痛、皮炎、头昏及心慌，无须特殊处理。

氯喹本品对阿米巴滋养体有杀灭作用。口服后肝内浓度较高，排泄也慢，毒性小，疗效高。成人每次口服 0.5g，每日 2 次，2d 后改为 0.25g，每日 2 次，14~20d 为一疗程。偶有胃肠道反应，头昏，皮肤瘙痒。

盐酸依米丁对阿米巴性肝脓肿有良好效果。盐酸依米丁对阿米巴滋养体有较强的杀灭作用。成人每日 0.06g，肌内注射，6~10d 为一疗程，总剂量不超过 0.6g。必要时，可重复应用，但需隔 30d。本品毒性大，可引起心肌损害、血压下降、心律失常等。此外还有胃肠道反应、肌无力、神经闪痛及呼吸肌麻痹等。由于该药毒性大，目前多用甲硝唑或氯喹。

2. 穿刺抽脓 对脓腔较大，积脓较多，或病情较重者，应在抗阿米巴药物治疗下进行穿刺排脓。穿刺次数视脓量而定，一般在脓液转为稀薄，且不易抽得，超声检查脓腔很小，体温降至正常时可停止穿刺。

六、肝 结 核

肝结核是一种继发性疾病，常继发于体内其他脏器的结核。肝结核因缺乏较典型的临床症状和特异性的检查技术，常常在手术中或尸检时发现和证实。术前常诊断为肝占位性病变，影像诊断难以与其他肝实质性占位性病变相鉴别。常误诊为肝癌。

【病因】

本病主要继发于肺、肠道或其他部位结核，经肝动脉、门静脉等播散到肝脏。有时原发病灶深在、较小或已痊愈，往往不易发现。此外，还可通过淋巴系统或从肝邻近器官结核病灶侵入肝脏。

【病理】

肝结核按发病部位可分为两类：

1. 肝浆膜结核 又称结核性浆膜炎，即肝脏包膜被结核杆菌浸润，呈广泛肥厚性改变，形成所谓"糖皮肝"；或肝包膜上发生粟粒性病灶。

2. 肝实质结核

（1）肝脏粟粒性结核：此型最多见，为全身血行播散性粟粒性结核的一部分，病变为小而孤立的灰色结节，散布于全肝。其病理特点是含有明显的多核巨细胞，外周有淋巴细胞浸润。

（2）肝结核瘤：当粟粒性结核融合成单个或多个结节时，称肝结核瘤，临床上少见，肝结核瘤中心为干酪样坏死，色黄，类脂质增多，状如奶酪。镜下组织细胞先呈浑浊肿胀，继而细胞质发生脂肪变性，细胞核溶解碎裂，直到组织完全坏死。病灶周围逐渐出现肉芽组织，形成纤维包围。在一定条件下可发生软化和液化，形成结核性肝脓肿。

（3）肝内胆管结核：是肝结核病中最少见的一种，主要患者是儿童，其来源可能是结核性肝脓肿破入胆道所致。病变为局限性，也可沿胆管播散。

【临床表现】

肝结核临床表现仍为一般结核感染的常见表现，如畏寒、发热、夜间盗汗、乏力、纳差等，肝脏肿大同时伴肝区疼痛，在肿大的肝上可触及结节性肿块，有压痛，少数病人可出现黄疸。此外，还有原发结核病灶症状和体征。

【诊断】

肝结核常无特殊症状和体征，临床上诊断比较困难，因此本病只有通过详细了解病史，反复分析症状和体征，结合寻找身体其他部位的结核病灶，再结合实验室检查和一些特殊检查的资料，加以综合分析，才能作出判断。最终诊断常依赖于病理切片检查的结果。

【治疗】

肝结核的治疗一般以内科治疗为主，供给高蛋白、高碳水化合物、高维生素、低脂肪饮食，在提高机体抵抗力支持疗法的基础上给予抗结核药物。常用的抗结核药物有链霉素、异烟肼、乙胺丁醇、利福平等。

结核瘤引起的肝占位性病变，如病变局限于肝的一叶或一段，而无全身其他器官性结核病（如肺结核），肝功能良好，可考虑剖腹探查，作肝叶或段切除术，同时进行抗结核治疗，防止结核菌扩散和复发。

七、肝血管瘤

肝血管瘤是一种较为常见的肝脏良性肿瘤。较其他内脏血管瘤多见，疾病可以发生在任何年龄，但临床上绝大多数发生在成人。血管瘤可以单发或多发，无蒂或有蒂，多见于肝表面。小的血管瘤如针尖大小，有的如红枣、核桃大，大的可似胎儿头大，严重者可占据整个肝脏甚至向腹腔膨出。小者不产生任何临床症状。肝血管瘤的组织发生，多认为起源于肝内的胚胎性血管错构芽，由于某种因素作用，引起肿瘤样增生而形成。

【病理】

肝血管瘤一般单发，仅 10%的病例为多发。绝大多数病例肿瘤直径小于 4cm，但也常见较大的肿瘤。病变可以发生在肝脏的任何部位，有时会长在包膜表面。从表面看来病变为红色或紫色斑块，而肿瘤切面呈海绵状，组织相对较少，并有大量暗红色静脉血。血管瘤有时出现退行性变。时间较长的血管瘤中可见新鲜的或陈旧的血栓或瘢痕组织，偶尔还可见钙化灶。这种退行性变发展到最后，血管瘤形似纤维瘢痕，亦即"硬化性血管瘤"，有些甚至完全钙化。

显微镜下观察，海绵状血管瘤由衬有扁平内皮细胞的大小不等的血管腔构成。病灶常为孤立肿块，同周围肝组织界线清楚可分。当然偶尔发现的肿瘤中有胆管或局灶性肝实质陷入。

【临床表现】

1. 肝血管瘤发展缓慢，病程可达数年至数十年之久。直径小于 4cm 的血管瘤很少在临床上表现出症状。直径 4cm 或更大的血管瘤患者中约 40%可有主诉症状。多数人因作 B 超检查或因其他疾病作腹部手术时偶然发现。当肿瘤逐渐增大后，主要表现为肝大或压迫胃肠道邻近器官，引起上腹部不适、腹胀、腹痛、食欲减退、恶心、嗳气等症状。较大的肝血管瘤，随着血管瘤的增长可表现为腹围增大、腹块和肝大。如肿瘤破裂则出现失血性休克或急腹症症状，也有的在肝内形成静脉瘘。

2. 肝血管瘤最危险的并发症是血管瘤破裂。婴幼儿自发性破裂较多见，因此，对新生儿肝血管瘤确诊后，应尽早治疗。

3. 有些病人，尤其是肝血管瘤较大的病人，可以出现消耗性凝血病、血小板减少症、低纤维蛋白原血症之类的并发症，引起出血及溶血而死亡。也有因回心血量增多、心脏负担加重，导致心力衰竭死亡。

【诊断】

以往对较小的肝血管瘤的诊断比较困难，目前由于影像诊断技术的发展，普查及体检病人数量增多，使其发现率较以往大大提高，特别对较大的肝血管瘤，通过临床表现、B 型超声、肝动脉造影、CT 或放射性核素肝血池扫描或 MRI 等，同时结合 AFP 的检查结果分析，一般不难作出正确诊断。

本病临床表现特点：

1. 肿瘤生长缓慢，病程长，对全身影响小，早期无任何症状，随着肝血管瘤长大，可出现腹块、上腹胀痛、嗳气、肝区轻度隐痛等症状。

2. 腹块的特点是表面光滑，质地中等硬度或柔软，有弹性感、可压缩，无明显压痛，肿块与肝脏相连，可随呼吸上下移动。肝功能多正常。部分病人可出现贫血、血细胞和血小板减少，特别是巨大肝血管瘤，临床上常会出现凝血功能障碍的症状和体征。

【治疗】

1. 肝血管瘤的治疗取决于肝血管瘤的大小、多少、部位、病理变化及生长速度，对于血管瘤直径小于 3cm、生长缓慢、无临床症状者，可追踪观察。

2. 对于血管瘤直径大于 4cm，同时伴有临床症状、生长速度快者，可根据病人情况选择适当的方法进行治疗。

3. 单发性肝血管瘤，或病变局限于一侧者，作一叶或半肝切除；病变范围已超过半肝，余肝明显代偿增大，无肝硬化，肝功能正常，全身情况良好者，可作肝三叶切除。

4. 对多发性肝血管瘤或病变范围极大，或已侵犯大部肝组织，无法手术切除者，可作肝动脉结扎，根据病变范围可作肝左动脉或肝右动脉或肝固有动脉结扎，经结扎后肿瘤可变软缩小，特别对囊状血管瘤疗效更满意。对于小的多发性肝血管瘤，术中可采用贯穿缝扎法，较切除简单，效果良好。

5. 目前临床上常同时采用经股动脉插管至肝血管超选择性动脉栓塞治疗肝血管瘤。对于难以切除的侵犯广泛或侵犯肝门部的肿瘤，为取得较满意的效果，也可以在肝动脉结扎或肝动脉栓塞术后，待肿瘤缩小，再进行二期手术治疗。

八、肝　囊　肿

肝囊肿是一种比较常见的肝脏良性疾病。它可分为寄生虫性肝囊肿和非寄生虫性肝囊肿。前者以肝包虫病为多见；后者又可分为先天性、创伤性、炎症性和肿瘤性肝囊肿，其中以先天性肝囊肿最常见，通常所指的肝囊肿就是先天性肝囊肿。由于近年来影像诊断技术的发展和普及，肝囊肿在临床上并不少见。

也有人将先天性肝囊肿称为真性囊肿；创伤性、炎症性和肿瘤性肝囊肿称为假性囊肿。

【病因】

先天性肝囊肿的病因尚不清楚。一般认为起源于肝内迷走的胆管，或因肝内胆管和淋巴管在胚胎期的发育障碍所致。也有人认为可能为胎儿患胆管炎，肝内小胆管闭塞，近端小胆管逐渐呈囊性扩大；或因肝内胆管变性后，局部增生阻塞所致。

【病理】

肝囊肿一般是多发性的，单发性少见，小的直径数毫米，大的可占据整个肝叶，有的囊液可达 10 000ml 以上。囊肿呈圆形或卵圆形，多数为单房性，也有的呈多房性，有时还有蒂。囊肿有完整的包膜，表面呈乳白色，也有的呈灰蓝色，囊壁厚薄不一，内层为柱状上皮细胞，外层为纤维组织，被覆较大的胆管血管束。囊液清亮透明，或染有胆汁，如囊内出血时，囊液可呈咖啡色。囊液呈中性或碱性，含有少量蛋白、胆固醇、红细胞、胆红素、酪氨酸和胆汁等。多发性肝囊肿很少引起门静脉高压和食管静脉曲张，但可合并胆管狭窄、胆管炎和肝炎。

【诊断】

（一）临床表现

先天性肝囊肿生长缓慢，小的囊肿可无任何症状，临床上多数是在体检时经 B 超检查发现，当囊肿增大到一定程度时，可因压迫邻近脏器而出现症状，常见有食后饱胀、恶心、呕吐、右上腹不适和隐痛等。少数可因囊肿破裂或囊内出血而出现急腹症。若带蒂囊肿扭转时，可出现突然右上腹绞痛。如囊内发生感染，则病人往往有畏寒、发热、白细胞增多等。体检时右上腹可触及肿块和肝大，肿块随呼吸上下移动，表面光滑，有囊性感，无明显压痛。

（二）辅助检查

对于诊断肝囊肿，B 超是首选的检查方法，经济可靠且无侵入性。放射性核素肝扫描能显示肝区占位性病变，边界光整，对囊肿定位诊断有价值。CT 检查可发现 1～2cm 的肝囊肿，可帮助临床医师准确定位病变，尤其是对多发性囊肿分布状态的定位，有利于治疗。在发现多发性肝囊肿的同时，还要注意肾、肺以及其他脏器有无囊肿或先天性畸形。

（三）鉴别诊断

在诊断巨大孤立性肝囊肿过程中，应注意与卵巢囊肿、肠系膜囊肿、肝包虫囊肿、胆囊积水、胰腺囊肿和肾囊肿相鉴别。只要考虑到了，一般很容易鉴别。同时还要注意与肝海绵状血管瘤、肝癌等相鉴别，临床上误诊者并不罕见。

【治疗】

对于小的肝囊肿而又无任何症状者，无须特殊治疗，但对大的而又出现压迫症状者，应给予适当治疗。肝囊肿的治疗方法包括囊肿穿刺抽液术、囊肿开窗术、囊肿切除术等。

1. 囊肿穿刺抽液术　在 B 超定位下进行经皮穿刺，进入肝囊肿内，尽量抽出囊液，此法只适用于表浅肝囊肿。临床上并不常采用，仅对一些巨大肝囊肿又不能耐受手术者应用。反复多次穿刺抽液应严格无菌操作，以免继发感染。

2. 囊肿开窗术　即在剖腹直视下将囊肿部分切除，吸尽囊液，切缘仔细止血后，囊腔开放。同济大学附属同济医院近年来应用腹腔镜进行囊肿开窗术取得较好的效果，大大减轻了病人的痛苦。开窗术适用于单纯性囊肿，疗效满意，术后不易复发，已成为目前治疗肝囊肿的主要手术方法。但囊腔与较大的胆管相通，囊液有多量胆汁者必须缝合胆管。对并发感染或囊内出血或染有胆汁时，术后需放置通畅引流，待囊腔缩小或塌陷萎瘪后，可拔出引流管。

3. 囊肿切除术　对囊壁坚厚的囊肿可行囊肿切除术。即使非带蒂的巨大肝囊肿，也并非一定要作肝叶切除。当吸尽排空囊内液体后，囊肿立即缩小，手术操作空间大，且囊肿壁与肝组织间有明确界线，易于剥除，并不多见大的胆管和血管穿入囊内。囊肿摘除手术一般并不困难，预后良好。多发性肝囊肿仅限于处理引起症状的大囊肿，可按单纯囊肿处理。

九、肝细胞腺瘤

肝细胞腺瘤为肝细胞良性增生，通常发生于正常肝脏内。在 1960 年引入口服避孕药之前该病极为罕见。化学类固醇激素避孕药问世以后，肝细胞腺瘤的报道越来越多，患者几乎无一例外的为口服避孕药的女性。有人研究认为，避孕药可促进肝细胞灶性坏死，结节增生，最后发展为肝细胞腺瘤。过去许多被称为"良性肝细胞瘤"或"微小变异性肝细胞瘤"的，实质上是指"肝细胞腺瘤"。

【病理】

肝细胞腺瘤一般为单发结节，偶尔可为多发病灶。大部分"多发性腺瘤"或"腺瘤病"实质上是结节性再生性增生。肝细胞腺瘤病灶呈球形，大部分直径为 5～15cm，但大的可达 30cm。许多腺瘤凸出于肝脏表面，并常有大血管走行。少数肿瘤有蒂。肿瘤切面与周围的肝脏边界清楚，通常无包膜。颜色为从黄色到鞣草绿色或棕色。肿瘤中常有坏死和出血。

镜下肝细胞腺瘤由良性肝细胞组成，排列成片状和条索状，无肝腺泡结构。肿瘤细胞与正常肝细胞大小相同或略大。胞核规则一致，核质比例正常，几乎看不到分裂象。肝窦常常受压，内壁覆盖扁平细胞。

超微结构显示，肝细胞腺瘤的肿瘤细胞与正常肝细胞相似，但细胞数目较少，结构也较简单。

【诊断】

肝细胞腺瘤发展慢，病程长，早期可无任何症状，既往多数病人在上腹部其他手术时偶然发现。近年来由于影像诊断学的普及，检出率较过去增高，尤其是广泛使用类固醇避孕药后，但是临床上常难与肝癌相鉴别。当肿瘤逐渐增大，压迫邻近器官时，可有明显症状，如上腹胀满不适、恶心、食欲减退或微隐痛等。肿瘤表面光滑、质硬，多无压痛。如发生瘤内出血，则可出现右上腹疼痛、贫血、黄疸和畏寒、发热、上腹痛、白细胞计数增高等。如腺瘤破裂出血，则会出现急腹症，严重者可发生休克。

术前诊断十分困难，在影像检查中常表现为肝占位性病变。但本病发展慢，病程长，自觉症状轻，病人全身情况好。AFP 反复检查阴性。再结合 CT、MRI 及血管造影等检查，可以作出初步的诊断。但有些病变常常需要做病理切片，甚至多次才能确诊。

【治疗】

凡经检查发现肝内有占位性病变，呈实质性或囊性感，拟诊为肝良性肿瘤者，不论其有无临床症状，均应争取及早手术治疗。因肝细胞腺瘤虽属良性肿瘤，但有破裂出血的危险。在个别病例还有癌变可能，有的术前还难以与肝癌相鉴别，因此一旦拟诊为肝细胞腺瘤，务必尽早剖腹探查，争取手术切除。对于近第一、二肝门者，不能将肿瘤完整切除时，也可作包膜内肿瘤切除，近期效果满意。但术后易复发。也可以对无法切除的腺瘤作肝动脉结扎术或加肝动脉栓塞术，对制止肿瘤生长，或防止肿瘤破裂出血有一定的作用。

对于一些与口服避孕药有密切关系的病例，要停止服用避孕药，常可使肿瘤缩小。

十、肝 错 构 瘤

肝错构瘤是一种极为罕见的肝脏先天性肿瘤样畸形，其病理特点是以肝细胞为主要成分，含有胆管、血管及结缔组织等排列混乱的正常肝组织。

【病理】

肿瘤常发生于肝包膜下，多为单发性，亦偶见多发性。肿瘤有时有蒂，其根部位于肝实质深处。肿瘤的切面呈棕灰色，可见大量的结缔组织，中心呈放射状排列。肿瘤与正常肝组织间的界线较清晰，肝细胞排列不规则，胞核呈团块状融合在一起，胆管上皮和血管多数都已纤维化。

【临床表现】

本病多见于儿童，早期无任何症状，当肿瘤发展至相当大时，可发现患儿腹部逐渐增大，上腹部可扪及坚硬的包块，无压痛。同时可因肿瘤压迫周围邻近脏器而出现恶心、呕吐、腹胀等症状。

【治疗】

手术切除是最好的治疗方法。肿瘤虽有假包膜，但与肝组织粘连较紧，故可将肿瘤连同部分肝组织或肝叶一并切除，预后良好。即使不能完全切除，留下部分瘤组织，亦很少有恶变现象。

十一、肝 畸 胎 瘤

肝畸胎瘤是一种极为少见的肝良性肿瘤。它由迷走而残留于肝内的原始胚胎细胞所发生，包括 2～3 种胚层，如皮肤、脑及外来多种组织，表现为腹块。

切面可见囊肿、骨、软骨及毛发等。显微镜下可见到各胚层的结构，囊壁为含有毛发的胚层，软骨的边缘由呼吸道上皮铺满。此外还有肌肉、骨、脑及神经细胞等成分。畸胎瘤虽然为一种良性肿瘤，但有恶变的可能。

本病多发于婴幼儿，发展缓慢，全身情况良好。主要症状是上腹部包块及肿块压迫邻近脏器所产生的恶心、呕吐、便秘及发绀等。肿块高低不平，软硬不一，X 线检查肿块上常有钙化斑点。

本病治疗的主要方法是手术切除。

十二、肝结节性再生性增生

该病可以发生于任何年龄的病人，且常与许多肝外的慢性疾病有关，尤其是骨髓增生性疾病、淋巴细胞增生性疾病和胶原-血管性疾病。

在西方国家，肝结节性再生性增生可能是引起非肝硬化性门静脉高压症的主要原因。和肝细胞腺瘤患者相似，一些结节性再生性增生的病人其肝脏结节可增大直至破裂，导致腹腔内出血。

肝结节性再生性增生病理特点是肝脏呈弥散性结节性改变，一般治疗疗效有限。

十三、肝局灶性结节性增生

该病发生于男女两性各个年龄组中，女性多于男性。少数病人有症状，通常自觉上腹部有包块、腹痛。少数病例有门静脉高压症，可出现病灶破裂和腹腔出血。

肝局灶性结节性增生常为孤立性结节，外观非常典型。病灶边界清晰但无包膜，肝表面出现脐状凹陷，黄褐色或浅棕色。镜下经病灶中心的切面几乎总能显示中央的星形瘢痕组织。大小不等的纤维间隔从中央瘢痕组织放射，纤维间有轻、中度炎症细胞浸润，以淋巴细胞为主。

少数有症状的肝局灶性结节性增生病人，可采取单纯切除病灶的方法治疗。在临床上影像检查常难以与肝恶性病变相鉴别，故常因肝实质性占位病变而剖腹探查。

第十三章　门静脉高压症

门静脉高压症（portal hypertension）是由于各种病因使肝脏门静脉系血流受阻，引起门脉系压力增高，临床上表现为肝脾大和脾功能亢进，腹水及食管-胃底静脉曲张和（或）呕血、黑便等症状。具有这些症状的疾病统称"门静脉高压症"。门静脉压力多高达 2.94～4.90kPa，当门静脉压力高于 3.43kPa 时，常可发生曲张静脉破裂大出血，若不予处理，死亡率高达 25%～70%。

【病因】

1. 肝内型　约占 95%，常见疾病有门脉性肝硬化（肝炎后及酒精性）、胆汁性肝硬化及血吸虫病肝纤维化等。

2. 肝外型　约占 5%，常见疾病有门脉主干血栓形成，门脉主干闭锁、狭窄或海绵窦样病变等。

【病理】

肝内型按病理形态不同可分为窦前阻塞和窦后阻塞，窦前阻塞到晚期，也可继发窦后阻塞，导致肝细胞营养不良和肝小叶萎缩。长江流域是多发区。窦后阻塞如肝炎后肝硬化，主要表现是肝小叶内纤维组织增生和肝细胞再生及假小叶形成。国内以肝炎后肝硬化常见，欧美以酒精性肝硬化为主。

【临床表现】

多数病人有慢性肝炎或血吸虫病史。有呕血或黑便、贫血等病史。体格检查有营养不良、贫血貌、蜘蛛痣、肝掌、腹壁静脉曲张、肝脾大、腹水及水肿等体征。

【实验室检查】

通过实验室检查一系列的结果，可以诊断肝硬化是否存在，并初步确定肝硬化是早期或中晚期，是否有慢性活动性肝炎存在，为手术提供参考资料。

实验室检查包括乙型肝炎三系（HBsAg、抗-HBs、HBeAg、抗-HBe、抗-HBc、抗-HBcIgM）、黄疸指数、胆红素、胆固醇、血清蛋白电泳、白蛋白、球蛋白、麝香草酚浊度、硫酸锌浊度、碱性磷酸酶、谷丙转氨酶（GPT）、谷草转氨酶（GOT）、血氨、血钾、血钠、血氯、血钙、血锌、血铜、血铁、甲胎蛋白（AFP）、血糖、尿素氮、肌酐、二氧化碳结合力、出凝血时间、血常规、血小板计数、凝血酶原时间、纤维蛋白原、糖耐量、磺溴酞钠（BSP）、吲哚氰绿（ICG）试验等。

【特殊检查】

1. X 线　平诊病人作 X 线钡餐检查显示食管-胃底静脉曲张的程度和累及范围，用来预测曲张静脉破裂出血的可能性，为非手术治疗还是手术治疗以及手术疗效评价或复发再出血的参考。一般将食管静脉曲张程度分为 3 度。

轻度：食管曲张静脉累及中下段，表现为黏膜皱襞增宽，略有凹凸不平或稍有迂曲。管腔边缘略不平整，可见多发性小凹陷或锯齿状边缘。钡剂通过顺利。

中度：食管曲张静脉累及中下段，静脉增粗迂曲而突入管腔内，正常平行黏膜消失，出现小的圆形或环状透亮区，串珠状或蚯蚓状充盈缺损，食管收缩欠佳，排空稍延迟。

重度：食管曲张静脉扩展到全食管，由于肌肉退化，食管明显扩张，不易收缩，腔内出现大小、形状不一的圆形、环状或囊状的充盈缺损，多数缺损相互衔接如蚀状或曲张影像。食管收缩明显减弱，钡餐排空延迟。

多数外科医生认为中度和重度食管静脉曲张者，可作预防性手术以降低出血率。

2. 超声检查　应用 B 超观察肝脏、脾脏的大小及病变的程度。彩色多普勒可观察肝内血管走行及分布，测量肝动脉、门静脉、脾静脉、肠系膜上静脉和胃左静脉的直径、血流速度及血流量，并了解门静脉有无血栓形成或海绵样病变以及脾静脉有无血栓等病变，为分流术提供参考依据。

3. 纤维内镜检查　可以了解病人是否有曲张静脉存在，以及静脉曲张的程度。

4. 血管造影　选择性经股动脉插管作腹腔动脉或肠系膜上动脉造影，如数字减影血管造影（digital substraction angiography，DSA）。通过计算机进行图像处理，使图像分辨率增强。能依次连续显示动脉相、毛细血管相和静脉相（门静脉、脾静脉、肠系膜上静脉和胃左静脉），并清楚地观察到造影剂在门静脉内流动的动态情况，对鉴别门静脉高压症的类型、明确出血部位及门静脉疾病的诊断和手术选择提供依据。

5. 三腔二囊管　急性上消化道大出血因血液循环不稳定，或无急诊纤维胃镜检查经验，应用简单的三腔二囊管压迫食管胃底出血停止，食管抽吸液中无新鲜血液，基本确定为食管-胃底曲张静脉破裂出血。气囊填塞法既作暂时止血措施，又是简单的鉴别方法。

【诊断标准】

1. 既往有血吸虫病史、肝炎及嗜酒史。

2. 贫血面容、蜘蛛痣、腹壁静脉曲张、肝脾大、腹水及下肢水肿。

3. 白细胞及血小板减少，严重者红细胞及血红蛋白亦低。低蛋白血症、白蛋白/球蛋白倒置，肝功能异常、凝血酶原时间延长。

脾大伴白细胞和血小板减少，甚至红细胞及白细胞减少等，可明确诊断门静脉高压症。但需排除血液系统疾病。

4. 食管-胃底静脉曲张和（或）呕血、黑便史，可以明确诊断门静脉高压症合并食管-胃底静脉曲张和（或）合并食管-胃底曲张静脉破裂出血。

【鉴别诊断】

门静脉高压症合并食管-胃底曲张静脉破裂大出血时，应与下列疾病鉴别。

1. 胃和十二指肠溃疡并发出血　①有溃疡病史，患者较年轻。②上消化道出血多以便血为主，呕血量较少。近期溃疡症状有加重现象。

2. 胃癌并发出血　①发病年龄多数在 50 岁以上，有或无溃疡病史。②以便血为主，多数无休克症状。

3. 胆道出血　①有感染症状，腹痛、发热甚至有轻度黄疸现象。②体征：巩膜轻度黄染，右上腹扪及肿大的胆囊。

以上三种疾病合并上消化道出血的鉴别方法：①超声检查，无肝硬化及脾大。②纤维内镜检查，发现胃或十二指肠溃疡部位或胃新生物，无食管-胃底静脉曲张，若有食管-胃底静脉曲张，亦有 20%～50% 是食管、胃及十二指肠炎或溃疡出血，并非食管-胃底曲张静脉出血。③实验室检查：白细胞及血小板计数减少和肝功能异常是门静脉高压症脾功能亢进和肝硬化的特点。

【治疗】

门静脉高压症病人，50%～60% 可发生食管-胃底曲张静脉破裂大出血，处理不及时死亡率高达 25%～70%。经积极急诊处理止血率达 70%～90%。待出血停止后，再行择期手术。

（一）非手术治疗

1. 一般处理

（1）建立两条静脉通道：一条通道输复方氯化钠溶液或止血药；另一条通道输新鲜血。

（2）急作血常规、血小板、出凝血时间、凝血酶原时间、血细胞比容、肾功能和血氨等实验室检查。根据检查结果估计病人失血量、凝血功能和肝功能的情况。

（3）严密监护生命体征，观察血压、脉搏、中心静脉压及尿量的变化，维持血压在 90mmHg

左右，中心静脉压在 0.75～7.5mmHg，血细胞比容在 25%～30%。根据这些测定指标，估计病人血液循环的变化和失血量，调整输液和输血的速度，维持血液循环的相对稳定。

2. 药物治疗

（1）垂体加压素：属半衰期很短的肽类，可强烈收缩内脏血管，减少心排血量，从而降低门静脉血流量和压力。即 10% 葡萄糖溶液 200ml＋垂体加压素 20U，20min 内静脉滴注完，以后可 4h 重复一次。为减少副作用，可加入硝酸甘油或舌下含服硝酸甘油。

（2）三甘氨酰赖氨酸加压素是一种长效剂，首次 1～2mg 静脉注射（超过 1min），每 6h 一次，平均用药 7 mg±3mg，有效率约 70%。为减少副作用，亦可用硝酸甘油静脉滴注。

（3）生长激素释放抑制素：属多肽激素，半衰期仅 2～4min。首次剂量 100μg＋10% 葡萄糖溶液 100ml，10～15min 滴完，接着 500μg＋10% 葡萄糖溶液 1000ml 维持 24h，第 2～6 天每天 100μg 静脉滴注。

（4）生长抑制素（合成的肽类激素施他宁）：首次静脉注射 250μg，接着以 250μg/h 速度静脉滴注，出血停止后再维持 48～72h。

（5）普萘洛尔：为非选择性 β-肾上腺素受体阻滞剂，初用量为 40mg，每天 2～3 次，以后增至每天 140～280mg，以心率减少 20% 为宜。

（6）血凝酶：1kU 静脉注射，重者 1kU，6h 重复一次，或 2kU，每日 2 次。

（7）洛塞克 40mg 静脉注射或法莫替丁 40ng 静脉注射。

3. 三腔二囊管压迫 应用三腔二囊管压迫胃底和食管下段的出血部位，止血率达 60%～80%，再出血率为 21%～46%。应用前检查管道是否通畅，气囊是否漏气等。一般先将胃气囊充气 150～200ml，用 300g 重物牵引（如空盐水瓶加水 200ml），若无再出血，食管气囊不再充气。若继续出血则将食管气囊再充气 150ml（3.99kPa）。牵引约 12h 或 24h 后松牵引带 10～15min。

4. 内镜硬化剂注射

（1）食管内镜注射：在长 50cm 的 Negus 食管镜末端加一个槽，每次注射突入槽内的曲张静脉后，旋转食管镜压迫曲张的静脉，防止出血和药物流失，使其硬化。此法注射准确，出血少，但需全麻。

（2）光导纤维内镜注射：单独用一般内镜进行注射的方法，称一般法。在内镜前端 1～2cm 以后，附加一气囊及注气导管压迫食管静脉，使其怒张明显，防止栓子流入体循环，穿刺后可将气囊推向穿刺点压迫止血的方法，称为气囊压迫法。

常用硬化剂有 1% 乙氧硬化醇，日本多采用 5% 氨基乙醇，欧洲多用 5% 鱼肝油酸钠等，可单独或联合使用。注射方法可分为静脉内或旁注射，现多用联合注射方法。每次可注射不同平面 3～4 处，每处注射硬化剂 2～5ml，总量 20～30ml。反复注射直至曲张静脉消失。适用于不适合急诊手术，肝功能属 Child 分级 C 级及手术后再出血者。

5. 经颈静脉肝内门体分流术（TIPSS） 适应证：①门静脉高压症患者属晚期需要施行肝脏移植者；②外科各种手术后再出血者；③门静脉高压症患者合并食管-胃底曲张静脉破裂大出血。

6. 预防肝昏迷的措施

（1）消除肠道积血：口服 50% 硫酸镁 30ml，每日 1 次。用生理盐水或偏酸性溶液灌肠。

（2）抗生素的应用：口服或鼻胃管注入，新霉素 1g 或甲硝唑 250mg，每日 4 次。亦可用新霉素 2g 或甲硝唑 500mg 作保留灌肠，杀死肠道细菌，减少氨的产生。

（3）谷氨酸钠 11.5g 加入 5% 葡萄糖溶液 250ml 静脉滴注。在三磷酸腺苷（ATP）供能的情况下，体内的氨经与谷氨酸合成无毒的谷氨酰胺，使血氨下降。

（4）支链氨基酸：一般静脉缓慢滴注 250～500ml。

（5）给氧：预防失血和低氧血症加重肝脏损害，诱发肝昏迷的发生。

7. 全身抗生素的应用 防止感染加重肝脏损害，必须联合应用大剂量广谱抗生素，如头孢他啶 2～3g，静脉滴注，每日 1 次。

（二）手术治疗

1. 急诊手术适应证 ①门静脉高压症合并食管-胃底曲张静脉破裂大出血；②病人肝功能分级Ⅰ级和Ⅱ级（或 Child 分级 A 级和 B 级）；③病人年龄一般在 50 岁以下；④病人经非手术治疗，每日出血量在 500～800ml 者，或病人血液循环系统指标出现轻度波动；⑤医院内无内镜硬化剂注射等有效的非手术疗法设备条件者。

2. 择期手术适应证 ①门静脉高压症合并食管-胃底曲张静脉破裂出血间歇期；②门静脉高压症合并食管-胃底曲张静脉和（或）脾大及脾功能亢进；③病人肝功能分级Ⅰ级和Ⅱ级（或 Child 分级 A 级和 B 级）。

3. 手术方法 ①脾切除术；②贲门周围血管离断术；③胃贲门区静脉栓塞术；④分流术：根据病人血管情况及手术者的经验选择分流术式。

第十四章　胆　道　疾　病

一、胆　囊　结　石

胆囊结石（cholecystolithiasis）是胆道系统最常见的疾病，女性多于男性。随年龄增长发病率增高，故多见于中老年人。

【病因病理】

80%的胆囊结石是以胆固醇为主的混合性结石。胆囊的病理改变及临床表现取决于结石对胆囊黏膜的刺激及结石是否引起梗阻。结石长期刺激胆囊黏膜，可导致慢性胆囊炎，临床症状较轻，或无症状。一旦结石嵌顿在胆囊颈或胆囊管，致胆汁淤积，极易并发细菌感染，而发生急性胆囊炎、胆囊积水、胆囊化脓、坏疽、穿孔、内瘘等。若结石梗阻缓解，急性炎症也可迅速好转、消退，转入慢性胆囊炎阶段。如此反复发作，可形成萎缩性胆囊炎。如果较小的结石排入胆总管，形成继发性胆总管结石，可导致急性胆管炎、梗阻性黄疸或急性胰腺炎。

部分胆囊结石病人可多年或终身无明显症状，多数病人在不同时期出现程度不等的临床症状。

【诊断】

（一）临床表现

1. 症状

（1）慢性结石性胆囊炎时右上腹隐痛，餐后感上腹闷胀不适。

（2）结石嵌顿于胆囊颈部或胆囊管可引起剧烈胆绞痛，常发生于饱食或吃油腻食物后，部分病人夜间发作。常伴有恶心、呕吐，如嵌顿结石因体位的变动或用解痉药物解除了梗阻，则绞痛即可缓解，发病时间短，无感染，故无发热、寒战。当结石梗阻不解除或伴感染时，则引起急性胆囊炎。

（3）小的结石排至胆总管时，形成继发胆总管结石症，引起皮肤巩膜黄染、发热及右上腹剧烈疼痛。

2. 体征

（1）一般无阳性体征，许多无症状的胆囊结石只是在体检或因其他疾病做 B 超检查时才被发现。

（2）当结石嵌顿于胆囊颈管时，右上腹胆囊区域有压痛，有时可扣及肿大的胆囊。墨菲征阳性。

（二）影像学检查

1. B 超　B 超是诊断胆囊结石的首选检查方法，能较清晰显示胆囊大小、壁厚及胆囊结石所特有的高密度强光团回声。

2. 口服胆囊造影和静脉胆道造影　对胆结石的诊断准确率仅为 50%，因此阴性结果不能排除结石。口服胆囊造影对了解胆囊的功能有帮助。静脉胆道造影仅在判断有无继发胆管结石或 Mirrizi 综合征时有效。

3. CT　对胆囊结石的诊断不如上述方法好，但对判断结石成分有帮助。

（三）鉴别诊断

有消化道症状者应与胃十二指肠疾病相鉴别，必要时需作钡餐或胃镜检查。

【治疗】

（一）非手术治疗

1. 无症状的胆囊结石是否需治疗目前常有争论。

2. 药物溶石治疗　口服鹅脱氧胆酸（chenodeoxycholic acid，CDCA）溶解胆固醇结石，13～

15mg/kg，每日分 3 次饭后服用，连服 12～24 个月；或用熊脱氧胆酸（ursodeoxycholic acid，UDCA）8～13mg/kg，服法与 CDCA 同；或 CDCA 与 UDCA 各取半量联合应用。药物溶石适用于肝功能正常，胆囊功能良好，<1cm 的阴性结石。此法疗程长、药费贵、停药后结石复发率高。

3. 体外振波碎石（ESWL） 适用于胆囊功能良好，结石数目少于 3 个，直径小于 2cm 者。碎石后需加药物溶石治疗，方法同上。ESWL 有一定的并发症，胆结石嵌顿于胆囊管或十二指肠乳头可引起胆绞痛和黄疸。结石复发率高。

4. 中医中药利胆化瘀治疗 可减轻症状，减少发作次数。

（二）手术治疗

1. 胆囊造口术 仅适用于病人情况极度不好者。

2. 开腹胆囊切除术 对有症状的胆囊结石外科治疗原则是切除含结石的病理胆囊。

3. 腹腔镜胆囊切除术（laparoscopic cholecystectomy，LC） 这种方法除有与手术方法相同的治疗效果外，还有切口小、痛苦轻、出血少，对腹腔脏器干扰轻，恢复快，住院时间短等优点。亦能行胆总管胆道镜探查。但对胆囊内瘘和胆囊癌的病人视为禁忌证。

二、急性胆囊炎

急性胆囊炎（acute cholecystitis）是外科急腹症中的常见病，它可以是原发的，但 90%以上伴发于胆囊或胆管结石。

【病因】

（一）胆囊管梗阻

90%由结石嵌顿在胆囊颈或胆囊管引起机械性梗阻所致。其他因素还有胆囊管扭曲、粘连或炎性狭窄、蛔虫堵塞等。当胆囊管梗阻后，胆汁浓缩，高浓度的胆盐可刺激胆囊黏膜上皮，引起炎症变化。

（二）细菌感染

大多数致病菌来自肠道，通过胆道逆行而入侵胆囊，也有通过血液循环入侵者。致病菌主要为革兰氏阴性杆菌，如大肠杆菌、变形杆菌、产气杆菌等。

（三）创伤、化学刺激

严重创伤和大手术后胆囊收缩功能低下，胆汁淤滞，胆盐浓度增高，刺激胆囊黏膜致病。胰液反流入胆囊损害胆囊黏膜，亦可引起急性非结石性胆囊炎。

【病理】

（一）单纯性胆囊炎

胆囊壁充血水肿，稍厚，胆汁外观尚正常或略浑浊，细菌培养多数为阴性。

（二）化脓性胆囊炎

胆囊明显增大，表面有脓苔，胆囊壁水肿，充血明显，胆汁浑浊，呈脓样胆汁，细菌培养常为阳性。

（三）坏疽性胆囊炎

胆囊极度增大，胆囊内压高，压迫囊壁致血液循环障碍，引起组织坏死。如囊壁坏死穿孔，可导致胆汁性腹膜炎。

【诊断】

（一）突发右上腹持续性剧烈疼痛

疼痛可向右肩部放射，伴胆囊结石嵌顿于胆囊颈管者，可出现阵发性绞痛，伴发热、畏寒、恶心和呕吐。炎症重者可出现轻度黄疸。发病前常有进油脂饮食史。

（二）体检

右上腹有明显压痛和肌紧张。墨菲征阳性并常在右上腹触及肿大胆囊，胆囊穿孔后可出现腹膜炎体征。

（三）实验室检查

白细胞计数升高，一般为（10～15）×10^9/L，中性粒细胞比例增高。尿胆红素、尿胆原一般为阴性。炎症重者尿胆原增加。

（四）影像检查

B 超和 CT 可发现胆囊肿大、壁厚，伴结石时可见胆石团和声影。

（五）鉴别诊断

急性胆囊炎应与下列疾病相鉴别：急性胃炎、胃十二指肠溃疡或溃疡穿孔、右下肺炎、胸膜炎、泌尿系结石、急性阑尾炎。

【治疗】

（一）非手术治疗

非手术治疗适用于发病时间短、症状较轻的初次发作的单纯性急性胆囊炎，或症状轻的结石性胆囊炎控制炎症后择期手术。治疗方法：①禁食、胃肠减压；②解痉止痛；③纠正水、电解质紊乱和酸碱平衡失调；④应用广谱有效的抗生素。

（二）手术治疗

1. 急诊手术 出现下列情况者应急诊手术：①急性胆囊炎经非手术治疗效果不佳；②胆囊肿大明显，感染症状重，体温增高，脉搏加快，白细胞计数增高者；③疑有胆囊坏疽或穿孔，有明显腹膜刺激征。

2. 择期手术 手术方式同"胆囊结石"部分。

三、急性梗阻性化脓性胆管炎

急性梗阻性化脓性胆管炎（acute obstructive suppurative cholangitis，AOSC）是以胆管梗阻和感染为主要病因的一种危重胆道疾病，临床上引起胆道梗阻和感染的常见原因是胆管结石、胆囊结石或 Mirrizi 综合征。此外，胆道良性狭窄或 Oddi 括约肌功能紊乱或成人先天性胆总管囊肿也可发生 AOSC。

【病因病理】

引起胆道感染的细菌可通过门静脉、胆道寄生虫、造影用各种导管及胆肠吻合口进入胆管，在胆道梗阻或狭窄的条件下细菌可大量繁殖，细菌及其毒素可从肝内小胆管进入肝窦，导致菌血症、毒血症甚至败血症发生，这是二者之间压力梯度差的结果。

【诊断】

（一）临床表现

1. 症状

（1）右上腹部疼痛，常很剧烈，并伴局部压痛，这与胆管梗阻的速度和程度直接有关。

（2）发热、寒战：常有突然性高热，多为持续性，伴有剧烈寒战，然而随着全身毒血症的加重，寒战反而减轻。

（3）中枢神经系统抑制主要表现为意识障碍和昏睡以至昏迷，是一种病情凶险的先兆现象，一般表明败血症已来临，随之会导致感染性休克。

（4）此外，还伴有恶心、呕吐、食欲减退、尿液呈茶色等症状。

2. 体征

（1）肝大或可触及肿大的胆囊，右上腹部压痛或叩击痛，墨菲征阳性。

（2）黄疸：亦是其常见临床表现之一，与胆管梗阻程度有关，若梗阻仅限于一叶肝胆管，则腹痛较轻，黄疸亦可不明显。

（3）脉快而弱，烦躁不安，血压低，四肢微汗冷凉，若病情未得到有效控制则可发展引起休克。

（二）辅助检查

1. 血常规示白细胞计数升高，>$20×10^9$/L，可出现毒性颗粒。

2. 血清 GOT、GPT、碱性磷酸酶（AKP）、谷氨酰转移酶（GGT）升高，血清胆红素明显升高。

3. 尿胆红素阳性，病情严重时可出现酸中毒和低血钾。

4. B 超能清晰显示梗阻近侧扩张胆管，梗阻原因（结石、肿瘤）、梗阻部位。

5. 内镜逆行胰胆管造影（ERCP）或经皮经肝胆管造影（PTC）检查。

6. CT、MRI 可作为进一步明确病因的检查。

【治疗】

（一）手术治疗

1. 手术治疗的原则 解除梗阻，消除病因，通畅引流。

2. 手术时机选择

（1）伴有休克的 AOSC 者应积极抗休克、抗感染治疗，补充血容量和调整酸碱平衡，待病人一般情况有所好转就应立即手术。

（2）若经手术准备 2～4h 后，休克症状未见缓解，血压不稳定，亦应手术，但手术宜简单有效，必须保证梗阻近端胆管充分引流。

（3）病情较稳定者，为进一步明确病因和在充分的围手术期准备下，亦可以手术。

（4）经保守治疗 24～36h 后仍未见好转者亦应手术治疗。

3. 手术方式

（1）胆总管切开取石＋置 T 形管减压、引流。如病人一般情况良好，病人又多次反复发作胆管结石，可取石后施行胆肠吻合术，如胆总管空肠 Roux-en-Y 吻合术。

（2）若病人一般情况差，不能耐受较大且时间长的肝胆管取石手术，在结石上方胆总管或肝管作切开胆管置 T 形管减压引流术。

（3）胆囊结石伴有炎症，若病情允许可同时行胆囊切除术。

（4）患者病情稳定，肝内结石限于左外侧叶并合并萎缩，在胆总管切开引流的同时，行肝左外叶切除。

（二）非手术治疗

1. 全身支持治疗 解痉止痛，纠正酸碱失衡和水电解质紊乱，补充血容量。常用 654-2 10～20mg，静脉滴注，补充维生素 C 3g、维生素 K 40mg。

2. 合理应用抗生素

（1）对大肠杆菌敏感抗生素：庆大霉素 24 万～32 万 U，静脉滴注，每日 1 次；阿卡米星 2～4g，静脉滴注，每日 1 次；氨苄西林/头孢菌素 4～6g/d，静脉滴注。

（2）对厌氧菌敏感抗生素：甲硝唑 100～200mg/d，静脉滴注。待细菌培养和药敏试验报告后再调整。

3. 抗休克治疗 升压药可选用多巴胺，40～80mg 加入 250～500ml 生理盐水中滴注。同时用肾上腺素皮质激素，地塞米松每次 10mg，静脉给药。

4. 引流方法

（1）经皮肝穿刺插管引流（PTCD）。

（2）内镜内引流术（EID）：应用十二指肠镜寻找十二指肠乳头，经检查孔插入引流管，引流管的两端带有方向相反的倒钩，可防止引流管上下移位，作内引流时应作乳头切开，至能容纳引流管置入；然后向胆管内插入导管使其穿过梗阻部位，随后再用一推管将内引流管沿导管推入，使导管头端位于梗阻部上端，末端游离在十二指肠腔内 1~2cm，在显示屏上可见胆汁溢出，方可将导管和内镜撤出。

（3）经鼻外引流术（ENBD）：作 ERCP 检查，探查十二指肠乳头，经内镜治疗孔道将导丝插入胆总管内，使其越过胆道梗阻狭窄段，随后再沿导丝放一引流管，其顶端超过梗阻部位放在肝总管内，然后将引流管的末端自鼻孔引出并固定。

四、肝外胆管结石

胆管结石包括肝外胆管结石和肝内胆管结石。肝外胆管结石主要是指肝总管结石和胆总管结石，临床上亦将肝外胆管结石统称为胆总管结石。原发于胆管系统的结石称为原发性胆总管结石；从胆囊移位于胆总管的结石称为继发性胆总管结石。

【临床表现】

1. 结石引起 Oddi 括约肌痉挛或胆总管下段梗阻，常可引起急性发作性胆绞痛，往往伴有黄疸。

2. 剑突下方或右上腹部可出现典型的、剧烈的、刀绞样疼痛，痉挛可放射至右肩部，伴呕吐、恶心。

3. 严重的胆道梗阻性化脓性胆管炎常伴寒战、高热。

4. 体检时剑突下或右上腹部有压痛、反跳痛、肌紧张。

5. 有时可扪及肿大胆囊，墨菲征阳性。

【诊断与鉴别诊断】

1. 发作时可有右上腹部阵发性绞痛、寒战高热、黄疸，即查科（Charcot）三联征。

2. 剑突下或右上腹部压痛、反跳痛、肌紧张，甚至伴腹膜炎体征。

3. B 超检查能准确诊断胆总管扩张伴结石。

4. 辅助诊断可采用 PTC、ERCP 等特殊检查，其诊断正确率达 96%。

5. CT 或 MRI 均可对胆总管结石作出准确诊断。

6. 嵌顿在壶腹部的 1cm 左右结石，可以有或无腹痛和发热、畏寒等症状，仅有进行性黄疸加深和肝功能损害，此时易误诊为胆道肿瘤，应予鉴别。

【治疗】

（一）胆总管结石并有胆囊结石的治疗

1. 胆囊切除术+胆总管切开取石术+T 形管引流术。

2. 腹腔镜胆囊切除术后，①若胆总管直径＞1cm 则应作胆总管切开探查，术中纤维胆道镜检查取石；②若胆总管直径＜1cm，可通过胆囊管用输尿管镜取石，或术后作十二指肠 Oddi 括约肌切开手术取石。

（二）胆囊已切除，胆总管结石治疗方法

1. 常规开腹手术，切开胆总管取石，加 T 形管引流。

2. 经十二指肠作 ERCP 检查，并作十二指肠乳头切开术（EPT）取石。

3. 采用中西医结合治疗——排石总攻疗法。

4. 有 Oddi 括约肌狭窄者，应开腹施行 Oddi 括约肌成形术。

5. 应在胆道造影术后视胆管内有无残余结石，再决定是否拔除 T 形管，若胆总管残余结石，应于术后 6 周考虑作术后胆道镜取石术。

五、肝胆管结石

肝胆管结石为原发于胆管内的结石，是胆石症中最复杂、最难治的疾病。结石多以胆色素结石为主，形态不定、大小不一，呈泥沙样，甚至为糊状胆泥。结石可透及肝内胆管，亦可以限于半肝、肝叶或肝段。据目前调查资料表明，尽管肝内胆管结石的发生率占胆石症的 5%～7%，其与胆囊结石发生率相比，大有降低之势，但肝胆管结石的诊治仍十分困难。

【临床表现】

1. 局限于肝内某一细小胆管的结石，一般无症状，无须治疗。

2. 肝内胆管结石阻塞胆管的部位不一，其临床表现亦不同，肝内结石不伴感染时可以有上腹部疼痛、发热、恶心、呕吐等消化道症状。

3. 第一肝门结石，以胀痛为主，一般无黄疸。

4. 其结石降至胆总管下端致梗阻，常可伴发胆道感染，此时就会有典型的右上腹部疼痛、发热、恶心、呕吐等消化道症状。

5. 若胆道感染未及时控制，可发生多发性胆源性肝脓肿，脓肿甚至可穿破横膈到肺，形成支气管胆瘘，咳嗽时可能有苦味胆汁样痰液。

【诊断和鉴别诊断】

1. B 超检查 应为首选检查方法，可显示肝内胆管扩张的程度，结石部位、大小、分布情况。

2. PTC 胆道造影 可以直接显示肝内胆管的形态和扩张的情况，结石的分布情况，并可了解肝内胆管扩张、结石与肝脏其他相邻部位的关系，它与 B 超相结合诊断准确率可达 85%～90%。

3. ERCP 检查 可以显示肝外胆管及肝内胆管结石的影像信息。

4. CT 或 MRCP 检查 可以作为必要的补充检查方法，且可以避免一些因作 PTC、ERCP 等检查造成的并发症，如胆瘘或内出血等。

肝内胆管结石继发梗阻、感染应与肝脓肿、肝癌等作鉴别诊断。

【治疗】

1. 肝内胆管结石好发于左肝外叶和右肝后叶胆管，并伴局限性肝萎缩，首选治疗方法是左肝外侧叶或右肝后叶切除术。

2. 肝内多发性结石有局限性胆管扩张伴胆管感染，需作胆囊切除术加胆总管切开取石，最好结合使用术中胆道镜检查使残石率降至最低。

3. 肝门部胆管结石并胆管狭窄，应作胆管切开取石，如胆管成形术或劈开胆管扩大引流通道，作 Roux-en-Y 型胆肠吻合。

4. 伴有门静脉高压症的肝内胆管结石患者，若有条件可先行胆道手术，尽可能取尽结石，解除梗阻，通畅引流，控制感染。若严重的门静脉高压症伴食管静脉曲张、肝门部静脉曲张，容易出血，可先拟行胃底贲门周围血管离断术，以缓解肝门部血管曲张，降低门静脉压力以利于胆道手术进行。

六、术后胆道残余结石

目前，肝内、外胆管结石仍占胆道结石的 10%～30%。如果术中应用胆道镜检查其发生率明显降低，但仍伴有发生。

【诊断】

1. 胆总管切开取石，T 形管引流手术后，经 T 形管造影或胆道镜检查可以明确有无残余结石。

2. B 超检查仍为检查胆道残余结石的最好方法，简便、准确、无创伤、经济且诊断率高。它可以明确结石大小、部位、数目等。

3. 对术后有梗阻性化脓性胆管炎的病人，应作 B 超检查或作 PTC 等检查以明确诊断。

4. 对有些碘过敏试验阳性的患者可选用磁共振数字减影术（MRCP），可清楚地显示肝内胆管结石的图像，为术后胆道残余结石的处理提供可靠依据。

【治疗】

1. 有引流或空肠盲襻者可行术后胆道镜取石，胆道镜可经 T 形管或 V 形管瘘道取石，一般来讲，取石比溶石的效果好。

2. 溶胆固醇结石的药物有单产烷素和甲基叔丁醚；溶胆色素结石的药物有六偏磷酸钠、二甲基亚砜，溶两种结石的药物有鹅脱氧胆酸和依地酸二钠。

3. 已证实为肝外胆管残余结石应行开腹手术或经腹腔镜胆总管切开取石。

4. 已切除胆囊，胆总管残余结石者，若结石难以排出，经检查证实有残余结石，可作十二指肠乳头切开术（EPT）取石，疗效较好。

5. 经 ERCP 检查证实有残余结石，亦可用体外冲击振波碎石，或用超声、液电碎石，将结石变小，再用取石网取石。

6. 若胆总管下端狭窄，或 Oddi 括约肌功能失调，除作 EPT 外，亦可以作开腹手术，拟行 Oddi 括约肌成形术以利胆汁排出。

七、胆 道 出 血

胆道出血（hemobilia）系因创伤、结石感染、肿瘤、血管疾病或其他因素致使肝内、肝外血管与胆道、胆囊相通，血液经胆道入十二指肠，称为胆道出血。临床表现以胆绞痛、上消化道出血、黄疸三大症状为其特点。

【诊断】

（一）病史特点

胆道出血前常有肝胆手术、肝穿刺、肝外伤病史或有胆石症、胆道蛔虫、肝肿瘤病史。

（二）典型症状

1. 上腹或右上腹绞痛或胀痛，并向右肩背部放射。

2. 呕血及黑便　常在上腹绞痛后出现呕血黑便，或仅有黑便。出血后疼痛暂时缓解，常呈周期性发作，每隔数日或一周左右重复发生。如带有 T 形管或放置 U 形管引流者，常可见鲜血经 T 形管或 U 形管周围涌出。如已行胆肠内引流者，发生胆道大出血时，大量鲜血经吻合口直接进入肠道，常无典型的胆绞痛发生，如出血不能控制，常易发生出血性休克。

3. 黄疸　多数病人可出现全身皮肤及巩膜黄染及不同程度的低热，合并感染时则出现寒战、高热。

（三）辅助检查

1. 实验室检查　血常规示红细胞及血红蛋白下降，白细胞计数升高，特别是合并感染时白细胞计数明显升高。血总胆红素及 1 分钟胆红素升高。

2. B 超检查　可发现肝内、外胆管扩张，可发现胆囊及肝胆管结石，肝、胰的占位性病变。

3. 选择性肝动脉造影　可发现肝内占位性病变，肝动脉的瘤样病变，肝动脉胆管瘘、肝动脉门静脉瘘及肝动脉的异常病变。选择性肝动脉造影的阳性结果为胆道出血提供治疗依据。

4. 纤维内镜检查　内镜下发现血液自壶腹开口处流出，则确诊为胆道出血。同时了解并排除食管、胃及十二指肠的出血病变。

5. 其他检查　如肝脏 CT、MRI 及核素扫描，可适当选择应用。带有 T 形管的病人，在出血停止期可行 T 形管造影。未经手术的病例在出血停止期可行 ERCP 检查，有助于寻找病因。

（四）鉴别诊断

本病应与溃疡病出血、食管曲张静脉破裂出血及胃癌出血相鉴别。

【治疗】

（一）非手术治疗

非手术治疗包括输血、应用止血药物、补液抗休克及营养支持治疗，应用足量的广谱抗生素，同时作好手术前的准备。

非手术治疗的适应证：

1. 出血量不大或首次出血。

2. 出血前无梗阻性黄疸或化脓性胆管炎病史者。

3. 已行手术探查，经选择性动脉造影、T 形管造影、纤维内镜检查出血病灶仍不明显者。

4. 全身情况差不能耐受手术者。

（二）选择性或超选择性肝动脉栓塞术

选择性肝动脉造影及栓塞术是胆道大出血诊断及治疗的重要方法。胆道大出血经非手术治疗出血不能控制，即应考虑肝动脉造影，经肝动脉造影证实为肝动脉病变所致胆道出血者，可行选择性或超选择性肝动脉栓塞术。

（三）手术治疗

1. 适应证

（1）出血量大，伴出血性休克且不易纠正者。

（2）合并梗阻性化脓性胆管炎，非手术治疗不能控制者。

（3）肝动脉栓塞无效者。

（4）有原发病灶需手术处理者。

（5）胆囊内病变引起出血者。

2. 手术探查

目的：

（1）进一步明确是否有胆道出血。

（2）明确是肝内或肝外胆道出血，或胆囊出血。

（3）明确出血来自哪一侧肝内胆管，或两侧肝内胆管。

（4）了解出血原因。

方法：

（1）肝表面、胆囊、肝外胆管的视、触诊：了解肝脏是否肿大，有无局部隆起、肿块、结石、肿瘤、血肿、脓肿，肝外胆管是否扩张，胆囊是否肿大，或有积血。有无肝动脉震颤或搏动性包块。

（2）胰腺是否肿大，有无结节、包块。

（3）胆总管探查，清除积血或血块，明确出血来自哪一侧胆管，借助术中胆道镜或术中胆道造影，辨明出血部位、出血原因。

3. 手术方法 依照病变及出血部位是否明确、技术条件是否具备依次考虑手术方法。

（1）肝动脉结扎术：适用于①不能切除的肝肿瘤或胆管癌所致的出血；②出血虽来自一侧叶、段，但病人情况差，不宜行肝叶、段切除者；③术中出血已停止，但对出血部位判断不清的肝内胆道出血。

（2）肝叶、段切除：适用于病变局限于一侧、一叶、一段并确认出血来自于一侧、一叶、一段胆管，可行相应的肝叶、段切除术。

（3）胆囊切除术：适用于胆囊内出血者。

4. 后续治疗

（1）水、电解质补充。

（2）广谱抗生素的应用。

（3）护肝治疗。

（4）营养支持。

（5）密切观察疗效。

八、胆管囊状扩张症

胆管囊状扩张症，亦称先天性胆总管囊肿，多见于女性，男女之比为 1∶4。因在其幼儿期即可出现症状，大多在 10 岁前可作出诊断。

【病因】

本病病因与下列情况有关：①胆总管先天发育异常。胚胎发育时，原始胆管远端增殖为索状实体，以后再空泡化贯通；若某段胆管过度增殖，再过度空泡化而形成扩张。②胆胰管汇合异常。胆胰管共同通道过长或成直角开口汇合，胰液易逆流入胆管内，导致胆道压力升高，胆管口炎性狭窄近端胆管扩张所致。③感染。细菌或病毒感染后，胆管上皮损害变性，胆管狭窄梗阻，近端胆管壁变薄扩张。

【病理】

胆管囊状扩张症可发生于肝内、外胆管的任何部位。80%合并结石。部分出现癌变，占 5%～17%，近年报道有增高趋势。根据胆管扩张的形态和位置可分为下列 5 种类型（图 14-1）。①囊状型：此型最为常见，约占 90%。胆总管中段呈球形或纺锤形扩张。②憩室型：由胆总管侧壁长出憩室状物，向外膨出。③十二指肠内膨出型：胆总管末端在十二指肠内呈囊状膨出，胰管和胆总管汇入膨出部。④肝内外混合型：肝内胆管具多发性大小不一的扩张，同时有肝外胆管囊状扩张。⑤肝内胆管型：又称 Caroli 病。

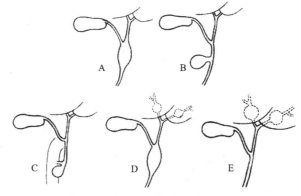

图 14-1　先天性胆管扩张的病理分型

A. 囊状型；B. 憩室型；C. 十二指肠内膨出型；D. 肝内外混合型；E. 肝内胆管型

【诊断】

（一）临床表现

本病的典型临床表现：右上腹部疼痛、黄疸和腹部肿块，故称三联征，但约 1/3 病例无典型的三联征表现。合并结石感染时有胆管炎症状如腹痛、畏寒、发热和黄疸等。体检时，较大的囊肿右上腹可触及光滑、固定的囊性包块。

（二）实验室检查

实验室检查提示有梗阻性黄疸的特点，部分病人无黄疸。合并感染者有白细胞计数升高。

（三）影像学检查

B 超、CT 可提示肝外囊性肿物及囊肿外形。PTC 或 ERCP 可确定囊肿类型、病变范围，有无合并结石及胰管汇合情况。X 线钡餐检查可见十二指肠环扩大、肠腔受压或移位等征象。

【治疗】

手术是本病唯一的治疗手段。

（一）囊肿外引流术

急诊情况下严重感染，病情危急时，可选择囊肿外引流术。

（二）囊肿切除

肝管空肠 Roux-en-Y 吻合术：切除病变囊肿，包括胆囊切除，空肠与肝总管行 Roux-en-Y 吻合术。切除囊肿可避免囊肿癌变。Roux-en-Y 术式重建胆汁引流通道可减少逆行感染，是一种较理想术式。过去施行的囊肿与十二指肠吻合和囊肿与空肠 Roux-en-Y 吻合方式，现已废弃。

九、胆囊息肉样病变

胆囊息肉样病变为胆囊腔内隆起样生长的一类微小（1cm 以内）病变的总称。由于 B 超的应用其检出率明显增高，但不能确定良、恶性，多数需严密观察，以正确选择治疗方法。

【分类】

1. 肿瘤性病变 如乳头状腺瘤、早期腺癌、平滑肌瘤、血管瘤。

2. 非肿瘤性病变 如胆固醇息肉、炎性息肉、淋巴性息肉、腺肌病、腺瘤样增生及胃、肠、胆、胰的胆囊异位。

【临床表现】

1. 一般无症状，常在体检或因其他疾病行 B 超检查时发现。

2. 少数病例有疼痛，在合并胆囊结石、胆囊炎，病变位于胆囊颈部和（或）脱落而引起胆囊管梗阻时发生疼痛，疼痛性质为胀痛、钝痛或绞痛。

【诊断】

由于症状及体征均无特异性故诊断困难。

（一）B 超检查

1. 超声图像可发现胆囊腔内光团回声，光团性质可为强回声、等回声或异常回声。

2. 可见光团位置（胆囊体部或颈部），光团个数为单个或多个。

3. 光团与胆囊壁相连，相连处为蒂，同时测量蒂的宽窄。

4. 光团的大小、轮廓、整齐与否或是否分叶。

5. 是否合并结石。

6. 测量胆囊腔大小、胆囊壁厚度。

（二）胆囊造影

胆囊造影可以发现胆囊腔内有负影，呈圆形或不规则。同时了解胆囊有无功能。

（三）CT 扫描

一般 CT 扫描不如 B 超检出率高，仅在息肉病变较大时 CT 扫描＋增强有利于确定病变性质。

【治疗】

因病变小，术前定性诊断困难，故治疗上存在分歧，治疗方法主要是手术。

手术指征：

1. 大于 1cm 的单发病变。

2. 多发病变，其中一个大于 1.2cm。

3. 光团不均或呈分叶状，蒂宽或广基息肉，不论单个或多个手术指征相对放宽。

4. 合并胆囊结石、胆囊炎或伴有症状的胆囊息肉样病变。

十、胆　囊　癌

胆囊癌（gallbladder carcinoma）是原发于胆囊的肿瘤性疾病，占全部肿瘤的 0.76%～1.2%。常发生在 50 岁以上的中老年人，女性多于男性（约为 3∶1）。以腺癌为常见（约占 80%），病因尚不清楚，但有资料表明胆囊结石及胆囊黏膜的慢性炎性刺激可以促使上皮增生而发生癌变倾向，胆囊结石患者胆囊癌的发生率比无结石者高出 7 倍。

【诊断要点】

1. 症状　胆囊癌的早期常无症状，一旦有症状，作出诊断已达中晚期。

（1）腹痛：上腹及剑突下隐痛或钝痛。有时可出现绞痛，有时可伴恶心呕吐。

（2）黄疸：由于癌组织脱落或出血引起胆道阻塞时出现黄疸，出现黄疸前可有胆绞痛，黄疸程度可轻、可重，亦可消退。或由于癌组织浸润、淋巴结转移，压迫肝内外胆管出现黄疸并逐渐加重。可有低热，当胆道发生梗阻继发感染时则会有高热。

（3）肿块：在右肋缘下可触到坚硬、无明显压痛的肿块。

（4）有贫血、消瘦及腹水者已是晚期病例。

2. 特殊检查

（1）B 超：可发现较早的胆囊癌，表现为胆囊腔内轮廓不规则、与壁相连、基底较宽异常隆起的光团回声，随着病变进展块影增大。或为胆囊壁不规则的、多个大小不等的低回声光团。如有黄疸，B 超可以发现肝内胆管扩张，肝、肝门部、胰腺内转移性病变。

（2）CT 检查：可发现胆囊内软组织块影，还可显示胆囊癌扩散范围和肝受累情况，对中晚期病例其诊断价值更大。

（3）MRI：除发现胆囊病变外，对有黄疸的病例通过胆道成像可以了解胆道梗阻情况。

（4）PTC 及 ERCP 检查：对肝门、胰腺转移和出现黄疸的病例需行此检查，以明确胆管梗阻部位。

【治疗】

手术治疗是唯一的治疗方法，根据术前检查及术中探查发现，结合病人的全身情况，必要时使用冷冻切片病理检查或穿刺细胞学检查、术中 B 超等综合判断选择手术方法。

1. 胆囊癌病变仅局限在黏膜、黏膜下及肌层，则行胆囊切除术。

2. 胆囊癌病变侵犯浆肌层，则行扩大胆囊切除术，即同时切除距胆囊床边缘 2cm 的无瘤肝组织，同时清除所属引流的淋巴结。

3. 胆囊癌已侵犯肝脏，肝十二指肠韧带内有淋巴结转移，可行肝 V、Ⅳb、Ⅵ段或右三叶切除及肝外胆管周围淋巴结清除术。

4. 胆囊癌侵犯肝、胰头、十二指肠，如无禁忌则可行受累肝、胰、十二指肠切除术，甚至附加右半结肠及右肾切除术。

5. 胆囊癌晚期，已无法切除，需手术解决的问题为两个方面：①解除或缓解阻塞性黄疸，根据胆管阻塞的部位、阻塞的范围采取相应措施（参考不能切除的高位胆管癌的治疗）。②解除消化道梗阻。

十一、胆　管　癌

胆管癌为胆管的恶性肿瘤，依癌肿所在部位不同分为近端胆管癌和远端胆管癌。

近端胆管癌

原发于胆囊管与肝总管汇合部以上胆管的癌肿为近端胆管癌，常侵犯肝管分叉部与一侧和（或）两侧肝管，故又称为高位胆管癌、上端胆管癌、肝门部胆管癌、肝管分叉部或汇合部胆管癌。

【诊断要点】

1. 症状　本病早期无典型症状，只有当癌肿生长导致胆管部分或完全梗阻时才出现进行性加深的、无痛性黄疸；随着黄疸加深出现皮肤瘙痒、呕吐、消瘦、上腹隐痛或胀痛。如合并感染则可出现胆管炎的症状、体征。

2. 检查　实验室检查：血清总胆红素升高，1 分钟胆红素高出总胆红素的 50%以上。碱性磷酸酶升高，癌胚抗原（CEA）水平升高。约 50%的病人大便隐血试验阳性。

B 超检查：为首选检查项目，也是最重要的检查方法，可以发现并判定阻塞部位以上胆管扩张及胆管的肿瘤性病变，其准确率达 86～98%。同时了解肿瘤大小，肿瘤与肝动脉、门静脉的关系。

连续施行 PTC 及 ERCP 检查，能清楚了解梗阻上、下胆管的病变情况，对进一步诊断胆管癌及选择手术方法有重要价值。

CT 扫描：同样可以清晰判断阻塞以上胆管扩张及胆管肿瘤性病变，与 B 超配合可以提高胆管癌的诊断率。

经皮经肝胆管造影（PTC）可以清楚显示梗阻部位以上扩张胆管以及梗阻部位、范围、程度和原因。特别是在 B 超或 CT 引导下对扩张胆管穿刺造影，成功率达 98%。PTC 为有损伤的检查，需谨慎施行。

胰胆管造影（ERCP）为无损伤性检查，主要了解梗阻以下胆管的病变，同时配合活检了解十二指肠乳头部、胆管下段及肝管的病变。如胆囊管未梗阻则可显示胆囊，以了解胆囊的病变情况。

MRCP 可以清楚地显示梗阻部位、程度、范围，同时了解肿瘤的位置、大小、可能侵犯的位置。

选择性肝动脉、肠系膜上动脉造影及经肝门静脉造影可以了解肿瘤是否已侵犯肝动脉、门静脉及其分支，显示肿瘤大小、范围及与周围大血管的关系。

根据以上检查（一般来说对胆管癌的诊断术前施行 B 超、MRCP 检查是不可缺少的，必要时可行 ERCP 或 PTC 检查）对胆管癌进行诊断并初步分型，为手术治疗提供依据。

Ⅰ型：癌肿位于左、右肝管汇合处以下的肝总管，左、右肝管相通。

Ⅱ型：癌肿已向上侵犯左、右肝管分叉处，致使左、右肝管不相通。

Ⅲa 型：癌肿位于肝总管及右肝管。

Ⅲb 型：癌肿位于肝总管及左肝管。

Ⅳ型：癌肿已侵犯肝总管、左肝管、右肝管并达更高部位。

【鉴别诊断】

由于本病最早表现为无痛性黄疸、肝大、上腹不适、消化不良或呕吐，故早期易误诊为病毒性肝炎、中毒性肝炎、毛细胆管性肝炎、硬化性胆管炎，以致延误治疗。本病除癌胚抗原可早期升高外，其症状、体征及实验室其他检查很难早期作出鉴别，所以尽早、重复 B 超检查常能及时、较早地发现胆管癌病例。

此外应与胆囊癌鉴别：胆囊癌早期无症状，直至发生肝门转移、出现梗阻性黄疸时才引起注意，作出诊断。对胆囊癌而言常已至晚期，而近期出现黄疸的胆管癌则病期较早。主要依靠 B 超检查判定胆囊的病变情况。

从无痛性、进行性加深的阻塞性黄疸这一独特体征来说还需要与肝门部转移癌、肝细胞性肝癌（肝门部）、肝门淋巴结转移癌或淋巴瘤相鉴别。

近端胆管癌常合并胆囊结石、肝胆管结石，胆管癌梗阻性黄疸合并感染时可出现胆管炎的症状、体征。在 B 超检查中结石是容易发现的。故对一个梗阻性黄疸的病人不论是否伴有疼痛，不应该轻易地满足于胆管结石或胆管炎性狭窄的诊断。

【治疗】

原则上以手术治疗为主，术后辅以放疗或化疗。

1. 加强术前准备　包括护肝，改善凝血机制，维持水、电解质平衡，营养支持。对老年患者应注意合并心血管系统的潜在病变，术前发现、予以纠正，对耐受一个较大的手术是十分重要的。

2. 基本式式选择

Ⅰ型：胆囊、胆总管、肝门部胆管连同肿瘤一并切除，左右肝管、空肠吻合术。

Ⅱ型：胆囊、胆总管、肝门部胆管连同肿瘤及受累的肝叶（肝方叶、尾状叶、右前叶）部分切除术，附加肝胆管空肠吻合术。

Ⅲa型：胆囊、胆总管、肝门部胆管连同肿瘤及右三叶、尾状叶切除，附加左肝管空肠吻合术。

Ⅲb型：胆囊、胆总管、肝门部胆管及肿瘤、左三叶及尾状叶切除，附加右肝管空肠吻合术。

Ⅳ型：肝移植。

3. 不能切除的胆管癌的外科处理

（1）经扩张的肝内胆管-空肠旁路手术治疗的目的：减黄。

1）经肝左外叶下段胆管途径，行左侧扩张的胆管空肠 Roux-en-Y 吻合术。

2）经肝右叶第Ⅴ段胆管途径，行右侧扩张胆管空肠 Roux-en-Y 吻合术。

此方法最多可以暂时引流 1～2 个肝段的胆管，实际价值有限。

（2）经胆总管、肿瘤间隙、肿瘤上方扩张的胆管至左或右肝膈面置 U 形管引流，附加胆总管空肠 Roux-en-Y 吻合术，U 形管分别经肝膈面及空肠引出腹腔。

作用：

1）减压、减黄及后期治疗。

2）根据肿瘤大小、范围、狭窄情况，可以更换不同粗细的引流管，以有效地减压和减黄。

3）手术时在肿瘤下缘放置银夹作标志，术后经 U 形管行腔内放疗。

4）必要时留置双侧 U 形管，同时引流左、右肝管。

（3）置管外引流：目的是减黄、改善生存质量。

1）经胆总管—肝门部肿瘤间隙—扩张的肝内胆管置管引流。

2）经肝表面—扩张的肝左叶或右叶胆管置管外引流。

远端胆管癌

远端胆管癌为原发于胆总管下端及胆管壶腹部的肿瘤。此外，来自于十二指肠黏膜的壶腹癌、壶腹周围癌、胰头癌等虽来源不一，但引起的症状、体征都有相似之处，其治疗措施也基本一致。

【诊断】

1. 症状及体征

（1）逐渐加深的阻塞性黄疸及进行性体重下降为主要症状。

（2）继发出血：表现为贫血、消化道出血。

（3）如同时有胰管梗阻可出现血糖过高或过低、脂肪性腹泻。

（4）可出现持续性背部隐痛，如合并结石可出现胆绞痛。

（5）体征主要为全身性皮肤及巩膜黄染、胆囊肿大、肝大。

2. 检查

（1）实验室检查主要为总胆红素及 1 分钟胆红素增高，碱性磷酸酶增高。

（2）B 超为首选检查，提示肝内、外胆管扩张，胆囊增大。进一步检查常可发现胰管扩张、胰头部及胆总管下端病变。

（3）MRCP 显示肝内外胆管扩张情况、梗阻部位及胰头、壶腹周围病变情况。

（4）CT检查：提示肝内外胆管扩张、胆囊肿大、胰头及胆总管下端病变及胰管扩张。

（5）PTC及ERCP系统配合检查，同时明确肝内、外胆管扩张，扩张的肝外胆管下端突然中断或狭窄，胆管壁不规则，或充盈缺损、胆管变形等。同时了解是否合并结石。经纤维十二指肠镜可同时发现十二指肠乳头部病变，附加活检以作病理组织学定性。

【治疗】

以手术治疗为主，应有充分的术前准备。

1. 胰十二指肠切除或扩大的胰、十二指肠切除术，即同时清除肝门部、胆管周围、腹主动脉旁、腹腔动脉、肝动脉、肠系膜上动脉周围淋巴结。

肠系膜上静脉、门静脉部分受累，如技术条件允许可考虑行与肿瘤相连的肠系膜上静脉、门静脉部分切除（节段）附加门静脉、肠系膜上静脉重建或人造血管移植术。

2. 不能行胰、十二指肠切除者，尽可能行胆肠旁路手术。以减黄、改善生活质量为目的。

（1）肝总管、胆总管与空肠的Roux-en-Y吻合术。

（2）胆囊空肠Roux-en-Y吻合术，此术式简单易行，要求胆囊肿大且胆囊管通畅，最好胆囊管在胆管的开口距肿瘤较远，术后可获得较好的减黄效果。

3. 如病人情况极差，胆肠旁路手术有困难则可行胆总管外引流或PTCD，以暂时减黄、缓解症状。

十二、胆管损伤

由于外伤或上腹部手术导致胆管连接中断，胆流闭塞，胆管缺损，胆汁漏出均称为胆管损伤，由手术因素所致者又称为医源性胆管损伤。术中未及时发现或虽已发现胆管损伤但处理不当，术后发生梗阻性黄疸、胆瘘、胆汁性腹膜炎、胆管狭窄及所继发的胆管炎是损伤后的继发病变，称为胆管损伤的并发症。

外伤所致的胆管损伤少见，医源性胆管损伤的发生率，国外资料约为2‰，国内有散在报告，但无准确的统计资料。医源性胆管损伤多见于胆囊切除术，其次是胆道手术，也偶见于胃大部切除及肝脏手术。胆囊切除术为一常见手术，因而在胆囊、胆道手术中防止发生损伤是一个值得重视的问题。

术中胆管损伤

【发现及诊断】

上腹部手术中发生胆管损伤，如能及时发现并得到正确处理，可以获得比较好的效果，避免并发症的发生。

胆囊、胆道手术完毕后需再次仔细检查：①确认胆囊管残端、胆总管、肝总管三者的解剖关系，胆总管、肝总管完整并具有连续性，注意胆囊管结扎线过于靠近肝总管、胆总管，有无将肝总管、胆总管壁部分误扎的可能；②确认肝门部无胆汁渗漏，用一块干净纱布在肝门部逐一检查有无胆汁外溢；③对已行胆总管探查者需检查放置的T形管的粗、细是否恰当，T形管放置是否准确无误地在胆管腔内，胆管缝线松紧是否适宜。以30cmH$_2$O的压力向T形管内注水时胆管缝线处是否渗漏。

通过以上检查进一步诊断：①有无胆管损伤，是完全损伤（横断或结扎）还是部分损伤；②损伤的位置，是肝总管还是胆总管，判定距左、右肝管汇合处的距离，以确定损伤部位（分级）；③部分损伤程度及范围（包括胆总管周径及损伤长度）。

【处理原则】

1. 保留Oddi括约肌功能的修复术

（1）胆管部分损伤、损伤边缘完整，则以5-0无损伤缝合针线间断缝合修补，内置T形管引流。如裂口稍大或由于边缘不整齐、有黏膜损伤经修剪后裂口增大需行整形修补。内置 T 形管其长臂应在修补处上方或下方另穿孔引出。

（2）胆管部分损伤，若损伤范围较大，可在损伤处的上方或下方胆管内置入 T 形管作支撑，其缺损部分应以带血管蒂的胃壁、肠壁浆肌层或圆韧带的浆膜面行修补术。

（3）胆总管完全性横断，应将两断端进行修整，再切开十二指肠侧腹膜，将十二指肠及胰头后部松动以减少吻合口的张力，用 5-0 无损伤缝合针线，行对合式间断缝合，要求缝合过程中不损伤胆管黏膜。内置 T 形管，短臂修整成瓦沟形通过吻合口作支架，长臂则在吻合口下方另开口引出。引流管放置时间为 3 个月。

此外，在行上述三种修复术时放置一根经吻合口、修复处、肝内胆管并经肝引出的硅管，可以有效支撑引流，放置 3 个月，以代替 T 形管。

2. 以恢复胆肠引流为目的的手术　如胆管损伤的位置较高、损伤范围大，上述各种修复手术有困难，应行高位胆管空肠 Roux-en-Y 吻合术。要求以 5-0 无损伤缝合针线作黏膜对黏膜、对合式单层缝合，以塑料管作支撑引流，或经肝—吻合口—肠的 U 形管引流，引流管一般放置 3 个月。

十三、胆管损伤的并发症

胆瘘、胆汁性腹膜炎

【临床表现】

1. 胆汁经腹腔引流管或烟卷引流漏出，或切口漏出、敷料浸湿。

2. 腹痛可在右上腹、下腹或全腹，同时有压痛、反跳痛。

3. 黄疸随胆流阻塞情况而异。

4. 发热、白细胞计数及中性粒细胞比例增高。

5. B 超检查可发现上腹或下腹液性暗区，如有黄疸可能发现肝内胆管扩张。

【处理原则】

1. 密切观察腹腔引流量及症状、体征。

（1）48h 内胆汁引流量增加，胆汁性腹膜炎的症状、体征加重，应及时手术探查。

（2）引流量减少，局部症状减轻或消失，仅维持少量胆外漏，可以继续观察。

（3）观察过程中局部及全身症状好转，直至完全消失，引流量维持 100ml 左右或更少，常见于副肝管损伤，需在半个月后造影及进一步检查确定。

（4）观察过程中，虽局部体征好转，引流量极少，但出现黄疸且逐渐加深，常为胆管狭窄的表现，需进一步检查处理。

2. 加强护肝及支持治疗，维持水、电解质平衡。

3. 广谱抗生素的应用。

4. 手术处理。

手术后阻塞性黄疸

【临床表现】

1. 手术后出现黄疸和（或）在出现黄疸前已有胆瘘、胆汁性腹膜炎的症状、体征。

2. 手术后出现黄疸，无其他症状、体征。

【诊断】

判断为阻塞性黄疸还是非阻塞性黄疸，排除内科黄疸。

1. B 超检查　了解肝内胆管是否扩张及扩张的程度，肝外胆管是否扩张、扩张程度及扩张的肝外胆管的长度。

2. PTC 检查 了解肝管扩张的程度、阻塞部位。

3. ERCP 检查 了解阻塞部位及下段胆管病变。

4. MRCP 检查 了解梗阻部位、肝内胆管扩张程度及肝内胆管解剖结构。

通过以上检查判断是否为阻塞性黄疸及阻塞部位和阻塞原因。

【处理原则】

1. 积极作再手术的术前准备 包括护肝、营养支持、维持水电解质平衡及黄疸状况下凝血机制异常的纠正。

2. 手术时机

（1）阻塞性黄疸伴胆瘘、胆汁性腹膜炎、发热等，急诊手术。

（2）术后阻塞性黄疸，应在术后 7～10d 早期手术。

3. 再手术方法

（1）腹腔引流＋胆管外引流：针对胆瘘、胆汁性腹膜炎、阻塞性黄疸者，由于局部胆汁污染，常继发感染，病人情况差，应尽快清理腹腔，妥善置管引流。明确胆瘘部位、原因，简要修复后行胆管外引流术。

（2）重建胆肠内引流：术后阻塞性黄疸，PTC 或 MRCP 检查及术中探查明确为胆总管或肝总管损伤，此时上端胆管扩张、局部无污染，如技术条件允许应重建胆肠内引流术，待 3 个月后重建胆内引流。

胆肠内漏（瘘）

胆肠内漏（瘘）一般发生在胆总管切开、胆总管探查术后。

【临床表现】

在胆总管探查后或 3～5d 后出现寒战、高热、胆汁引流量急骤增加，开始仅为胆汁，以后可混有肠液、食物残渣，为发臭的胆汁、肠液、食物残渣混合的脓性液体，每日引流量达 1000～1500ml。随着感染被控制，体温下降，引流量可逐渐减少。以后可以反复发作上行性胆管炎，如行 T 形管造影可见胆总管十二指肠内瘘，如行稀钡造影（GI）可见钡剂经瘘道反流至胆管。

【治疗】

1. 早期主要是广谱抗生素治疗。

2. 维持 T 形管引流通畅，及时行胃肠减压。

3. 预防及治疗水电解质紊乱。

4. 加强营养支持治疗。

感　染

损伤后感染来自两个方面：一是胆汁渗漏导致局限性或弥漫性胆汁性腹膜炎，腹腔感染，脓肿形成。二是胆道损伤后胆流受阻，胆汁渗漏，胆汁引流不畅，肝内胆汁淤积，继发胆道感染。

【临床表现】

寒战、高热、腹痛、黄疸伴恶心呕吐，同时白细胞计数升高，核左移，重者继发肝、肾衰竭。

【治疗】

及时发现、治疗胆管损伤，及时处理胆管损伤的并发症是防止发生腹腔感染及胆道感染的关键。随着胆道损伤及其并发症得到及时、有效处理，感染可以得到控制。

损伤性胆管狭窄

损伤性胆管狭窄为胆管损伤的结果，表现为胆管阻塞或部分阻塞和损伤处炎性、瘢痕狭窄。

上端胆管扩张、胆汁淤滞，继发胆管炎、肝内结石及胆汁性肝硬化。

【临床表现】

1. 黄疸　由于胆管狭窄，胆流不畅或继发胆道感染出现不同程度的逐渐加深的阻塞性黄疸，并可反复发作。

2. 反复发作的胆道感染　出现寒战、高热、黄疸，可同时有上腹疼痛。重病者出现毒血症、败血症致中毒性休克，神志淡漠或昏迷等重症胆管炎的表现。

【诊断】

1. 病史特点

（1）胆管损伤病史。

（2）上腹部手术，特别是单纯胆囊切除、胆道手术后，曾有胆瘘，反复出现胆管炎病史。

（3）胆囊、胆道手术后留置较长时间引流管而无胆石症者。

2. B 超检查　首先了解肝内胆管是否扩张及扩张的程度，其次了解肝外胆管是否扩张及扩张胆管的长度。

3. 窦道引流管及 T 形管造影　有可能使部分或全部胆管显影，可以直接观察胆管病变。

4. PTC 检查及选择性 PTC 检查　可以了解胆道系统的全貌，有利于判断病变部位。

5. ERCP 检查　为无损伤性检查，当胆管为不完全性梗阻时可以显示狭窄处上、下的胆管。狭窄严重或完全梗阻时则仅显示狭窄处以下的胆总管，结合 PTC 检查结果可以进一步判断胆管狭窄及损伤的范围。

6. MRCP 检查　为无损伤性检查，可以了解全胆管系统的解剖结构，显示胆管狭窄部位及肝内胆管扩张的情况。

【治疗】

1. 原则　解除狭窄、重建通畅的胆肠引流。

2. 方法

（1）充分的术前准备后行高位胆管空肠 Roux-en-Y 吻合术。

（2）如 PTC 检查发现胆管狭窄且导丝能通过狭窄段胆管，则将狭窄段胆管扩张后安放金属支撑架或镍钛形状记忆合金支撑管可以获得满意效果。

胆汁性肝硬化

胆管损伤引起胆管狭窄、梗阻，长时间淤胆及继发感染，导致胆汁性肝硬化。临床表现为以往手术后长期不退的阻塞性黄疸，黄褐色的面容，严重的肝功能受损，腹水及凝血机制障碍、营养不良、肝脾大，重者因食管静脉曲张破裂死亡。

【治疗】

1. 及时发现损伤性胆管狭窄，成功解除狭窄，建立通畅的胆肠引流是防止胆管损伤导致肝硬化唯一、有效的预防措施。虽已发展至肝硬化，治疗的根本问题仍然是针对引起胆道梗阻的首起原因，有效地恢复胆流。

2. 如已发生门静脉高压症，在发生食管静脉破裂前仍应把恢复胆肠引流放在首位。

第十五章　胰　腺　疾　病

一、急性胰腺炎

急性胰腺炎（acute pancreatitis）是由于胰管引流不畅，胰管内压力突然增高或胆汁、十二指肠液反流导致腺泡损伤，胰酶被激活而造成的胰腺急性炎症。它是外科急腹症中较常见的疾病，发病高发年龄为 20～50 岁，女性略高于男性，男女之比为 1∶1.7。重症病人的病情凶险，并发症及死亡率很高。

【病因】

1. 梗阻因素　胆结石、胆道感染、胆道蛔虫症、Oddi 括约肌痉挛、先天性胰胆管异常、胰管结石等均可引起胆管共同开口处梗阻。

2. 酒精中毒　酒精通过刺激胰液分泌增加引起 Oddi 括约肌痉挛水肿，对胰腺腺泡的直接毒性作用导致胰腺炎发生。

3. 饮食因素　暴饮暴食可刺激大量胰液分泌，从而导致胰腺炎。

4. 创伤　上腹部钝器伤、贯通伤、手术创伤等。

5. 代谢性疾病　高脂血症、高钙血症病人易发生胰腺炎。

6. 其他　胰腺血管的病变、急性细菌或病毒感染、药物过敏等也是引起急性胰腺炎的原因。

【诊断】

（一）临床表现

1. 发病前多有饱餐、油腻饮食或饮酒史。

2. 腹痛为最主要的症状，多突然发生，呈持续性，逐渐加剧。腹痛位置与病变有关，可向肩背部放射。

3. 一般可有恶心、呕吐、腹胀等消化道症状。

4. 常见的体征为腹部压痛、反跳痛与肌紧张等腹膜刺激征。其他尚有腹部包块、腹水等。严重者可有黄疸、皮肤瘀斑。

5. 无痛性胰腺炎临床上无明显症状。暴发性或猝死性胰腺炎可在发病后突然死亡或数分钟、数小时内死亡，临床上很难得到确诊。

（二）实验室检查

1. 血常规　白细胞计数及中性粒细胞比例增高，血液浓缩，血细胞比容降低。

2. 血清淀粉酶（Somogyi 法）　在发病后 1～2h 开始增高，24h 达高峰，持续 72～96h，超过 500U（正常值<150U）可作出诊断。

3. 尿淀粉酶（Somogyi 法）　正常值为 35～260U，12～24h 开始增高，持续 24～96h。

4. 腹腔液淀粉酶测定（Somogyi 法）　正常值<100U。含量高于血清淀粉酶，病情越重，含量越高，持续约 2 周。

5. 血钾、血钙、血磷　均降低。

（三）特殊检查

1. 腹部透视或 X 线平片显示上腹部肠管扩张胀气。

2. B 超显示胰腺肿大、边缘轮廓不清。

3. CT 显示胰腺外形增大，边缘模糊，部分区域密度减低，可出现液性暗区。

4. 腹腔穿刺在有腹水时，可在右下腹部抽出血性液体，淀粉酶测定升高，对诊断有重要意义。

【诊断标准】

（一）急性胰腺炎

1. 通常为急性起病，表现为上腹疼痛，伴有不同程度的腹膜炎体征。

2. 常有呕吐、腹胀、体温不同程度升高、心率加快、血白细胞计数上升。

3. 血或尿淀粉酶升高。

（二）轻型急性胰腺炎

1. 除上述表现外，还可引起极轻微的脏器功能紊乱。

2. 临床恢复顺利，没有明显腹膜炎体征及严重代谢功能紊乱等重症急性胰腺炎的临床表现。

3. 对及时的液体治疗反应良好，临床体征迅速消失，实验室检查迅速恢复正常。

（三）重症急性胰腺炎

1. 急性胰腺炎伴有脏器功能障碍，或出现坏死、脓肿或假性囊肿等局部并发症者，或两者兼存。

2. 腹部体征包括明显的压痛、反跳痛、肌紧张、腹胀、肠鸣音减弱或消失。

3. 可以有腹部包块，偶见腰肋部皮下瘀斑征（Grey-Turner 征）和脐周皮下瘀斑征（Cullen 征）。

4. 可以并发一个或多个脏器功能障碍，也可伴有严重的代谢功能紊乱，包括低钙血症，血钙 $<1.87mmol/L$（7.5mg/dl）。

5. 增强 CT 为诊断胰腺坏死的最有效方法，B 超及腹腔穿刺对诊断有一定帮助。

6. APACHE Ⅱ 评分在 8 分或 8 分以上。Balthazar CT 分级在 Ⅱ 级或 Ⅱ 级以上。

【鉴别诊断】

1. 急性胆囊炎、胆石症 有胆绞痛，寒战高热，墨菲征阳性，胆囊肿大。

2. 胃十二指肠溃疡急性穿孔 有溃疡病史，腹肌呈硬板状，肝浊音区缩小或消失，膈下有游离气体。

3. 急性肠梗阻 阵发性腹痛，听诊有气过水音或金属音，肠腔有气液面、闭袢影像等。

【治疗】

（一）策略

近年来，对轻型急性胰腺炎的治疗意见已趋于一致，均主张采用非手术疗法，治疗效果亦比较满意。对重型急性胰腺炎倾向于采用个体化治疗方案，即对明显感染或有明显并发症者应早期手术，而对尚无明显感染和并发症者尽量争取晚期手术。

（二）非手术治疗

1. 禁食和胃肠减压 可减少胃酸和胰液的分泌。

2. 体液补充 禁食期间由静脉补充水、电解质和热量。

3. 抗生素的应用 发病早期即可预防性用药和防止肠道细菌移位感染。一般给予广谱抗生素及甲硝唑。

4. 抗胰酶疗法 重症病人早期采用胰酶抑制剂有效。静脉滴注抑肽酶 10 万 U，每日 2 次；氟尿嘧啶 250～500mg 加入 5%葡萄糖溶液 500ml 内静脉滴入，每日 1 次，持续 3～7d，抑制胰蛋白酶合成。近年，应用生长抑素能有效地抑制胰腺的分泌功能。

5. 解痉止痛 对诊断明确、腹痛较重病人可酌情给予阿托品、丙胺太林等，应用哌替啶时要与解痉药合用。

6. 中药 常用方剂有柴胡 15g，黄芩、胡黄连、木香、元胡各 10g，大黄 15g（后下），芒硝 10g（冲服）。经口服或药管注入。

（三）手术疗法

1. 清除坏死组织 根据坏死组织范围切开胰腺被膜及胰周的后腹膜，尽量清除胰腺和胰周坏死组织，甚至可行规则性胰腺切除。

2. 灌洗引流 清除坏死组织后，必须在胰床和后腹膜行充分引流，可采用多条引流管或双套管引流，术后进行灌洗以继续清除坏死组织和渗液。必要时可在麻醉下再次开腹清除坏死组织。

3. 其他处理 胆源性胰腺炎中要解除胆道疾病致病因素，并置 T 形管引流。必要时可作胃造口行胃减压，空肠造口给予要素饮食，或行静脉营养支持。

二、慢性胰腺炎

慢性胰腺炎（chronic pancreatitis）是由多种原因引起胰腺实质慢性渐进性坏死与纤维化，致使其内、外分泌功能减退的疾病。该病患者男性多于女性，男女之比为（2～3）：1，以中年人为多见。

【病因】

1. 急性胰腺炎 这可能与急性胰腺炎遗留的某些病理改变有关，如胰管的梗阻、继发性感染及胰腺的纤维化等。

2. 胆道疾病 常见的胆道疾病包括胆石症、胆道蛔虫、炎症、肿瘤、畸形等。

3. 酒精性胰腺炎 为欧美国家最常见原因。

4. 胰石症 可引起胆管上皮损伤、胆管阻塞等改变。

5. 其他因素 腹部外伤及手术、高脂血症、高钙血症以及遗传和免疫异常等均被认为是引起慢性胰腺炎的病因。

【诊断】

（一）临床表现

1. 腹痛 多数病例可由劳累、情绪激动、饮食不节诱发，疼痛部位位于上腹中间或稍偏左，多伴脊背痛。上腹深部可有压痛。

2. 消化不良 表现为食欲缺乏、饱胀、嗳气。典型者为脂肪泻，为胰腺外分泌不足所致。

3. 其他 少数合并黄疸及糖尿病表现。

（二）实验室检查

1. 多数病例血尿淀粉酶不增高。

2. 粪便在显微镜下有多量脂肪滴和未消化的肌纤维等。

3. 部分病例尿糖反应和糖耐量试验呈阳性。

4. 测血胆红素和氨基转移酶以除外患黄疸的可能。

（三）特殊检查

1. B 超检查 可显示胰腺体积、胰石、胰腺囊肿和胆总管结石等。

2. 内镜逆行胆胰管造影（ERCP） 可显示胰管狭窄、扩张、阻塞，胰石，胆总管结石等。

3. 腹部 X 线平片 显示胰腺的钙化或胰石。

4. CT 可提供类似 B 超的检查结果，对鉴别与排除胰腺占位性病变效果较好。

【鉴别诊断】

（一）胰头癌

该病常合并慢性胰腺炎，而慢性胰腺炎也有演化为胰腺癌的可能，鉴别不易。胰头癌无反复发作史，必要时行细针穿刺组织学检查。

（二）胆道疾病

胆道疾病与慢性胰腺炎常同时存在并互为因果，需依靠 B 超、ERCP 等进行鉴别。

（三）消化性溃疡病

溃疡病与该病的临床表现常类似,需依靠详细的病史、消化道钡餐造影及内镜检查来进行鉴别。

【治疗】

（一）非手术治疗

1. 调理饮食和应用助消化药 如胰浸膏、胰酶制剂。

2. 糖尿病治疗 可口服降糖药,重者宜用胰岛素。

3. 镇痛 一般可用丙胺太林、东莨菪碱等。

（二）手术治疗

1. 适应证

（1）持续上腹痛经非手术治疗无效者。

（2）慢性胰腺炎并发胆道梗阻发生黄疸或出现十二指肠梗阻者。

（3）有胰性腹水、胸腔积液者。

（4）不能排除胰腺癌者。

（5）脾静脉阻塞引起门静脉高压、食管静脉曲张出血。

2. 手术方法

（1）胰管引流术

1）胰腺体尾切除,空肠 Roux-en-Y 引流术:适合于胰腺导管中段梗阻而近端及远端均通畅者,可附加胰管开口狭窄切开术。

2）全胰管切开引流术:适用于全胰管多处狭窄者。将空肠 Roux-en-Y 型肠祥按胰腺长度纵行切开、缝合,覆盖胰腺前面行内引流术。

（2）胰腺切除术

1）切除远段胰腺的 50%~60%,主要用于中段胰管梗阻,且慢性胰腺炎局限于胰腺远段者。

2）切除胰腺远侧 95%,对解除重度慢性疼痛效果较好,但术后易出现胰腺功能不全和糖尿病。

（3）并存有胆道疾病者,应施行相应手术,如胆总管切开取石和 T 形管引流术、Oddi 括约肌切开成形术、胆总管空肠吻合术等。

（4）对顽固性剧痛病例,可考虑行胸腰交感神经切除、胰腺周围神经切断等。

三、假性胰腺囊肿

假性胰腺囊肿（pseudo cyst of pancreas）是在胰腺炎、胰腺坏死、外伤、胰管近端梗阻等致胰腺实质或胰管破坏的基础上,由外漏的胰液、血液和坏死组织等包裹而形成的囊肿,囊壁由肉芽组织或纤维组织等构成,无上皮细胞内衬。一般多见于女性。

【病因】

1. 炎症后假性囊肿 包括急、慢性胰腺炎。

2. 外伤后假性囊肿 包括钝性外伤、穿透伤及手术,约占 10%。

3. 特发性或原因不明。

4. 肿瘤所致假性囊肿 是由于胰管的阻塞而产生胰腺炎所致。

5. 寄生虫性假性囊肿 如蛔虫性及包虫性囊肿,是由寄生虫引起局部坏死而形成的囊肿。

【诊断】

（一）临床表现

1. 可有胰腺炎或上腹部损伤的病史。

2. 腹胀、腹痛 几乎全部病人均有不同程度的腹胀和腹部钝痛，常常放射至左肩背部。

3. 胃肠道症状 由于囊肿压迫胃肠道及胰腺外分泌不足引起，常见症状有恶心、呕吐、上腹饱胀、腹泻或大便秘结。

4. 腹部包块 在上腹中间或偏左、右，近似半球形，表面光滑，无移动性，有的可触知囊性感或引出波动感。

5. 少数病人因囊肿内出血继发感染或穿破而有急性腹痛、内出血、高热或休克等症状。

（二）实验室检查

1. 可有血白细胞计数轻度升高。

2. 部分病人血尿淀粉酶水平升高。

3. 合并慢性胰腺炎者可有脂肪泻、血糖增高。

（三）特殊检查

1. X 线检查 钡餐检查可发现胃或十二指肠被胰腺囊肿推移，钡剂灌肠检查可发现横结肠被推移。

2. B 超检查 可发现胰腺囊肿部位、大小。

3. CT 检查 也可显示胰腺囊肿，且能显示胰腺组织改变，对诊断真性囊肿和囊性肿瘤更有帮助。

【鉴别诊断】

1. 囊性肿块 通过影像学检查与肾上腺囊肿、肝囊肿相鉴别，女性要注意与卵巢囊肿相鉴别。

2. 胰腺肿瘤 胰腺囊腺瘤、囊腺癌被误诊为假性囊肿者并不少见，故应注重术中的冷冻病理结果。

【治疗】

（一）非手术治疗

1. 经皮穿刺置管引流（PCD） 仅用于下列急症，作为临时治疗：①囊肿巨大产生压迫症状；②有破裂可能；③合并感染。

2. 经内镜引流 假性囊肿与胃或十二指肠粘连时，可在内镜下，在囊肿和胃或十二指肠间制造一瘘口，使囊液向胃或十二指肠内引流；也可经内镜作囊肿胃吻合或囊肿十二指肠吻合。此两种方法尚不成熟，有待进一步研究。

（二）手术治疗

1. 切除术 只限于胰体尾部粘连少的小囊肿，需行胰体尾切除或脾切除。

2. 外引流术 虽然操作简单，但可造成大量水、电解质、蛋白质和胰液的丢失，以及皮肤腐蚀，胰瘘发生率亦高达 28%，囊肿复发率达 20%～40%，故一般不采用，只适用于有囊肿继发感染的病人。

3. 内引流术 为首选的手术方法，以囊肿空肠 Roux-en-Y 型吻合最常用。如囊肿位于胃后方，与胃后壁有紧密粘连时，也可切开胃前壁，将胃后壁与囊肿之间开窗并将边缘缝合。这一术式简单，但术后常因囊肿内食物存积及引流不畅，而有上腹疼痛不适或发热，经过一段时间囊肿缩小，症状可消失。另外，胰头部囊肿与十二指肠后壁紧密相连时，可行囊肿十二指肠吻合术。

四、胰　腺　癌

胰腺癌（pancreatic cancer）是发生于胰腺导管上皮（少数起源于腺泡）的恶性肿瘤。约 70% 发生在胰头，其余发生在体尾部，个别病例癌瘤占据全胰。男性患者多于女性患者，两者之比约为 1.6∶1，80% 病例见于 50 岁以上人群。

【诊断】

（一）临床表现

1. 早期无明显症状，大多数患者就诊时其病程往往已有半年左右，有的甚至更长。

2. 腹痛　为多见的初发症状。阵发性疼痛提示并发胆道或十二指肠的不完全性梗阻，持续性疼痛提示神经受累或胰腺慢性炎症；背脊痛提示腹腔神经丛受累。

3. 黄疸　为胰头癌和弥漫性癌的主要症状。黄疸一般是进行性加重，肝和胆囊均可因胆汁淤滞而肿大，黄疸加重时，大便呈陶土色。

4. 消化道症状　食欲缺乏、腹胀、消化不良、腹泻等。严重者乏力、消瘦明显。

5. 腹部体征　半数以上的胰头癌病人可摸到肿大的胆囊，晚期少数病人在上腹部可触及肿物。

（二）实验室检查

1. 血总胆红素及直接胆红素升高。

2. GPT 及 GOT 正常或轻度升高。

3. 血 AKP 明显升高。

4. 30%病人有空腹血糖升高。

5. 50%病人 CEA 升高。

6. 尿胆红素阳性，胆总管完全梗阻时尿胆原阴性。

7. 大便潜血试验阴性，有助于与壶腹癌的鉴别。

（三）特殊检查

1. X 线胃肠钡餐造影　增大的胰头癌可使十二指肠曲增宽，且可见十二指肠的双边压迹，晚期甚至可引起十二指肠梗阻。

2. B 超检查　胰头癌尚未出现黄疸时，B 超就可发现肝内外胆道扩张，有的可发现胰管的扩张。B 超对直径小于 1.5cm 的肿瘤较难检出，诊断的阳性率为 66%～90%。对胰头部肿瘤的诊断正确率比胰尾部要高。

3. CT 检查　对胰腺癌的诊断有较重要意义。总的诊断正确率为 75%～80%。它可清楚显示胰腺局部增大，胆胰管扩张，还可提供肿瘤与胰周组织的关系。

4. ERCP 检查　主要表现为主胰管及胆总管的截断，呈"倒八字征"，亦称"双管征"。如梗阻不完全，可见梗阻远端胰胆管扩张，有的病例还可见胰管的充盈缺损或造影剂溢入肿瘤区。胰体尾癌则可见到主胰管相应部分截断。

5. 经皮经肝胆管造影（PTC）　可清晰显示梗阻部位。胰头癌致梗阻往往在胆总管的十二指肠后段，还可见胆总管变横位。

6. 选择性动脉造影（SAG）　主要用于某些特殊病例以判断胰血管的解剖及肿瘤的可切除性。

7. 经皮细针穿刺细胞学检查　可在 B 超或 CT 引导下，对肿瘤进行穿刺，反复抽吸，立即进行细胞学检查，阳性率有时达 90%左右。

【鉴别诊断】

（一）壶腹周围癌

壶腹周围癌包括壶腹癌、胆总管下端癌、十二指肠腺癌。壶腹癌黄疸出现相对早，可呈波动性。大便潜血试验可为阳性。肝内、外胆管扩张而胰头不大。ERCP 可见壶腹部隆起或菜花样肿物，取病理活检可确诊。胆管下端癌病人可有深度黄疸，且可有波动。消化道症状轻，影像学检查对诊断有帮助。十二指肠腺癌位于十二指肠乳头附近，来源于十二指肠黏膜上皮。肠道梗阻不完全，黄疸出现较晚，进展较慢。肿瘤溃烂出血，大便潜血试验可为阳性，出血量大时可有柏油样便，病人常有轻度贫血。

（二）胆总管结石

病人有反复的右上腹痛发作，可伴发冷、发热及黄疸。B 超可发现结石影像，不难鉴别。有时胆总管下端因十二指肠积气而不易发现结石，此时行 PTC 或 ERCP 对诊断有帮助。

（三）慢性胰腺炎

一般胰腺炎有经常性的上腹部疼痛症状，病史较长，经影像学检查不难鉴别。但与胰头慢性局限性胰腺炎鉴别不易。可行 CA19-9、CEA、CA50 等辅助检查，必要时可在 B 超或 CT 引导下作细针穿刺细胞学及基因检测，对重度怀疑为肿瘤的病例应剖腹探查。

【治疗】

（一）手术治疗

1. 适应证 全身情况尚好，无远处转移、剖腹探查活检明确诊断者。

2. 手术方式

（1）根治性手术：适用于腹内无转移灶，肿瘤未浸润邻近器官如下腔静脉、门静脉、肠系膜血管者。胰头癌行胰十二指肠切除，胰体尾癌行胰体尾连同脾脏切除；全胰癌行全胰腺、十二指肠切除。

（2）区域性根治术：适用于胰腺癌有较广泛的周围器官浸润、无远处转移，一般情况尚好者。手术范围包括全胰腺、部分胃、十二指肠、脾、门静脉的一部分、部分横结肠系膜、大网膜、区域淋巴结。

（3）姑息性手术：适用于不能行根治术的病人。伴有阻塞性黄疸可行胆肠引流（胆囊十二指肠、胆囊空肠 Roux-en-Y 吻合术）；伴有胆道、十二指肠同时阻塞可行胆管、胃空肠双吻合或加 Billroth Ⅱ 式胃大部切除，胃空肠吻合术。为缓解胰腺癌疼痛，术中可在腹腔神经节两侧注射 6% 石炭酸 10～20ml 或无水乙醇 25ml，有短期效果。

（二）化学治疗

多采用氟尿嘧啶、丝裂霉素及亚硝脲素；或氟尿嘧啶与链脲霉素等联合用药。

五、胰 岛 素 瘤

胰岛素瘤（insulinoma）为胰岛 B 细胞肿瘤，占胰岛细胞肿瘤的 70%～75%。80% 以上为良性，85% 为单发。男性患者多于女性患者，分别占 65.3% 和 34.7%。肿瘤位于胰头、体、尾部者分别占 27.7%、35% 和 36%。

【诊断】

（一）临床表现

典型症状为惠普尔（Whipple）三联征。

1. 自发性、周期性发作的低血糖症状，昏迷及神经精神症状，每于空腹或劳累后发作。

2. 发作时血糖低于 2.78mmol/L。

3. 口服或静脉注射葡萄糖后，症状可立即消失。

（二）激发试验

激发试验适用于无典型发作而需进一步做出诊断的病人。

1. 饥饿法 病人持续禁食 48～72h，其间医护人员密切观察有无低血糖症状出现，如有，则立即测血糖，然后静脉注射葡萄糖溶液以终止试验。

2. 甲苯磺丁脲（D860）试验 D860 按照 20～25mg/kg 的剂量溶于等渗盐水 10～20ml 中，缓慢静脉注射，每 30min 测血糖 1 次，如出现低血糖则为阳性。

（三）实验室检查

1. 空腹或发作时血糖＜2.78mmol/L，糖耐量呈低平曲线。

2. 血清胰岛素水平高于正常，血清胰岛素（μU/ml）与血糖（mg/dl）比值＞0.3。

（四）特殊检查

1. B 超和 CT 检查　确诊率约 30%，增强 CT 或应用腹腔动脉和肠系膜上动脉插管注射造影剂与 CT 联用可明显提高诊断率。

2. 选择性动脉造影　阳性表现为肿瘤充盈染色，血管扭曲增多。诊断率为 50%~80%。

3. 经皮肝穿门静脉置管抽血胰岛素测定　可直接测定胰腺回流的静脉血中胰岛素水平，准确性高，如分段取血还有助于肿瘤定位诊断。

【鉴别诊断】

胰岛素瘤患者多于空腹或运动劳累后发病，应与其他原因致低血糖，如胃切除术后、慢性胰腺炎、慢性肾上腺功能不全、注射胰岛素过量、胰岛增生等相鉴别。

【治疗】

（一）外科治疗

1. 术中定位　很重要，可借助以下几种方法。

（1）触诊检查：正确率为 75%~95%。只有少数位于胰头或胰尾的直径仅几毫米的小肿瘤易于漏诊。

（2）术中 B 超：可发现胰头部的小肿瘤，且有助于手术时避免损伤大血管及主胰管。

（3）细针穿刺细胞学检查：对胰组织深部的可疑小结节，行细针穿刺涂片细胞学检查是简单、安全而可靠的确诊方法，正确率在 90% 以上。

2. 肿瘤摘除术　为最常用方法，对单发或散在的，不大而表浅的肿瘤，不论在何种部位均宜采用。

3. 胰腺或远侧胰切除术　对胰体和胰尾较大而深在的肿瘤，多发瘤及胰岛增生病例可行胰体尾或胰尾切除术。

4. 胰腺局部切除术　切除肿瘤和肿瘤周围的一部分正常胰腺组织。该法对胰腺损伤大，术后并发症多，已较少采用。

5. 胰十二指肠切除术　只适用于巨大的胰头部肿瘤和恶性胰岛素瘤。

（二）内科治疗

内科治疗适用于术前准备期间、术中未能发现的隐匿性胰岛细胞瘤病人，切除不了的恶性胰岛细胞瘤和无法手术治疗的病人。

1. 饮食治疗　方法是及时进食，增加餐次，多吃含糖食物，避免劳累，随身携带糖果，当感到发作前兆时即刻服用，可防止发作。

2. 药物治疗　服用抑制胰岛素分泌药物，常用药物：①二氮嗪，每日 200~600mg。②长效生长抑素类药物，如奥曲肽 50~150μg，每日 3 次，皮下注射。③其他药物，如激素类药物、钙通道阻滞剂、交感神经阻滞剂等。

六、胃泌素瘤

胃泌素瘤（gastrinoma）又称佐林格-艾利森综合征（Zollinger-Ellison syndrome）或胰源性消化性溃疡，能分泌大量的胃泌素而引起胃酸分泌亢进，临床上以顽固性溃疡病症状为特征。患者中男性多于女性，两者之比为 3:2~2:1。发病年龄为 7~90 岁，其中以 30~50 岁者居多。

【诊断】

（一）临床表现

1. 同消化性溃疡的临床表现，但症状较一般溃疡病重，内科治疗效果差，半数以上可发生溃疡出血、穿孔或梗阻。

2. 腹泻　约 1/3 病人有此症状，主要是由胃酸过多所致。20% 病人以腹泻为首发症状，另 7%

病人只有腹泻而无溃疡。有些病人还可有脂肪泻。

（二）实验室检查

1. 胃酸分泌量测定　90%以上病人基础胃酸分泌量（BAC）超过 15mmol/L，有高者达 150mmol/L。

2. 血清胃泌素测定　本病往往高于 150pg/ml，有的高达 1000pg/ml。每日水平可有波动，故应连续多日测定，如病情可疑而血清胃泌素水平不高，可通过激发试验确诊。

（三）特殊检查

1. B 超检查　敏感性较低。术前阳性诊断率为 20%。直接在手术部位作 B 超探查，对发现肿瘤很有帮助。

2. CT 检查　敏感性介于 18%～81%。瘤体小于 1cm 时很难从 CT 扫描中辨别出来。

3. 选择性血管造影　可显示胰腺肿瘤有造影剂染色。

4. 钡餐造影　常可见巨大、高位或多发溃疡。

5. 经皮肝穿刺脾静脉抽血测定胃泌素　分段抽血测定有助于定位。

6. 该症主要与胃窦 G 细胞增生和胃切除后窦部黏膜残留相鉴别，主要方法为激发试验。

【治疗】

1. 外科治疗　胃泌素瘤 60%～70%为恶性，即或是良性，也需手术治疗。即使是已有肝转移的病人如能将原发肿瘤切除也可能长期存活。在胰头部的肿瘤可考虑行胰十二指肠切除。对肿瘤广泛浸润切除困难者，则要考虑作全胃切除，病人症状消失，营养改善。

2. 药物治疗　如病人不能耐受手术，可给予链脲霉素及西咪替丁、奥曲肽等，常可获得较长时间生存。

七、胰高血糖素瘤

胰高血糖素瘤是起源于胰岛 A 细胞的一种内分泌肿瘤。很少见，均为单发，60%～70%为恶性。平均发病年龄为 54 岁，男女发病比率为 1∶（2～3）。

【诊断】

（一）临床表现

1. 糖尿病　常为轻度，由血浆胰高血糖素水平升高而引起。

2. 皮疹　坏死性迁徙性红斑为本病所特有，常侵犯下腹部和会阴。不少病人有口角炎及舌炎。低氨基酸血症是皮疹发生的原因。

3. 贫血　为大多数病人的症状之一，其真正原因不明。

4. 体重下降　56%的病人有体重下降。

5. 其他　少数病人有抑郁症、静脉血栓形成或腹泻。

（二）实验室检查

1. 血色素及骨髓象　40%病人有正细胞正色素性贫血。

2. 血浆胰高血糖素测定　可达 500pg/ml 以上（正常为 50～250pg/ml）。

3. 血糖　轻度升高，或仅糖耐量曲线不正常。

（三）影像学检查

B 超、CT 和选择性造影检查对胰高血糖素瘤的定位诊断价值较大。另外，选择性肝穿刺插管进入门静脉和脾静脉，对分段取血的标本进行胰高血糖素测定，对定位也有一定价值。

【治疗】

手术切除肿瘤是最有效的治疗方法，单个肿瘤切除后症状很快消失。恶性病变，即使已有转移，也应争取将胰腺原发肿瘤切除，术后可加用化疗。如肿瘤无法切除，应用全身或动脉灌注化疗亦可获得良好姑息效果。

八、血管活性肠肽瘤

血管活性肠肽瘤（vipoma）亦称 Verner-Morrison 综合征或腹泻低钾无胃酸（WDHA）综合征，是一种起源于胰岛 D 细胞的内分泌瘤。61%为恶性，可发生于任何年龄，中年女性多见。

【诊断】

（一）临床表现

1. 水泻　为本病的主要和特征性症状，开始为发作性或间歇性，以后发展为典型的持续性水泻。

2. 低血钾　血钾平均 2mmol/L，最低可达 1.2mmol/L。低血钾可引起肌无力、周期性肌麻痹、手足搐搦、腹胀、肠麻痹、假性肠梗阻等。

3. 低胃酸或无胃酸　无胃酸为本病另一特征性表现，但低胃酸比无胃酸更常见，共 70%病人有此表现。

4. 其他　可表现为消瘦、腹痛、皮肤潮红、头晕或眩晕样发作等。

（二）实验室检查

1. 血浆血管活性肽测定　正常人<170pg/ml，本病患者升高，平均值可达 675～965pg/ml。

2. 激发试验　用五肽胃泌素进行激发试验结果为阳性，而肿瘤切除后激发试验为阴性。

（三）影像学检查

对直径>3cm 的血管活性肠肽瘤，CT、MRI、超声、血管造影总检出率在 80%以上。

【鉴别诊断】

本病需与各种病因所致的分泌性腹泻相鉴别，包括神经内分泌瘤，如胃泌素瘤、甲状腺髓样瘤、类癌等。这类患者腹泻比本病轻，多伴有各自特征性临床表现。

【治疗】

1. 补液、纠正水电解质紊乱并补充血浆，注意补钾及镁。

2. 手术切除肿瘤，如未发现肿瘤可做胰腺远侧大部分切除，肿瘤切除后腹泻及其他症状很快消失。

3. 对不能进行手术或手术不彻底而有症状的病人，可进行长期内科治疗，包括：①化疗。②有条件时亦可长期进行奥曲肽治疗。如奥曲肽治疗无效时，可考虑使用皮质激素，泼尼松 60～100mg/d，以后酌减。

第十六章　脾脏疾病

一、脾囊肿

【病因和分类】

脾囊肿是脾脏组织的囊性病变，主要分为寄生虫性脾囊肿和非寄生虫性脾囊肿。寄生虫性脾囊肿由棘球绦虫属的包虫组成，由蚴虫经血流进入脾内发育产生的囊肿或由腹腔其他脏器包虫囊肿内的头节直接播散于脾内而产生的囊肿。非寄生虫性脾囊肿有原发性和继发性两种。原发性囊肿的囊壁含有不同的细胞成分，包括转变细胞、表皮样细胞、淋巴瘤细胞、血管瘤组织和上皮样成分，其中最常见的组织类型是表皮样囊肿和上皮样囊肿。继发性囊肿，其形成过程是外伤引起脾内血肿，血肿被包裹，血液被吸收，周围形成纤维性囊壁，浆液不断蓄积，逐渐形成浆液性孤立性囊肿。囊肿可以很大，囊壁无内皮细胞覆盖，其内常含血液。

【诊断】

小的囊肿无临床症状，直到囊肿增大压迫和刺激邻近脏器时，才产生一系列的器官受压症状。以上腹或左上腹隐痛最多见，有时亦可累及脐周或放射至右肩及左腰背部，如压迫胃肠道可有腹胀或消化不良、便秘。寄生虫性脾囊肿以中青年多见，非寄生虫性脾囊肿以青少年多见。

体检时发现左上腹肿块或左侧膈肌抬高时应怀疑本病，血细胞计数和血生化常无异常发现，B超及CT检查为诊断本病的常用方法。

【治疗】

脾囊肿有并发感染危险，破裂后可引起腹膜炎或穿破膈肌致胸膜炎。囊肿破溃可致腹腔内出血，因此一旦确诊，即应及早处理，多采用脾切除、脾段切除或囊肿摘除术，效果均较好。

二、脾良性肿瘤

【分类】

脾良性肿瘤临床罕见，主要分为三大类型：①脾错构瘤，极罕见，其构成成分和脾正常成分一致，发生基础系脾脏胚基的早期发育异常，使脾正常构成成分的组合比例发生混乱。②脾血管瘤，由海绵样扩张血管构成，系脾血管组织的胎生发育异常所致。③脾淋巴管瘤，系由囊性扩张的淋巴管构成，由先天性局部发育异常、阻塞的淋巴管腔不断扩张所致。

【诊断】

脾良性肿瘤常常单发，大小不一，形态各异，因其症状隐匿，临床诊断较困难，多由尸检或剖腹探查时偶然发现。少数病例因巨脾引起左上腹肿块、疼痛、饱胀等症状而在临床检查时被发现。影像诊断在脾肿瘤的诊断及鉴别诊断中具有重要价值，B超和CT均可显示脾肿瘤的形态，选择性脾动脉造影可显示周围组织的压迫性改变，亦可显示脾实质的缺损，此病应注意与寄生虫性脾囊肿、原发性恶性脾肿瘤及转移性脾肿瘤相鉴别。

【治疗】

由于脾脏的良恶性肿瘤临床鉴别较为困难，目前主张一经发现，即应施行全脾切除术。脾良性肿瘤预后较好，但脾血管瘤因其动静脉交通的作用，易发生自发性脾破裂。

三、脾原发性恶性肿瘤

【分类】

脾原发性恶性肿瘤临床上极少见，可分为三大类：①脾血管肉瘤，系脾窦内皮细胞恶性增生所致；②脾原发性纤维肉瘤，是指脾脏本身纤维组织的恶性增生；③脾原发性恶性淋巴瘤，指原发于脾脏淋巴组织的恶性肿瘤，主要包括脾原发性霍奇金病和脾原发性非霍奇金病。

【诊断】

脾原发性恶性肿瘤早期常无特殊症状，患者就诊时往往呈现晚期状态，脾大，脾表面不平、质硬、活动差，严重时尚有胃区饱胀、纳差、腹胀及低热、乏力、消瘦。X 线检查可发现脾影增大及局部压迫征象，B 超及 CT 不仅可显示脾本身的病变，还可显示肿块与附近脏器的关系。由于本病无特异性表现，因此应注意与伴有脾大的全身性疾病、脾脏的良性疾病及邻近器官的疾病相鉴别。

【治疗】

为提高恶性肿瘤的治愈率，提倡早期发现、早期诊断、早期治疗，治疗主要包括手术、化疗、放疗等，治疗效果取决于病期、有无转移和肿瘤的生物学特性。由于此病发现一般较晚，尽管手术切除率可达 87%，但远期效果欠佳。

四、脾 脓 肿

【病因病理】

某些引起脾大的感染性疾病或败血症和创伤及邻近器官感染的蔓延都可致脾脓肿。常见的致病菌有链球菌、厌氧菌、葡萄球菌等。脾脓肿的早期，脾脏与周围组织无粘连，随着炎症向脾脏表面波及，常与周围脏器发生致密粘连，还可穿入其他脏器，形成各种内外瘘和腹膜炎。

【诊断】

脾脓肿的临床表现虽较复杂，但通常以寒战、高热及左上腹疼痛为主要特点，同时伴有恶心、呕吐及食欲缺乏等症状。由于脾脏常有不同程度的肿大，或附近网膜等组织与病灶粘连，左上腹常可能触及肿大的脾脏。局部往往有较明显的压痛、反跳痛及肌紧张。

患者白细胞计数及中性粒细胞分类计数均明显升高，出现核左移，B 超和 CT 均可发现脾实质内低的或无回声团块。脾脓肿的术前诊断有时确属不易，应注意详细询问病史、细致体检再辅以 B 超等检查，也可大大提高诊断的正确性，同时还应与左上腹壁脓肿、脾囊肿、脾肿瘤等相鉴别。

【治疗】

脾脓肿的治疗包括全身用药和局部病变的处理两个方面。首先是选用适当而有效的抗生素控制感染，要控制需氧菌和厌氧菌两方面的感染。局部病变的处理原则是作包括脓肿在内的脾切除，效果最理想。如不能行脾切除，也可行脾脓肿切开引流术或超声引导下的穿刺置管引流术，再辅以过氧化氢、甲硝唑冲洗效果也尚满意，其预后取决于病程长短、诊断早晚、治疗是否得当及全身感染状况轻重等多方面因素，随着诊断技术进步、有效抗生素的应用，治愈率已明显提高。

五、脾 结 核

【病因病理】

脾结核为全身性结核病变的局部表现，可分为两类：一类为继发性脾结核，是结核杆菌侵入人体后，脾脏和体内其他器官同时发生结核病变；另一类为原发性脾结核，仅在脾脏发生结核病变，而其他器官无结核损害。其病理分型为干酪纤维性结节型、粟粒型、纤维硬化型和出血坏死型。

【诊断】

脾结核与其他脏器结核病一样，在早期无明显自觉症状，偶有不规则的低热、易疲劳、乏力等现象。随着脾脏的增大，可出现左季肋部的沉重感或自发性疼痛，约 70% 的患者呈现不同程度的脾大，肿大的脾脏多数光滑，质地硬，且有压痛。脾结核病人常常伴有肝大或其他脏器结核病。

结核病临床表现相当复杂，诊断脾结核亦颇困难，不少病人多系手术后或死亡后作病理检查时才最后确诊。应强调下列几点作为孤立性脾结核诊断的考虑：①脾大伴长时间持续低热；②同时伴有其他脏器结核；③结核菌素试验强阳性或红细胞沉降率增快者。B 超、CT、脾脏穿刺检查及骨髓穿刺检查均有利于诊断。

【治疗】

脾结核一旦确诊，应积极治疗。原发性脾结核以行脾切除加术后抗结核治疗为佳。继发性脾结核必须先行抗结核治疗，待病变初步控制后再行脾切除，术后继续抗结核治疗。

六、外伤性脾破裂

尽管脾脏位于左上腹深处，受胸廓、腹肌及背部保护，85%以上脾破裂仍是由于外伤引起，占腹部外伤的 20%～40%，脾破裂根据病因可分为：外伤性脾破裂、自发性脾破裂及医源性脾破裂。

【病因】

外伤性脾破裂分为开放性和闭合性两类。开放性脾损伤多由划刺、子弹贯通和爆炸等所致。闭合性脾损伤多由交通事故、坠落伤、左胸外伤和左上腹挫伤等所致。

【病理】

（一）脾破裂分型

1. 中央破裂　系脾实质的深部破裂，表浅实质及脾包膜完好，而在脾髓内形成血肿。

2. 包膜下破裂　系脾包膜下脾实质周边部分破裂，包膜仍完整，致血液积聚于包膜下。

3. 真性破裂　系脾包膜与实质同时破裂，发生腹腔内大出血。

（二）脾破裂分级

1 级：包膜撕裂或轻度的脾实质裂伤。

2 级：包膜撕脱。

3 级：严重脾实质破裂或穿透性弹伤或刺伤。

4 级：严重脾实质星状破裂或横断或脾门损伤。

5 级：脾粉碎性或多发性损伤。

【诊断】

（一）临床表现

临床症状的轻重，取决于脾脏损伤程度、就诊早晚、出血量多少及合并伤的类型，主要有左上腹疼痛，有时可放射至左腰部或左肩，同时有失血性休克的症状，如烦躁、口渴、心慌、心悸、乏力等。检查时可发现病人弯腰屈背、神志淡漠、血压下降、脉搏增快，如腹腔内出血量较多，可表现为腹胀及全腹压痛、反跳痛，并以左上腹为著，叩诊时腹部有移动性浊音，肠鸣音一般减弱，直肠指诊时直肠子宫陷凹饱满。外伤性脾破裂的诊断一般不难，根据病史、体征多可明确诊断。

（二）辅助检查

1. 诊断性腹腔穿刺　这是简单易行、安全、阳性率高的诊断方法，用 9 号空针在左侧 Lanz 点穿刺，方向朝向左髂窝，阳性率可达 80%。

2. B 超　具有高度的分辨力，腹腔积血 100ml 即可确认，有时尚可发现脾实质破裂的裂隙。

3. CT 检查　能清晰地显示脾外形和解剖结构，确定有无腹内脏器合并伤，准确率可达 90%。

4. 血管造影及电子计算机数字减影血管造影（DSA）　具有高度特异性和准确性，尚可以经导管注射血管栓塞剂治疗脾破裂及腹膜后出血。

5. 腹腔镜检查　虽能发现腹腔内病变，但比较费时，有时脾周血块堵塞，则难以确诊脾破裂程度。

【治疗】

（一）非手术治疗

术中所见脾破裂，80%裂口处已积满血凝块，无活动性出血，血压下降后，流经脾脏血液量减少，脾脏不同程度收缩，而且脾破裂后，脾伤口周围短时间内会积聚大量的血液和血凝块，使脾裂口受到一定压迫，具有一定的止血作用。因此，部分脾破裂患者，经过一系列止血、抗休克治疗可以治愈，成功率可达 15%～18%。但非手术治疗存在下列缺点：①非手术疗法使患者失去剖腹探查的机会，不能及时处理合并损伤；②大量输血带来的问题，如丙肝等；③迟发性出血。因此，非手术疗法应慎重选择。

（二）手术疗法

对诊断明确的患者，应积极手术，手术的目的是及时止血。

1. 保留性脾手术 早期由于对脾脏功能的认识不足，对于脾破裂等，几乎均采用脾切除术，随着对脾脏功能及脾切除后对机体的影响，尽量保留脾脏的手术也日益引起重视。

通过对脾脏解剖生理深入研究及大量的临床资料证明，对于裂口小、损伤脾实质较浅、渗血或出血不多者，可经手术缝合获得治愈。儿童的脾组织内纤维结缔组织成分相对较多，缝合修补更为安全，由于脾脏组织内有大量的血窦和血管内皮细胞，使残留脾及脾碎片容易成活，利于作自体脾组织片移植，当然，保脾手术的实施也应慎重考虑：①年龄越小越优先选择保留性手术，因为小儿切脾后易发生感染，尤其是血液病患儿，小儿网状内皮系统不发达，切脾后的代偿功能不完善。②在确保生命安全的基础上采用保留性脾手术。③必须根据疾病的性质灵活掌握和选择某一保脾手术。④保留性脾手术后要注意严密观察和随访。

（1）局部黏合剂的应用，主要用于 1 级脾损伤，也可用于脾修补术后局部轻度渗血。

（2）局部凝固止血，可用透热法、激光、高热空气等，以造成外伤表面凝固坏死来止血。

（3）脾缝合或修补术，主要用于 1～3 级脾外伤，无腹腔严重感染及危及生命的合并伤需紧急处理者。

（4）可吸收网罩的应用，适用于脾包膜大面积撕裂或实质较深的破裂，即用可吸收网罩包裹损伤脾脏，造成压迫止血。

（5）部分脾切除，又称不规则脾切除，适用于 3 级脾破裂，损伤较局限，但无法修补或修补失败者。

（6）脾切除后自体移植。在外伤性脾破裂行脾切除后，为保留脾脏的免疫功能，可行脾移植，常用腹腔内种植和躯体种植两种方法，最佳部位是大网膜、脾床或腹膜褶。如病人病情严重，腹腔已严重污染、病理性脾破裂等则不宜行脾移植。

2. 脾切除术 适用于以下情况：①严重的脾破裂；②脾本身疾病，如脾肿瘤等；③脾功能亢进；④充血性脾大；⑤作为肿瘤根治的一部分；⑥其他。

单纯脾破裂无空腔脏器损伤者，腹腔出血可回输，但如出血在 48h 以上且有中度发热，则不宜回输，脾破裂病人的预后取决于脾脏损伤的程度、诊断早晚和出血速度、失血量的多少、合并伤的轻重。

第十七章　周围血管和淋巴疾病

一、下肢动脉硬化闭塞症

60 岁以上人群动脉粥样硬化的发病率高达 79.9%，当其发生于下肢动脉，并导致动脉管腔狭窄、继发血栓形成、动脉闭塞、远端组织缺血，则称为动脉硬化闭塞症（arteriosclerotic occlusive disease，ASO）。好发于腹主动脉下端、髂动脉、股动脉、腘动脉。患者多为男性，发病年龄在 50 岁以上。

【病因】

病因不清，可能与以下因素有关。

1. 高血压　大多数患者伴有高血压。

2. 高脂血症　血中胆固醇、甘油三酯、低密度脂蛋白、极低密度脂蛋白升高，高密度脂蛋白降低。

3. 肥胖　尤其合并糖尿病者。

4. 性别　男性明显多于女性。

5. 其他　吸烟、遗传因素等。

【病理】

病变好发于动脉分叉处，早期内膜上血脂沉积，进而增生并形成粥样斑块，随着钙质在斑块上的沉积，斑块增大，致管腔狭窄以致完全闭塞。动脉中层弹力纤维退行性变、肌层变薄，在动脉血流的冲击下，可扩张形成动脉瘤。

【临床表现与诊断】

1. 下肢缺血症状

（1）患肢易疲劳、酸胀、肢端发凉、麻木，步行时下肢肌肉疼痛致间歇性跛行。

（2）病情严重时出现下肢静息痛，肢端溃疡不愈、坏疽。

2. 下肢缺血体征　股动脉、腘动脉、足背动脉、胫后动脉搏动减弱或消失。

3. 辅助检查

（1）实验室检查：部分病人血脂增高。

（2）无创性血管检查仪：下肢节段性测压踝/肱指数小于 0.8。

（3）多普勒超声检查：发现动脉粥样硬化斑块，确定病变部位、狭窄程度、血流速度、有无血栓形成。

（4）动脉造影：显示病变部位，范围，流入道、流出道及侧支循环情况，为诊断金标准。

（5）磁共振血管造影：为无创性检查新技术，临床可大部分代替动脉造影。

（6）多排 CT 三维血管成像。

【治疗】

1. 非手术治疗

（1）戒烟：非常重要。

（2）锻炼

1）步行锻炼法：促进侧支循环建立，方法是缓步行走，在预计发生间歇性疼痛之前停步休息，每天数次。

2）Buerger 运动：即患者平卧，先抬高患肢 45°，1～2min 后再下垂 2～3min，再放平 2min，并作伸屈或旋转运动 10 次，如此重复 5 次，每天数次。

（3）药物治疗

1）血管扩张剂：前列腺素 E、钙离子通道阻滞剂。

2）抗血小板聚集药物：阿司匹林、双嘧达莫等。

3）中成药：复方丹参、川芎嗪等。

2. 介入治疗

（1）经皮血管腔内成形术（PTA）：用于病变局限、狭窄程度较轻者。利用球囊导管扩张，可多次治疗，但远期效果不甚理想。

（2）血管内支架成形术：用合金支架置入狭窄动脉段，疗效持久，远期可再闭塞。

（3）血管腔内超声消融术：选择性作用于低弹性组织，使斑块和血栓粉碎消融。

3. 手术治疗

（1）动脉内膜剥脱术：用于病变局限者，切除粥样硬化斑块及病变内膜，为早期技术。

（2）动脉旁路转流术：用于有通畅流出道者，一般采用自体大隐静脉或者聚四氟乙烯人造血管。

（3）静脉动脉化：用于动脉广泛闭塞，无通畅流出道者。

二、急性动脉栓塞

急性动脉栓塞（acute arterial thromboembolism）是因循环系统内脱落的血栓或动脉粥样硬化斑块等物堵塞动脉，血流受阻，造成器官或肢体急性缺血。本病起病突然，预后严重，如不及时处理，将致病人终身残疾甚至有生命危险。

【病因】

主要为栓子堵塞。栓子来源于：

1. 心脏病 最常见于风湿性心脏病伴房颤者。

2. 血管病 动脉粥样硬化斑块、动脉瘤内血块脱落。

3. 医源性 介入检查或治疗中折断的导管导丝；人工心脏瓣膜置换术后瓣膜上附着的血栓。

4. 羊水、脂肪、癌栓等。

【病理】

栓塞多位于动脉分叉处，最常见于髂股动脉及其分叉处。早期因管腔内压力增高，神经反射使动脉壁收缩，血管痉挛，组织缺血；继而栓塞近远端内新生血栓形成。栓塞 6～12h，可有组织细胞及器官的坏死。坏死组织中的代谢产物进入血液循环，可引起代谢紊乱，肾衰竭。大动脉栓塞，影响心功能，可造成病人死亡。

【临床表现】

1. 肢体动脉栓塞：有典型的"5P"征。

（1）疼痛（pain）：突发剧痛，开始位于动脉栓塞处，以后累及整个患肢。

（2）苍白（pallor）：患肢皮肤由苍白逐渐转变呈花斑状。皮温降低，皮温改变平面一般较栓塞平面低一横掌。

（3）无脉（pulseless）：栓塞部位以下动脉搏动消失。

（4）感觉障碍（paresthesia）：栓塞远端肢体呈袜套状感觉丧失区，其近端有感觉过敏区。感觉减退平面低于栓塞平面。

（5）麻痹（paralysis）：手足活动困难或足下垂，提示已发生坏死。

2. 肠系膜动脉栓塞

（1）早期：主要表现为突发剧烈绞痛、恶心、频繁呕吐、腹泻，但腹部体征不明显为其特征。

（2）进展期：腹胀加重，持续绞痛，压痛明显，肠鸣音消失，排血便、血性呕吐物。

【诊断】

1. 有心血管疾病，尤其是风湿性心脏病伴房颤病史。

2. 肢体出现典型的"5P"征。

3. 急腹症病人，有心血管及外周动脉栓塞史者。

4. 肢体动脉栓塞可经彩超明确诊断。

5. 血管造影可明确肠系膜动脉栓塞。

【治疗】

（一）非手术治疗

适应证：

1. 病人伴发严重心脑血管疾病，不能耐受手术。

2. 肢体已经明显坏死，不宜采取取栓手术。

药物治疗：

1. 溶栓　发病 3d 内，尿激酶 25 万 U，每天 2 次，外周静脉注射或者经导管溶栓。

2. 抗凝　肝素 1.0～1.5mg/kg，静脉注射，6h 一次，监测凝血酶原时间（PT）、活化部分凝血活酶时间（APTT）。

3. 解痉、扩血管　前列腺素 E_1 等静脉注射可扩张血管，解除动脉痉挛，促进侧支循环建立。

4. 祛聚治疗　抑制血小板黏附、聚集，常用阿司匹林、双嘧达莫、低分子右旋糖酐等。

一般治疗：患肢减少活动，注意保暖，避免冷、热敷。

（二）手术治疗

适应证：除濒危者外，患者一经诊断，全身条件许可，均应及早手术取栓，最好于 8h 内手术。在组织未坏死前手术可降低截肢或肠切除平面，提高病人生活质量。

手术方式：

1. Fogarty 导管取栓　根据受累动脉的粗细，选用 F2～F7 等不同管径的导管，取出血栓。

2. 动脉切开取栓　多用于肠系膜动脉栓塞或无 Fogarty 导管时。

3. 截肢术　肢体远端坏疽，界线分明，行截肢术。

术后处理：

1. 栓子多来自心脏病，术中、术后应改善心功能，争取恢复正常心律，防止栓子再脱落。

2. 术后用小剂量肝素 50mg，皮下注射，每日 2 次，连用 5～7d；或用低分子量肝素。若有残留血栓，应行溶栓治疗。

3. 严密观察患肢情况，如皮温、皮肤色泽恢复正常后又出现肤色苍白，皮温降低，动脉搏动消失，应考虑又有栓塞，应再行手术取栓。

4. 取栓术后，患肢血运恢复数小时后，患肢出现肿胀、疼痛、浅静脉充盈，应考虑缺血后再灌注综合征的可能，排除动脉再栓塞的可能后，应切开小腿筋膜减压，以防患肢坏死。

三、多发性大动脉炎

多发性大动脉炎又称 Takayasu 动脉炎，或无脉症。为主动脉及其主要分支的多发性、非特异性、慢性进行性炎症疾病。较为常见。临床多见于年轻女性。

【病因】

本病病因不明，可能是多因素的，多数学者认为是自身免疫性疾病，亦有认为与先天性遗传因子、性激素水平、感染或营养不良等因素有关。

【病理】

本病主要累及主动脉，最多见于主动脉弓及邻近的分支。病变由外膜向内膜发展，全层均有重度淋巴细胞和浆细胞浸润伴结缔组织增生，平滑肌纤维破坏，肉芽组织形成，内膜增厚硬化，管腔狭窄以至血管闭塞。平滑肌纤维破坏，管壁在血流冲击下可形成动脉瘤样改变。病变远端出现供血障碍而近端血压明显升高。

【临床分型与临床表现】

1. 头臂型　病变常在从主动脉弓发出的左锁骨下动脉、左颈总动脉和无名动脉等三大主干动脉的起始部向远端发展。分别致脑缺血及上肢供血不足的表现，锁骨下动脉受累最多见。表现：①上肢无脉，测不到血压。②缺血表现，如手指麻木、指冷、上肢无力、肌萎缩。③如锁骨下动脉近端闭塞，而侧支循环良好时，可发生锁骨下动脉窃血综合征，表现为脑供血不足。尤其当缺血上肢运动后缺血表现加重。④颈动脉病变，出现一过性脑缺血症状，如一过性黑矇、眩晕、昏厥等，或偏瘫昏迷；亦有表现为视力下降、耳鸣、头痛、记忆力减退等，体检发现颈动脉、颞浅动脉搏动消失或减弱。

2. 胸腹主动脉型　病变在降主动脉与腹主动脉分支处。因胸腹主动脉狭窄、闭塞，出现上肢和脑部血压升高，而下肢供血不足。出现间歇性跛行时，体检见股动脉搏动消失或减弱，下肢血压明显下降。

3. 肾动脉型　病变在肾动脉，多为双侧病变，常合并腹主动脉狭窄。表现为持续顽固性高血压和腰背痛。

4. 混合型　病变侵及两型以上。出现相应闭塞区缺血症状。

【诊断】

1. 青年女性，有上肢和（或）下肢和（或）脑缺血表现。

2. 彩色多普勒超声检查　显示管腔狭窄或闭塞部位、范围，对锁骨下动脉及颈动脉病变诊断率高。

3. 血管造影　显示病变部位、范围、程度及其主要分支动脉有无受累，用于手术或介入治疗前。

4. 可以选择磁共振血管造影或者 CT 血管造影三维成像。

【治疗】

1. 非手术治疗　本病为自身免疫性疾病，病变早期和活动期术后有再狭窄的可能，因此，应早期应用药物治疗。

（1）糖皮质激素：泼尼松 5～10mg，每日 3 次，病情稳定后逐渐减量停药。

（2）可用双嘧达莫、肠溶阿司匹林等抗血小板药物及扩张血管药。

2. 手术治疗

（1）适应证：病变后期，有明显脑及肢体供血不足的表现，或不易控制的严重高血压。

（2）禁忌证：广泛病变，难以重建血流通道者。

（3）手术方式

1）根据病变部位选择各种旁路手术。

2）颈动脉内膜剥脱术，用于短段颈动脉狭窄者。

3）血管扩张术：用于短段病变者，利用球囊导管扩张狭窄段，手术简便，损伤小，可重复施行，必要时可置入内支架。

【预后】

本病发展缓慢，侧支循环常能很好代偿，因此少见上肢、指端坏死情况。因常有脑、肾等重要器官供血不足，使脑、肾功能严重障碍，影响预后。

四、动　脉　瘤

动脉瘤（aneurysm）为动脉壁局部薄弱或损伤而形成的异常扩张，可发生于动脉系统的任何部位。常见于股动脉、腘动脉、锁骨下动脉、腋动脉等处，亦可发生于颈动脉、内脏动脉、胸主动脉、腹主动脉。分为真性动脉瘤（true aneurysm）、假性动脉瘤（false aneurysm）和夹层动脉瘤（dissecting aneurysm）。

【病因病理】

1. 损伤 好发于四肢、颈部等暴露部位。因锐性损伤，动脉管壁破裂，血液进入周围软组织，为纤维组织包裹，形成假性动脉瘤。

2. 动脉粥样硬化 动脉内膜及中层退行性变，动脉壁薄弱，在动脉血压的作用下，血管全层膨大扩张，形成真性动脉瘤。大动脉炎、梅毒、结核等疾病亦可使动脉壁发生退行性改变，形成真性动脉瘤。

3. 病变的内膜或中层在血液的冲击下破裂，血液进入动脉内、外膜之间，形成夹层动脉瘤。

4. 医源性 血管介入性检查、治疗广泛开展，使医源性假性动脉瘤的发生率增高。另外，植入体内的人造血管吻合口处，可因感染而发生假性动脉瘤。

动脉瘤一旦发生将不断增大，最后破裂大出血，并且可形成瘤内血栓，血栓脱落可致脑栓塞、肢体动脉栓塞等。因此，一经确诊，应积极手术治疗。

颈 动 脉 瘤

颈动脉瘤（carotid aneurysm）不多见，占动脉瘤的 1%～2%，可发生于颈总动脉、颈内动脉颅外段及颈外动脉。最常见于颈总动脉分叉处，其次为颈内动脉颈外段。动脉硬化引起者可双侧发病。

【临床诊断】

1. 病史 有动脉硬化病史或颈部外伤史。

2. 症状

（1）肿瘤压迫周围神经，可致声嘶、吞咽困难或 Horner 综合征表现。

（2）瘤内小血栓脱落，可发生一过性脑缺血表现，如头晕、头痛、黑矇、复视、耳鸣等。

3. 体征 颈部搏动性肿块，位于颈动脉三角处，表面光滑、活动度不大，呈膨胀性搏动，有的可触及震颤，听诊可闻及收缩期杂音，压迫肿块近心端搏动减弱或消失。

4. 特殊检查

（1）彩色多普勒检查：可清楚显示瘤体的大小、部位、管腔通畅程度等，且可显示瘤内血流速度、方向等血流动力学情况，为无创检查，可动态观察、重复进行。

（2）动脉造影（DSA）：可明确肿瘤的部位、大小、范围，病变近、远端通畅情况，有无颈动脉迂曲、侧支循环及 Willis 环情况。

（3）磁共振血管造影、CT 血管造影三维成像检查对诊断亦有帮助。

【手术治疗】

1. 预防脑细胞缺氧 脑细胞对缺氧耐受力差，术中阻断颈动脉 6～8min，即可发生脑细胞损害，术前、术中可用以下方法加以预防。

（1）术前 Matas 试验：促侧支循环建立。用手指压迫颈动脉根部，每日 3～4 次，压迫 20～30min 无脑缺血症状，可行手术治疗。

（2）术中低温麻醉：可延长脑细胞对缺氧的耐受时间。

（3）术中颈动脉转流：维持脑血管的灌注，从容手术，最为可靠。

2. 手术方法

（1）动脉瘤切除、血管重建术：用于颈内动脉瘤、颈总动脉瘤。

1）切除瘤体，近远端动脉端端吻合。

2）如动脉缺损过长，则行自体大隐静脉或人造血管移植术。

3）如颈外动脉正常，颈内动脉瘤切除后，可结扎切除颈外动脉近心端，将其与颈内动脉远心端行端端吻合。

（2）颈外动脉瘤可直接切除瘤体，无须重建血流通道。

（3）带膜血管内支架动脉瘤隔绝术，为近年来安全、微创的新手术方法，正逐年兴起。

3. 手术并发症及预防

（1）脑缺血：如估计手术中颈内动脉需较长时间阻断，则应先行颈内动脉转流术再切除肿瘤、重建血管。

（2）神经损伤：颈动脉旁舌下神经、迷走神经等在术中应注意保护。

（3）吻合口血栓形成：无损伤缝线外翻缝合，避免吻合处狭窄或内膜粗糙，术后如发现有脑缺血表现，应立即手术取栓。

颈 动 脉 体 瘤

颈动脉体瘤（carotid body tumor）是少见的化学感受器肿瘤，起源于颈动脉球。患者为中青年，无明显性别差异。

【病理】

肿瘤位于颈总动脉分叉处的外鞘内，也可包绕颈总动脉、颈内动脉、颈外动脉生长，有外鞘，一般不侵犯动脉的中层和内膜。大小不一，多为良性，生长缓慢，多无明显包膜，质中，有恶变可能。

【临床诊断】

1. 颈部搏动性肿块，位于下颌角前下方，纵向移动度小，搏动呈传导性。

2. 压迫肿瘤，可因颈动脉窦受压而出现心跳缓慢、血压下降，重者可发生晕厥。

3. 压迫肿瘤近心端，肿块无变软、缩小。

4. 肿块增大，可出现迷走神经、舌下神经或交感神经受压症状，甚至出现吞咽困难。

5. 特殊检查

（1）彩色多普勒超声检查：表现为边界清晰、内部回声均匀的实质性肿块，瘤体内血流丰富，颈动脉受压、狭窄。

（2）血管造影：可见颈内、外动脉间距增宽，颈动脉受压狭窄，动脉分叉处可见新生小血管呈瘤样改变。

（3）MRI 或 CT 检查：有助于了解病变确切大小以及与周围组织结构的关系。

【手术治疗】

1. 术前准备 同颈动脉瘤。

2. 手术方法

（1）肿瘤切除：用于肿块<3cm，造影无血管瘤样改变者。术中仔细将瘤体从血管上剥离，必要时可结扎颈外动脉，一并切除。

（2）切除肿瘤，重建血管：如肿瘤包绕颈内外动脉，难以剥离时则切除肿瘤，行自体大隐静脉或人造血管移植术，重建血流通道。

腹 主 动 脉 瘤

腹主动脉瘤（abdominal aortic aneurysm）在动脉瘤中最为常见，多由动脉硬化引起，80%～90%位于肾动脉水平以下的腹主动脉。

【临床表现与诊断】

1. 老年男性多见，多有动脉硬化、高血压病史。

2. 腹中部搏动性肿块，上腹轻度不适感，部分患者有腰背部疼痛。明显剧烈腹痛常是动脉瘤破裂的前兆。

3. 上腹、脐周可及搏动性肿块，有震颤，听诊可闻及血管杂音。

4. 腹部 X 线平片可见动脉瘤内椭圆形钙化影（蛋壳征）。

5. B 超、CT、MRI 可明确肿瘤部位、大小、瘤腔内血栓情况。

6. 血管造影可了解病变范围、明确肿瘤近远端情况及其与腹腔动脉、肾动脉等内脏血管的关系，为手术治疗提供可靠依据。

【治疗】

腹主动脉瘤患者不经手术治疗，约 50%终将死于瘤体破裂，且破裂的发生与瘤体大小无明显关系，因此，腹主动脉瘤均应手术治疗，如出现以下情况，则应尽早手术。

1. 腹主动脉瘤直径＞5cm。

2. 动态观察中，肿瘤增大明显者。

3. 瘤内血栓堵塞重要分支或引起下肢动脉栓塞者。

4. 动脉压迫邻近器官，出现临床症状者。

5. 动脉瘤伴疼痛、压痛者常是破裂前兆，应行急诊手术。

手术禁忌证：

1. 有心、脑、肺、肾、肝等重要器官功能严重不良，不能耐受手术者。

2. 伴无法治愈的恶性疾病者。

术前准备：

1. 积极治疗心、肺、肾、肝等重要器官伴发症。

2. 充足备血 1600～2000ml。

3. 肠道准备。

4. 置胃管、尿管。

5. 经上肢静脉或颈内静脉开放 2 条通畅静脉通道。

手术方法：

1. 动脉瘤切除并人造血管置换 为传统经典手术，死亡率已经降至 5%以下。主要并发症为心肺肾衰竭、心脑血管缺血性病变加重和肺部感染。

2. 腹主动脉瘤带膜血管内支架腔内隔绝术 为腹主动脉瘤治疗的革命性进展，手术指征大大放宽。主要并发症为支架内漏、移位。

内脏动脉瘤

内脏动脉瘤较少见，可发生于腹主动脉所属的各支内脏动脉，常见于脾动脉、腹腔动脉、肝动脉、肠系膜上动脉等处。多无临床症状，常在体检或因其他疾病作检查时偶然发现。

【病因】

最常见病因为动脉硬化，此外，感染、先天性动脉发育异常、外伤、动脉管壁中层退行性改变等都可引发动脉瘤。

【临床表现与诊断】

1. 多无明显症状，部分患者有左上腹不适或疼痛（脾动脉瘤），右上腹不适或疼痛（肝动脉瘤）。

2. 肝动脉瘤压迫胆管可出现黄疸。

3. 脾动脉瘤向胃、结肠穿破致消化道出血。

4. 动脉瘤破裂致腹腔内出血征。

5. 上腹可能闻及收缩期血管杂音。

6. 腹部 X 线平片可见动脉瘤相应部位血管钙化影。

7. B 超或动脉造影可确诊。

【治疗】

因内脏动脉瘤有自发破裂倾向，原则上应行手术治疗。

手术方法：根据动脉瘤部位选择不同的手术方法。

1. 肝总动脉瘤、脾动脉近心端动脉瘤结扎该动脉瘤即可。

2. 肝固有动脉及肝左、右动脉瘤，切除动脉瘤后，行自体静脉移植肝动脉重建术。

3. 肝、脾动脉瘤亦可用介入栓塞治疗。

4. 脾门处脾动脉瘤可一并切除动脉瘤、脾脏及胰尾部。

5. 腹腔动脉瘤须切除动脉瘤行血管重建或结扎动脉瘤两端，行旁路术。

6. 肠系膜上动脉瘤可采取动脉瘤切除和血管重建，其分支动脉瘤可行动脉瘤切除，必要时切除相应缺血肠管。

股动脉瘤、腘动脉瘤

股动脉瘤（femoral aneurysm）和腘动脉瘤（poplitea aneurysm）在我国主要为外伤所致的假性动脉瘤，其次为动脉粥样硬化引起的真性动脉瘤。

【临床表现】

1. 大腿内侧腹股沟区或腘窝部搏动性肿块是最主要症状，可触及震颤，听诊可闻及血管杂音。压迫肿块近心端，肿块变软、缩小，搏动消失。

2. 动脉瘤内血栓形成致管腔闭塞或血栓脱落，可出现远端肢体缺血改变，表现为皮色苍白、肢凉、麻木，疼痛感及间歇性跛行，足背、胫后动脉消失等。

3. 如动脉瘤内血栓致血管闭塞，搏动消失，仅表现为腹股沟区或腘窝后部的肿块，应注意与肿大淋巴结或脓肿鉴别，必要时可行细针穿刺明确诊断。

【诊断】

1. 较典型的临床表现。

2. 超声检查 清楚显示动脉瘤的形态、结构、部位，动脉瘤的内外径，腔内血栓情况等。安全、无创。

3. 血管造影 可精确了解动脉瘤及其近远端血管通畅情况和周围血管情况，以指导手术治疗。

4. CT 与 MRI 显示动脉瘤的部位、大小、范围，腔内血栓及管壁钙化情况，可准确检测各类动脉瘤，指导外科手术方案的制定。

【治疗】

1. 手术切除动脉瘤，用自体大隐静脉或人造血管重建血流通道。

2. 股深动脉瘤，可结扎股深动脉。

3. 为避免腘静脉损伤，腘动脉瘤可结扎动脉瘤两段，切断旷置，行自体大隐静脉或人造血管旁路移植术。

4. 如瘤体与周围组织粘连，可控制动脉瘤远端近端后，切开瘤体前壁，清除血栓，行瘤内血管重建术（如腹主动脉瘤手术）。

5. 带膜血管内支架腔内隔绝术，安全、微创，应用逐年增多。

五、血栓闭塞性脉管炎

血栓闭塞性脉管炎（thromboangitis obliterans，TAO），也称为 Buerger 病，是累及血管的炎症和闭塞性动、静脉联合性疾病，主要侵及四肢中、小动、静脉，以下肢血管为主。北方较南方多见，患者大多为青壮年男性，女性少见。

【病因】

本病病因不明，普遍认为是多因素所致，与性别、年龄、吸烟、寒冷、感染、免疫、遗传等因素有关。对烟草过敏，寒冷、潮湿刺激使血管持续处于痉挛状态，可能是本病的主要病因。

【病理】

本病主要侵袭周围血管的中、小动、静脉，一般发生在腘动脉以下。起于动脉，然后侵犯静脉。病变呈多节段性，长短不一，腔内血栓形成，可发生机化。晚期管壁和血管周围组织呈广泛纤维化。

【临床表现】

1. 疼痛 为最突出症状。早期行走后患肢疼痛加剧，休息时缓解或减轻，形成典型的间歇性跛行；晚期缺血患肢持续剧烈疼痛，夜间尤重，称为静息痛。

2. 感觉异常 为末梢缺血的早期表现，如肢端麻木感、针刺感、烧灼感等。

3. 肢凉、怕冷，皮温降低，皮肤干燥。

4. 皮肤色泽改变 皮色苍白或发绀。

5. 游走性浅静脉炎 约发生于 50% 病人。反复发生，多发于足背和小腿浅静脉。

6. 足背动脉、胫后动脉搏动减弱或消失。

7. 肢端溃疡或干性坏疽。

【诊断】

1. 青壮年男性，长期嗜烟史。

2. 间歇性跛行。

3. 反复发作的游走性浅静脉炎。

4. 患肢足背动脉、胫后动脉搏动消失或减弱。

5. 室温 15~25℃时，患肢皮温较对侧低 2℃以上。

6. Buerger 试验 病人平卧，患肢抬高 45°，3min 后足部皮肤苍白，麻木或疼痛；病人起坐，下肢自然下垂，皮肤出现潮红或斑块状发绀为阳性反应，提示患肢血供明显不足。

7. 多普勒超声检查 显示病变血管的病变范围及程度。

8. 血管造影术（DSA） 明确诊断病变部位、阻塞程度、侧支循环情况及流入、流出道状况。用于手术治疗前。

【临床分期】

Ⅰ期：血管痉挛期。患肢冷、痛，出现间歇性跛行，跛行距离 500~1000m。

Ⅱ期：营养障碍期。肢体靠侧支血管供血，表现为持续剧烈静息痛，皮温显著下降，发绀、足背搏动消失，跛行距离缩短。

Ⅲ期：坏死期。肢端发黑、坏死。

【鉴别诊断】

（一）动脉粥样硬化闭塞

1. 发病年龄相对较高，在 45 岁以上。

2. 有全身动脉粥样硬化的表现。

3. 病变多在较大血管，如髂动脉、股动脉段。

4. X 线检查可见动脉钙化斑影，血管造影见管壁呈虫蚀样改变。

（二）糖尿病足坏疽

糖尿病足坏疽有糖尿病史。

（三）结节性动脉周围炎

病变常累及内脏血管（如心、肾等），有循动脉排列的皮肤结节。

【治疗】

原则是控制病情进展，改善下肢血供。

（一）一般治疗

1. 严格戒烟。

2. 避免患肢受凉、受潮、外伤及过紧鞋袜的挤压。

3. 坚持行走锻炼，延长跛行距离，促进侧支循环建立。

（二）药物治疗

1. 丹参、毛冬青等中草药，可扩张血管，改善微循环。

2. 阿司匹林、双嘧达莫等抗血小板药物可改善病人生存率。

3. 前列腺素及钙离子拮抗剂等药物亦有一定疗效。

4. 高压氧治疗，每次 3～4h，每日 1 次，10 次为一疗程。

（三）手术治疗

由于 TAO 患者多无合适的远端流出道。目前尚无理想的手术治疗方法。

1. 腰交感神经节切除术　适用于临床Ⅰ、Ⅱ期患者。切除腰 2、3、4 交感神经节和神经链，解除血管痉挛，促进侧支循环建立，增加血供，升高皮温。近期效果较好。

2. 静脉动脉化术　用于Ⅲ期患者。利用相对通畅的静脉通道，灌注动脉血，供应远端肢体。根据病变血管的位置高低，选用髂外动脉、股总动脉或股浅动脉与股浅静脉吻合，腘动脉与胫腓干静脉吻合，腘动脉与大隐静脉远端吻合等三种术式。大部分病例可缓解疼痛，加快溃疡愈合，避免截肢术或降低截肢平面，提高生活质量。远期疗效待观察。

3. 动脉旁路移植术　适用于闭塞远端有通畅流出道者。用自体大隐静脉或人造血管作旁路移植术。适应证少。

4. 大网膜移植术　保证大网膜血供，剪裁大网膜呈长条状，由腹腔引出经腹股沟管至患肢，固定于深筋膜下，形成粘连，供应下肢血液。仅稍改善严重缺血肢体的血供，手术创伤大，操作复杂。

5. 如已有肢体坏死，则应在坏死界线分明后，行截肢（趾）术。

六、雷诺综合征

雷诺综合征（Raynaud syndrome）是肢体小动脉在寒冷或情绪激动时发生强烈的阵发性痉挛，使手指出现明显的苍白→青紫→潮红→正常的色泽改变（Raynaud 现象），同时伴有指凉、麻木及疼痛的一组症候群，多为双侧，很少累及拇指。偶可侵及下肢。青年女性多见。

【病因】

1. 免疫性疾病　约 80% 患者最终会出现免疫性疾病，如硬皮病、系统性红斑狼疮、类风湿关节炎、皮肌炎等。

2. 寒冷刺激　本病发作有明显的季节性，冬季多见。

3. 内分泌因素　女性常见，部分患者月经期加重，妊娠期减轻。

4. 遗传因素　部分患者有家族史。

【病理】

疾病早期，小动脉强烈痉挛，肢端苍白；继而，组织因缺氧及代谢产物积聚转为青紫；此后因大量血液进入扩张毛细血管而出现潮红；动脉痉挛缓解，正常血液流入小动脉，则皮肤恢复正常色泽。病变晚期，因长期血管痉挛，内膜增厚，动脉腔狭窄以至闭塞则出现指端溃疡、坏死。

【临床表现与诊断】

1. 中青年女性，遇寒冷或精神刺激时，出现典型的 Raynaud 现象；持续时间 15～60min。多为对称性发作。

2. 肢端麻木、疼痛感，后期出现指端溃疡、坏死。

3. Raynaud 现象出现时，桡、尺动脉搏动正常。

4. 冷水诱发试验 将患肢浸于 4℃冷水中约 1min，可诱发 Raynaud 现象。

5. 皮温恢复试验 于室温 20～25℃屋内，测患指皮温后，将患肢浸于 4℃冷水中 20s，然后测患指皮温恢复时间，超过 20min 则为阳性。

6. 冷刺激前后动脉造影 患指浸入冷水 20s 前后分别造影。可见指动脉管腔小、内膜粗糙、阻塞，但近心端血管及掌动脉弓正常。

7. 免疫功能检查，可能发现病因。

【鉴别诊断】

1. 手足发绀症 多见于青年女性，遇冷发作，手足皮肤均匀发绀，范围较广，无典型的 Raynaud 现象。

2. 网状青斑病 皮肤呈持续性网状或点状发绀，多发生于下肢，可累及上肢、躯干及面部。

【治疗】

1. 非手术治疗

（1）禁烟。

（2）保暖：注意全身及局部保暖，避免接触冷水。发作时可将手浸入 40℃左右温水中。

（3）扩血管药：利血平 0.25mg，口服，每日 3 次。缓解血管痉挛，促进侧支循环形成，改善血供。

2. 手术治疗

（1）胸交感神经切除术：降低血管张力，扩张血管。手术经胸切除第 2、3、4 交感神经节，近年来胸腔镜下胸交感神经切除术取得了较好的效果。

（2）尺动脉、桡动脉及指动脉周围交感神经纤维切除术，近期效果较满意。

七、胸廓出口综合征

胸廓出口综合征（thoracic outlet syndrome）是锁骨下动脉和（或）静脉及臂丛神经在胸廓出口的第 1 肋骨和锁骨之间，因解剖结构异常受骨质或韧带的压迫所产生的一组症候群，影响上肢功能。依据神经、血管受压后出现的主要症状而分为神经型、动脉型、静脉型及混合型。

【病因】

1. 颈肋、第 1 颈椎横突过长，第 1 胸肋、锁骨畸形，锁骨骨折。

2. 前斜角肌肥大变形或纤维化，压迫锁骨下动脉、静脉及臂丛神经引发临床症状。

3. 第 7 颈椎横突、第 1 肋等处的异常韧带等均可压迫锁骨下动脉、锁骨下静脉及臂丛神经。

【临床表现与诊断】

1. 多为年轻女性患者，常因上肢疼痛、无力或感觉异常而就诊，前臂尺侧肌肉小鱼际肌萎缩。

2. 往往在上肢处于某一特定姿势时诱发症状。

3. 臂丛神经受压表现 上肢疼痛、麻木、无力、易疲劳。

4. 锁骨下动脉受压表现 患肢皮色苍白、肢冷、皮温下降，上肢过度外展时加重，桡动脉搏动减弱，可见 Raynaud 现象。

5. 锁骨下静脉受压表现 患肢肿胀青紫，上肢及胸壁浅静脉怒张。

6. 上肢疲劳试验 上肢外展 90°，前臂屈曲 90°，双手指快速握拳、伸指，3min 内手无力、下垂为阳性。

7. 上肢外展试验 上肢外展外旋 90°，此时，锁骨下神经、血管压在胸小肌后间隙及喙突下方，病人感肩、颈及患肢疼痛，桡动脉搏动消失或减弱，手指苍白，锁骨下动脉区可闻及收缩期血管杂音。

8. Adson 试验 也称斜角肌压迫试验。患者双上肢水平外展，头部转向患侧，挺胸抬头深吸气，桡动脉搏动消失或减弱为阳性。

9. 颈部及上胸部 X 线拍片，可发现骨性病变。

10. 锁骨下动脉、静脉造影 可见动脉、静脉受压部位及侧支循环情况。

【治疗】

1. 非手术治疗 适用于发病早期，症状轻微者，可锻炼肩部肌肉，改变工作姿势，避免上肢过度外伸。

2. 手术治疗

（1）手术适应证

1）第 7 颈椎横突过长及颈肋、第 1 胸肋、锁骨异常等所致的锁骨下动脉、静脉、神经受压者。

2）锁骨下动脉、静脉受压，血管造影发现有明显狭窄者。

3）臂丛神经受压症状明显者。

（2）手术方法：扩大胸廓出口，解除对锁骨下动脉、静脉、神经的压迫。方法包括颈肋切除，第 7 颈椎横突切除，第 1 肋切除，前斜角肌切断，中斜角肌切断，异常纤维带切除术等。

八、手足发绀症

手足发绀症（acrocyanosis）是自主神经功能紊乱使小血管持续性痉挛而引起的疾病，好发于青年女性的手、足部。

【病因病理】

本病病因不清，可能与自主神经功能紊乱、内分泌功能失调有关，亦有认为是患者血管本身缺陷所致。在寒冷刺激下，小动脉持续痉挛，毛细血管及小静脉扩张、淤血，出现手足皮肤青紫。

【临床表现与诊断】

1. 年轻女性，手、手指，足、足趾持续呈青紫色，肢冷、皮温低，冷、热环境均可诱发本病，但冷环境中症状明显。

2. 患肢疼痛、触痛，肢体抬高疼痛减轻。

3. 前臂、足背动脉搏动存在。

【治疗】

1. 避免受寒。

2. 血管扩张药可改善症状。

3. 重症病例可试行交感神经切断术。

九、下肢静脉系统疾病

周围血管疾病以下肢多见，发生于下肢静脉的病变为动脉系统病变的 10 倍。根据血流动力学的不同，下肢静脉病分为：①血液倒流性疾病，如下肢静脉瓣膜功能不全引起的下肢静脉曲张。②血液回流障碍性疾病，最常见的为深静脉血栓形成及血栓形成后遗症。此外，先天性深静脉畸形，下腔静脉阻塞，盆腔肿瘤或肿大淋巴结压迫静脉，均可致下肢静脉回流障碍。

下肢静脉瓣功能不全

下肢静脉曲张在周围血管病中最为常见，约占下肢静脉病的 70%。根据病变部位不同，又分为单纯性大隐静脉曲张及原发性深静脉瓣功能不全，后者占全部下肢静脉病的 50% 左右。

【病因病理】

下肢静脉中大小隐静脉及深静脉主干股静脉、腘静脉中的瓣膜因各种原因（如静脉壁薄弱、腹压增高等）而关闭不全，失去单向开放功能，致血液倒流、下肢静脉高压、静脉淤血扩张迂曲，肢体肿胀，小腿皮肤营养障碍等。

【临床表现】

1. 患肢静脉迂曲成团，可致血管瘤样改变，可有浅静脉内血栓形成。

2. 下肢酸胀、沉重、疲劳感，行走后加重。

3. 小腿皮肤增厚、色素沉着、湿疹、瘙痒，足靴区溃疡。

4. 小腿肿胀。

5. 曲张静脉因外伤或溃疡侵蚀破溃出血。

【诊断】

根据症状与体征，临床诊断无困难。

特殊检查：

1. 静脉测压　患肢足背静脉穿刺测压，正常为 $125\sim135\text{cmH}_2\text{O}$，直立活动下肢，静脉压下降50%以上，压力回升到原水平需时大于 20s。若活动后压力下降不明显，压力回升时间大于 20s，则说明深静脉瓣功能不全。此法简便、易行，无须特殊仪器。

2. 彩色多普勒超声检查　非创伤性检查方法，可观察深静脉各对瓣膜的开放、关闭情况，瓣区血流方向及血管扩张情况，并可测定血流速度。

3. 静脉造影　分为顺行性造影、逆行性造影及经皮腘静脉穿刺造影三种。静脉造影是目前检查下肢深静脉通畅情况和瓣膜功能最可靠、有效的方法。能明确显示病变的类型、瓣膜功能状况。静脉倒流性疾病表现为主干静脉血管管径明显增粗；静脉瓣失去竹节状外形，瓣膜影模糊或消失；造影剂回流缓慢；Valsalva 试验可见造影剂倒流。小腿浅静脉明显曲张，可见交通静脉开放。

【治疗】

（一）手术治疗

1. 股浅静脉瓣修复术　通过手术缝合将松弛的瓣膜游离缘缩短，恢复其正常的单向开放功能。

适应证：较狭窄，用于瓣膜破坏不严重者。手术在血管内进行，操作较复杂，不易推广。

2. 瓣膜移植术　取带正常瓣膜功能的肱静脉 2～3cm，移于股浅静脉上段，替代失去功能的瓣膜，阻止血液倒流。

适应证：用于股静脉扩张不显著，而肱静脉瓣功能正常者。近期效果良好，远期疗效尚待观察。

3. 瓣膜环包术　取大腿深筋膜片或大隐静脉片环形包绕股浅静脉第一对瓣膜，以缩小瓣环，恢复瓣膜的正常对合功能。

适应证：病变在股浅静脉第一对瓣膜，且瓣膜形态完整者。手术在血管外进行，损伤小，操作简单，易推广。

4. 肌袢代瓣术　利用大腿屈肌——股二头肌和半腱肌的腱膜在腘静脉前方形成 U 形肌袢，行走时，大、小腿肌肉交替收缩，肌袢对腘静脉起挤压、按摩作用，促进静脉血回流并防止倒流。

适应证：用于治疗原发性深静脉瓣功能不全及血栓形成后遗症完全再通后瓣膜遭破坏者。手术适应证广，手术在血管外操作，损伤小，易推广。

5. 大隐静脉高位加分段结扎　用于单纯大隐静脉曲张及原发性下肢深静脉瓣功能治疗的辅助手术。

（二）弹力袜压迫法

弹力袜压迫法用于轻度单纯性大隐静脉曲张及一般情况差、不能耐受手术者。

下肢深静脉血栓形成

静脉血管内血栓形成，致管腔完全或不全闭塞，引起一系列症状。最多见于下肢静脉，常发生于长期卧床或手术后病人，部分病人无明显诱因。

【病因】

1. 血流缓慢　可能是促进静脉血栓形成的首要因素，如手术、全身麻醉、长时间制动、卧床患者。

2. 静脉壁损伤　盆腔、骨科手术中损伤髂静脉。

3. 血流高凝状态。

4. 其他　患者多为中老年人，老年人发病率较高，妊娠或服用避孕药、肥胖、恶性肿瘤等均可能为诱因。

【临床表现】

1. 肌肉疼痛、压痛　小腿腓肠肌血栓形成时腓肠肌疼痛，大腿内收肌群内血栓形成时，大腿内侧疼痛。

2. 肢体肿胀　根据血管栓塞长度可出现不同范围的肿胀，局限于小腿或全肢肿胀。

3. 股青肿　见于髂静脉广泛栓塞，起病急骤、患肢高度肿胀，皮肤紧张发亮、发绀，出现张力性水疱，疼痛剧烈。动脉痉挛收缩，可致足背动脉搏动消失、皮温下降。

4. 血栓机化　为血栓形成后遗症，出现浅静脉曲张，小腿皮肤色素沉着及足靴区溃疡，下肢肿胀等。

【并发症】

1. 肺栓塞　下肢深静脉血栓形成早期，随时有血栓脱落造成肺栓塞的危险。主干静脉脱落的栓子，可致猝死。

2. 下腔静脉血栓形成　下肢深静脉血栓向近心端蔓延，可累及下腔静脉，造成双下肢肿胀，会阴部、下腹壁静脉曲张。

【临床分类】

中央型：病变局限于髂静脉、股静脉。

周围型：病变局限于小腿腓肠肌静脉丛。

混合型：病变向近远侧扩展，累及全下肢深静脉。

血栓机化后形成下肢深静脉血栓形成后遗症，根据受累血管再通程度，又分为完全闭塞型、部分再通型及完全再通型。按照病理解剖部位可以分为腹股沟韧带上型、下型和上下联合型。

【诊断】

根据临床表现，可作出诊断，为明确病变部位及范围，可作以下检查。

1. 彩色多普勒超声检查　无创性检查，可明确血管栓塞的部位、范围，但对小腿腓肠肌静脉丛内血栓难以诊断。

2. 下肢深静脉顺行造影　最准确检查方法，可明确显示下肢深、浅静脉及侧支循环情况。表现为主干静脉不显影，或血管壁不规则、狭窄，大量侧支血管形成，晚期血管再通后形成僵直管腔，其内无瓣膜影可见。

3. 电阻抗体积描记法　无创检查法。对髂静脉、股静脉、腘静脉血栓形成诊断准确率较高，不适于小腿腓肠肌静脉丛血栓形成。

4. 核素静脉造影　用 ^{99m} 锝标记的人体白蛋白微球（^{99m}TcHA）注入足背静脉，可清晰显示静脉主干及侧支，血栓形成时，静脉显示不规则，静脉段缺如，有侧支形成。本法较少应用。

【治疗】

（一）非手术治疗

1. 一般治疗　绝对卧床 2～3 周，患肢抬高，禁止热敷和按摩，保持大小便通畅。

2. 药物治疗 适用于血栓形成 3d 以上者、小腿腓肠肌静脉丛血栓形成者和全肢型病变者。

（1）溶栓

1）尿激酶：为纤维酶原的直接激活剂。20 万 U，加入低分子右旋糖酐 500ml，静脉滴注，每日 1 次，连用 7～14d。

2）克栓酶：调节凝血纤溶两大系统失衡，抑制血栓形成和溶解血栓。首剂 10U 静脉滴注，第二日起隔天一次 5U 静脉滴注，连用 10～14d。

3）组织型纤溶酶原激活剂（t-PA）：为纤溶酶原直接激活剂，局部溶栓作用强，全身性纤溶的副作用小，出血等并发症少。0.75mg/kg，60min 内静脉滴注。

4）尿激酶原（SCU-PA）：溶栓作用的选择性较尿激酶高，全身纤溶副作用较小。SCU-PA 为近年来发展的新型溶栓药，局部溶栓作用强，使用安全，无须监测凝血功能，但价格较贵。

溶栓治疗禁忌证：①凝血机能不良，有出血倾向或有出血性疾病者；②严重高血压、溃疡病、肺结核空洞者；③2 周以内行大手术、器官活检术或者有较大创伤者；④围产期妇女；⑤肝、肾功能严重不良者；⑥2 个月内有脑血管意外病史或颅内有病灶者；⑦左心室有附壁血栓者。

（2）抗凝：肝素或低分子量肝素，小剂量皮下注射 5～7d，可防止新生血栓，副作用小。

（3）祛聚：低分子右旋糖酐、丹参等，可降低血液黏稠度，防止血小板聚集。

（二）手术治疗

1. Fogarty 导管取栓术 适用于 72h 以内病变，局限于髂、股静脉的节段性血栓。也有根据情况适当放宽至 5～10d 者，手术中谨防脱落的血栓引起肺梗死。

2. 转流术 适用于各种节段性血栓形成者。

（1）健侧大隐静脉交叉转流术（Palma-Dale 手术）：用于局限于髂、股静脉栓塞者。游离一段健侧大隐静脉，远心端结扎，近心端穿过耻骨上皮下组织形成的隧道，与患侧阻塞平面以下的股静脉作端侧吻合，使患侧血液经健侧大隐静脉向股静脉回流。

（2）原位大隐静脉转流术：用于股、腘静脉栓塞。在膝以下切断大隐静脉，远端结扎，近端与栓塞平面以下的腘静脉或胫前静脉作端侧吻合（深、浅静脉之间搭桥），小腿血液经大隐静脉回流。

（3）髂股静脉搭桥或大隐静脉移植术：用于髂静脉栓塞者。取自体大隐静脉于髂静脉栓塞的近心远心端间搭桥，或切除阻塞段髂静脉行自体大隐静脉移植。

（4）大网膜移植术，用于下肢深静脉部分再通者。将大网膜合理剪裁，伸长，引出腹腔，平铺于患肢深筋膜上，固定之，以重建侧支静脉，下肢血经门静脉回流。

十、巴德-基亚里综合征

巴德-基亚里综合征（Budd-Chiari syndrome）是因肝静脉和（或）其邻近的下腔静脉阻塞引起下腔静脉、肝静脉回流障碍，而产生的症状群，如肝脾大、腹水、肝硬化，下肢肿胀，静脉曲张等。

【病因】

1. 先天性下腔静脉发育异常 我国和东方国家多见。先天性静脉发育异常，腔内出现膜状、筛状或蹼状隔膜，致下腔静脉不连或连接不全。

2. 下腔静脉和（或）肝静脉内血栓形成 可能与血液高凝状态或炎性病变有关。下腔静脉血栓形成或肝静脉内血栓向下腔静脉蔓延，致肝静脉、下腔静脉回流障碍。

3. 肿瘤 肿瘤压迫下腔静脉或肝癌浸润肝静脉或下腔静脉，致下腔静脉、肝静脉回流障碍。

4. 血管壁病变 白塞综合征、过敏性血管炎、全身免疫性疾病等。

【病理】

下腔静脉内隔膜常位于横膈下肝静脉开口上、下段，多为光滑、有弹性的膜状，由胶原纤维及少量弹力纤维组成，有的隔膜中间有孔或呈筛状，以后也可因纤维化而闭合，少数隔膜可厚至数厘米。肝静脉血栓形成或肝静脉出口上段下腔静脉阻塞均可因肝静脉回流受阻而致肝淤血、肿大，最终致肝硬化、脾大、食管-胃底静脉曲张、难以消退的腹水等门静脉高压症状及下腔静脉回流障碍所致的双下肢水肿、会阴部水肿、胸腹壁静脉曲张、下肢静脉曲张及小腿溃疡等一系列临床症状。

【分型】

根据血管阻塞的部位和范围，本病分为三型。

Ⅰ型：以隔膜为主的局限性狭窄或闭塞型，约占 57%。

Ⅱ型：弥漫性狭窄或闭塞型，约占 38%。

Ⅲ型：肝静脉型，约占 5%。

【临床表现】

1. 多见于青壮年男性，病程进展缓慢。

2. 腹胀、腹痛、恶心、纳差等消化道症状。

3. 肝脾大，腹水。

4. 会阴部及双下肢肿胀，胸腹壁、腰背部静脉及双下肢静脉曲张，色素沉着，小腿溃疡。

5. 上消化道出血史。

【诊断】

1. 门静脉高压症状。

2. 双下肢静脉及胸腹壁、腰背部静脉曲张，双下肢肿胀。

3. 超声检查　可探测肝静脉及下腔静脉的直径、狭窄程度、闭塞的部位和范围，并可探测血流方向。

4. 下腔静脉双向造影和测压　分别经股静脉及颈静脉向下腔静脉插入导管，分别测量两侧压力，阻塞远端压力明显升高，达 3.0kPa 甚至更高。测压后，经两根导管同时注入造影剂，可明确显示病变部分，狭窄或阻塞的类型、长度、范围，对手术治疗有指导意义。

5. 如下腔静脉造影未能显示肝静脉，可试行经下腔静脉向肝静脉插管造影，或行经皮肝穿刺静脉造影并测压。

【治疗】

本病明确诊断后，均应及时治疗。

1. 介入治疗　此法简便易行，损伤小，但易发生再度狭窄。

球囊导管扩张及内支架置入术适应证：①下腔静脉及肝静脉膜状隔膜者。②局限性下腔静脉阻塞或狭窄者。

禁忌证：下腔静脉长段阻塞者。

方法：选用经颈静脉或股静脉入路，用 Seldinger 技术插入球囊导管，造影证实导管位置正确后，球囊注水，扩张狭窄段，反复数次。如多次扩张仍有静脉回流障碍则可扩张后放置合适的内支架，以稳定疗效。

疗效判定：球囊扩张或置入内支架后，应再注入造影剂复查，可见造影剂通过顺利，侧支循环减少。测压可见明显的压力下降。

2. 手术治疗

（1）经右心房破膜术

适应证：①下腔静脉内隔膜厚度<2cm 者。②肝静脉开口处隔膜者。③介入治疗中导管不能通过隔膜者。

方法：经右前第 4 肋间进胸，切开心包，左手示指经右心耳插入，撕裂隔膜，用手指或球囊导管扩张管腔。手指下伸，可触到肝静脉开口，如有膜状阻塞，可同时穿破扩张。手法应轻柔、避免静脉损伤。

此术式远期疗效欠理想。如同时置入内支架，可获较稳定疗效。

（2）隔膜切除术

适应证：①隔膜较厚及下腔静脉狭窄者。②长段下腔静脉阻塞者。

方法：正中劈胸入路，显露并切开右心房下部和下腔静脉，将隔膜切除。需在体外循环下进行。

（3）下腔静脉-右心房转流术

适应证：用于下腔静脉隔膜较厚，或静脉内血栓形成、肝静脉通畅者。

禁忌证：①下腔静脉广泛阻塞、狭窄或有炎症。②肝肾功能不良。

方法：①胸腹联合切口。②于肾静脉以下分离下腔静脉前壁，与人造血管行端侧吻合。③于右膈前缘戳口，引出人造血管，近端与右心房行端侧吻合。④术后需抗凝治疗。

此外，肠系膜上静脉-右心房转流术、门静脉-右心房转流术、脾静脉-右心房转流术均有一定疗效。

（4）肝移植术：下腔静脉通畅，肝静脉回流障碍，致肝衰竭、肝昏迷者，可考虑肝移植术。

3. 非手术治疗 用于一般情况极差、不能耐受手术者。方法：护肝、利水，可试用溶栓治疗。

十一、先天性静脉畸形肢体肥大综合征

先天性静脉畸形肢体肥大综合征为比较少见的先天性静脉畸形病变，多发生于下肢，男女发病率几乎相等。

【病因病理】

本病病因不详，无明确家族史及遗传史。病变约 50%发生在腘静脉或胫腓干静脉，30%累及腘静脉和股浅静脉，最常见为纤维束带、异常肌肉或静脉周围鞘膜形成压迫静脉，其次为静脉发育不良及静脉闭塞。下肢深静脉主干回流障碍，畸形侧支血管大量开放，形成明显的浅静脉曲张。

【临床表现】

1. 血管痣或血管瘤 大多出生时即存在，呈点状或片状，可分布于患肢的一部分或整条肢体，甚至患侧臀腰部。

2. 浅静脉曲张 极明显广泛的浅静脉曲张，尤以大腿外侧为甚，可延及臀部。

3. 患肢增粗、增长 患肢较正常侧肢体明显粗、长，致骨盆倾斜、脊柱侧弯等不良后果。X光摄片见胫、腓骨骨质增厚。此外尚有下肢肿胀、小腿溃疡经久不愈等静脉回流障碍表现。

【诊断】

1. 依据上述典型的临床表现，可初步诊断。

2. 深静脉顺行造影 可明确诊断，了解主干静脉病变部位、范围、程度及异常侧支，为治疗提供依据。

【治疗】

1. 对症治疗，患肢穿弹力袜。

2. 切断切除异常的纤维束、异常肌肉和静脉周围鞘膜，解除对主干静脉的压迫，恢复静脉通道。

3. 短段静脉干发育不良或闭塞时，可用自体大隐静脉行搭桥转流术。

4. 患肢明显过长致骨盆倾斜、步态不稳时，成年人可行截骨术，未成年人可行骨骺固定术。

5. 禁行大隐静脉高位结扎加抽剥术或分段结扎术。

十二、海绵状血管瘤

海绵状血管瘤（cavernous hemangioma）是最常见的血管源性良性肿瘤，为先天性血管畸形，

起源于血管内皮细胞。全身多发海绵状血管瘤，并伴内脏血管瘤，则为海绵状血管瘤病。

【病理】

大量充满血液的囊腔位于皮肤真皮层内、皮下组织或内脏组织（如肝脏）间，深浅、形态、大小不一，囊壁为内皮细胞，极易破裂出血。

【临床表现与诊断】

1. 肿瘤可发生于身体任何部位，以四肢、躯干、面部多见。

2. 表浅肿瘤可见体表蓝色包块，质同海绵、柔软、压之可排空缩小，解除压迫，肿块迅速恢复原状。

3. 弥漫性生长者，肿瘤可侵及肌肉、血管、神经间隙，与周围组织无明显界线。巨大者可影响肢体功能。

4. 深在肿瘤，细针穿刺吸出血液可帮助诊断。

5. 肿瘤直接穿刺造影可明确肿瘤大小、浸润范围。

6. 动脉血管造影可了解肿瘤的血供情况，必要时可行栓塞治疗。

【治疗】

1. 非手术治疗

（1）硬化治疗：用于表浅小肿瘤。瘤腔内注射硬化剂，引发血栓形成，使瘤腔闭塞。瘤体较大者，可分次行硬化治疗。

（2）激光治疗：用于表浅小肿瘤，尤其颜面部肿瘤，损伤小，不影响外观。

2. 手术治疗

（1）尤其适用于病变较局限者，可完整切除肿瘤。

（2）对病变范围广者，可先行肿瘤供血管栓塞，待肿瘤缩小后，再手术切除。

3. 若病变侵入骨骼、关节，则可先行硬化或激光治疗，再根据肿瘤发展情况，考虑进一步治疗措施。

4. 供血管栓塞治疗　如肿瘤有明确供血管，则可栓塞该动脉。

十三、蔓状血管瘤

蔓状血管瘤（racemose hemangioma）是先天性血管畸形，病变局限，为小动脉、小静脉交通、迂曲的海绵状肿瘤，多发生于头皮及肢端皮下。

【临床表现与诊断】

1. 头皮下或肢端肿物略高于皮肤，表面可见迂曲、扩张的血管团。

2. 头皮下血管瘤向颅骨侵犯，可引起头痛。

3. 触诊皮温升高，可及搏动、震颤，压迫肿块可见其缩小，听诊可闻及血管杂音。

4. 血管造影可明确诊断并进行栓塞治疗。

【治疗】

手术切除。

十四、血管损伤

血管损伤（vascular injury）较为常见，除刀、剪、枪弹伤外，和平时期最常见的为工伤、交通事故伤。近年来医源性损伤的发病率呈上升趋势。

【病因与分类】

1. 锐伤　刀剪伤，枪弹伤，骨折断端或碎片、玻璃碎片刺伤等可致血管锐伤，多为开放性贯通伤及裂伤，伤及血管全层，致管壁穿孔、部分或完全断裂，并致大出血。如动脉、静脉同时受伤，可形成动静脉瘘。

2. 钝伤 交通事故、机器撞击、建筑物倒塌挤压、高空坠落等可致血管钝伤。外作用力的不同大小，可致管壁不同程度的损伤，可仅伤及内膜或内、中膜，也可造成全层挫伤、裂伤，形成壁间血肿、血管内血栓形成或局部大血肿。

3. 医源性损伤 介入性诊断、治疗中导管导丝对管壁、内膜的损伤可致血管内血栓形成或假性动脉瘤栓。最常见于股动脉处。

【临床表现】

1. 出血 出血量的大小与受伤的部位、受伤血管管径的大小、血管伤的程度有关，鲜红色搏动性出血是动脉血，持续暗红色出血为静脉血，四肢躯体部出血易发现并较易控制，胸腹腔内出血常因无外出血表现，易被忽视或因无救治条件而危及伤者生命。

2. 休克 主因出血，血容量锐减所致，此外，创伤、疼痛亦可致休克。

3. 血肿 受伤部位出现搏动性肿物，可触及震颤，听诊可闻及收缩期杂音。颈血管破裂，血肿压迫气管致呼吸困难征象。肢体动脉破裂、血肿可致神经、静脉受压征。

4. 肢体伤口出血或骨折，关节脱位而引起的畸形、肿胀、血肿。

5. 腹腔内出血征象 体表伤口有鲜血渗出或伤后腹部迅速隆起，出现压痛、反跳痛等腹膜刺激征，腹穿可吸出不凝固血液。

6. 组织缺血征 肢体血管外伤后，远端肢体出现缺血征象，如肢冷、疼痛、肤色苍白、动脉搏动消失等。颈动脉外伤可致失语、脑缺血、对侧肢体无力、偏瘫等。

【诊断】

1. 了解致伤原因、部位、方向、外力作用大小可初步判断受伤程度、失血量等情况。

2. 现场止血后病人生命体征稳定时，可行必要的辅助检查

（1）X 线：了解有无骨折、关节脱位等合并伤；有无枪弹异物；有无气管移位、纵隔血肿、胸腔积液等。

（2）超声检查：了解血管损伤部位、管腔内血栓形成及局部血肿情况。

（3）血管造影：用于有无血管伤及损伤部位不明确者。非主干血管损伤可于造影时行栓塞治疗，能取得良好的效果。

应避免为明确损伤部位而在病情危重时过多行辅助检查，以免延误治疗，危及伤者生命。

【治疗】

血管损伤常为复合伤，抢救治疗中应分清主次，在挽救生命的前提下，尽可能减少伤残。

术前准备：

1. 保持呼吸道通畅，气管插管给氧。

2. 同时开通 2 条以上通畅的静脉通道，快速补液，维持血容量。

3. 现场可用手压、加压包扎及止血带压迫法压迫止血。

4. 准备充足的血液、血浆代用品、血管器械及代血管。

手术治疗：

1. 对重要器官及肢体的供血管，如颈总动脉、颈内动脉、锁骨下动脉、腹腔动脉、肝固有动脉、肾动脉、肠系膜上动脉、肾动脉、髂总动脉、髂外动脉、股浅动脉等，原则上应行动脉重建术。

2. 非主干动脉血管，如髂内动脉、股深动脉、肠系膜下动脉、颈外动脉、肝总动脉等，不致影响器官功能及肢体供血的，可考虑结扎。